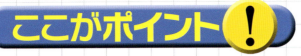

脳卒中の理学療法

編集●河村廣幸 森ノ宮医療大学保健医療学部理学療法学科 教授

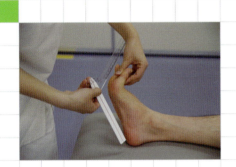
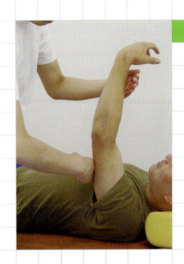
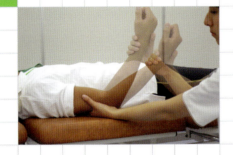
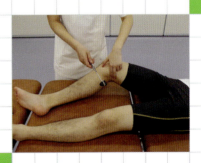

金原出版株式会社

序

　『ここがポイント！整形外科疾患の理学療法』（改訂第2版，2006年，金原出版）の発売以降，中枢神経疾患の理学療法についても作成してほしいと，特に学生や若い理学療法士の方々から要望が多数挙がっておりました．現在流通している中枢神経疾患に対する理学療法の書籍には，教科書のような総論的なものや，高度な技術や特殊な技法を紹介する難解なものが多くみられます．関節可動域運動を例に挙げると，片麻痺という病態を考慮し，顎関節〜頚部の関節可動域を含め詳細に説明している書籍は見あたりません（そもそも，最近では全身の関節可動域運動を説明している書籍を探すのにも苦労します）．また，「アライメントを整える」や「分離運動を促す」などはよく聞かれるフレーズですが，それ自体が何を意味するのかを説明しているものは皆無といえます．そのため，初学者が自信をもって治療を行うことは難しいのが現状かと思います．

　また，中枢神経疾患，特に脳卒中片麻痺については多くの治療体系があり，それぞれがその独自性と効果を謳っています．しかしながら，それぞれの治療体系に固執するために，その優位性ばかりが強調され，対峙する手法はあたかも悪手のように表現しているものも見受けられます．そこで本書では特定の治療体系に偏らず，「基本は運動学」を合い言葉に，筆者らの臨床経験に基づき，直接役立つ知識と技術としての誰もができる片麻痺評価・治療書を目指しました．もちろん，本書から得た知識を基に発展的に各治療体系に進めば，より幅広い視野から知識・技術を習得できるかと思います．

　さらに本書の特徴として，解剖学，神経内科学の各専門家だけでなく，作業療法士や言語聴覚士，義肢装具士から理学療法士に知っておいてもらいたいことや理学療法に役立つ専門知識を提供してもらったことが挙げられます．病室に入った瞬間に，物品の配置から患者の障害レベルを予測するなど，これまで気にもとめていなかったことが重要な意味をもつことに気づかされることと思います．

　本書では，これまで見よう見まねで行ってきた評価や治療がより深い意味をもっていることを初学者にもわかりやすく，かつ発展的に学習を進められるように解説しました．いくつかはその根拠が明確でないものもありますが，片麻痺治療に対し興味をもって携われるように記載しました．これまでの書籍とは違った味わいを堪能していただければと思います．

　本書を作成するにあたり，原稿を早く書きなさいと大阪に来る度にお尻を叩いていただいた金原出版営業部の石塚龍樹氏，それでもかなり原稿完成に遅れを生じていたにも関わらず粘り強く笑顔で待っていただいた編集部の鈴木素子氏に深謝いたします．

2018年6月

河村　廣幸

編者・執筆者一覧

編 者

河村　廣幸	森ノ宮医療大学保健医療学部理学療法学科 教授

執 筆 者

河村　廣幸	森ノ宮医療大学保健医療学部理学療法学科 教授
永瀬　佳孝	宝塚医療大学保健医療学部鍼灸学科 教授
阿部　和夫	兵庫医科大学病院神経内科 教授
細江　さよ子	清恵会第二医療専門学院 理学療法士科 主任
木原　美喜雄	さくら会病院リハビリテーション科 主任
山内　和江	清恵会病院総合リハビリテーション 作業療法科 科長
松田　淳子	大阪行岡医療大学医療学部理学療法学科 准教授
藤本　康浩	川村義肢株式会社トータルエンジニアリング本部 主席技師
玉野　明博	川村義肢株式会社トータルエンジニアリング本部 主任技師
北村　雅俊	川村義肢株式会社トータルエンジニアリング本部 主席技師

執筆順

目次　Contents

第Ⅰ章　理学療法を行う前に知っておくべきこと

片麻痺の理学療法を行う前に知っておくべきこと …… 2
- A．身だしなみ …… 2
- B．評価のために …… 3

第Ⅱ章　理学療法士が知っておくべき脳卒中片麻痺治療のための基礎知識

1．末梢の感覚受容器による運動調節と脳の血液供給の運動への影響 …… 10
- A．末梢の感覚受容器による運動の調節 …… 10
- B．上位中枢による運動の調節（脳の動脈と関連する下行路を中心として） …… 15
- C．大脳半球と間脳，前循環と後循環 …… 18
- D．小脳・脳幹（中脳，橋，延髄）と後循環 …… 21
- E．脊髄の血液供給 …… 22
- F．脳の静脈 …… 22

2．脳血管障害と薬物治療 …… 24
- A．脳血管障害の病型 …… 24
- B．病型と治療 …… 26
- C．理学療法士が知っておくべき薬物治療 …… 27

3．リスク管理 …… 34
- A．意識 …… 34
- B．血圧管理 …… 35
- C．急変時に脈を触診する意義 …… 35
- D．脈拍の観察 …… 36
- E．排尿・排便に伴う血圧の変動 …… 37
- F．入浴に伴う血圧の変動 …… 37
- G．治療環境に関して …… 37

4．急性期の摂食・嚥下 …… 40
- A．急性期嚥下障害の実状（リスク） …… 40
- B．誤嚥性肺炎を誘発する4要因 …… 41
- C．理学療法士に知っておいてほしい急性期の二次障害予防のためのアプローチ …… 45

目次　Contents

5. 急性期の言語聴覚療法 ……………………………………………… *50*
    A. 理学療法士に知っておいてほしい言語症状 ……………………… *50*
    B. 重症度による初回評価の方法 ……………………………………… *51*

6. 理学療法士に知っておいてほしい作業療法と高次脳機能障害への対応 …… *53*
    A. ベッドサイドでの観察 ……………………………………………… *53*
    B. 病室内での観察 ……………………………………………………… *59*
    C. 評価・治療場面と高次脳機能障害 ………………………………… *60*
    D. ADLトレーニング …………………………………………………… *62*

第Ⅲ章　脳卒中片麻痺治療のための検査・測定

1. カルテからの情報収集 ……………………………………………… *78*
    A. 医療情報 ……………………………………………………………… *78*
    B. 画像情報 ……………………………………………………………… *81*
    C. 社会情報 ……………………………………………………………… *81*

2. 医療面接（問診） …………………………………………………… *83*
    A. 接遇マナー …………………………………………………………… *83*
    B. 急性期での留意点 …………………………………………………… *84*
    C. 回復期・維持期での留意点 ………………………………………… *85*

3. 視診 …………………………………………………………………… *87*
    A. 顔面の状態 …………………………………………………………… *87*
    B. 皮膚の状態 …………………………………………………………… *87*
    C. 浮腫の観察 …………………………………………………………… *88*
    D. 四肢・脊柱のアライメントの確認 ………………………………… *88*
    E. 姿勢の観察 …………………………………………………………… *88*

4. 形態測定 ……………………………………………………………… *89*
    A. 身長とBMIの関係 …………………………………………………… *89*
    B. 四肢周径 ……………………………………………………………… *89*

5. 反射検査 ……………………………………………………………… *91*
    A. 伸張反射（深部反射） ……………………………………………… *91*
    B. クローヌス（clonus） ……………………………………………… *97*
    C. 病的反射 ……………………………………………………………… *97*

D. 平衡反応（equilibrium reaction） ……………………………………………… *101*
　　　E. 軽度の麻痺の判別 ………………………………………………………………… *103*

6. 関節可動域検査 …………………………………………………………………………… *105*
　　　A. 顎関節 ……………………………………………………………………………… *105*
　　　B. 肩関節 ……………………………………………………………………………… *106*
　　　C. 足関節 ……………………………………………………………………………… *106*
　　　D. 足趾 ………………………………………………………………………………… *107*
　　　E. 体幹 ………………………………………………………………………………… *107*

7. 筋力検査 …………………………………………………………………………………… *109*
　　　A. 筋力検査の方法 …………………………………………………………………… *110*
　　　B. 注意点 ……………………………………………………………………………… *112*

8. 総合評価 …………………………………………………………………………………… *114*
　　　A. 脳卒中機能評価セット（Stroke Impairment Assessment Set：SIAS）… *114*
　　　B. National Institute of Health Stroke Scale（NIHSS） …………………… *117*
　　　C. Fugl-Meyer（フューゲル-マイヤー）Assessment（FMA） ……………… *117*
　　　D. いつ，どの評価を用いるのか？ ………………………………………………… *122*

9. 運動機能評価 ……………………………………………………………………………… *124*
　　　A. Brunnstrom Recovery Stage（BRS） ……………………………………… *124*
　　　B. FMA運動項目 ……………………………………………………………………… *128*
　　　C. SIAS麻痺側運動機能テスト ……………………………………………………… *128*
　　　D. Motricity Index …………………………………………………………………… *129*

10. 筋緊張検査 ………………………………………………………………………………… *131*
　　　Modified Ashworth Scale（MAS） ……………………………………………… *131*

11. 活動評価 …………………………………………………………………………………… *134*
　　　A. 機能的自立度評価（FIM） ……………………………………………………… *134*
　　　B. modified Rankin Scale（mRS） ……………………………………………… *137*

12. 高次脳機能障害の評価 …………………………………………………………………… *139*
　　　A. 意識レベル ………………………………………………………………………… *139*
　　　B. 認知機能 …………………………………………………………………………… *140*
　　　C. 前頭葉機能 ………………………………………………………………………… *141*

目次　Contents

13. 意欲の評価 … *143*
　A. 脳卒中後，意欲低下を引き起こす原因 … *143*
　B. apathyとは … *143*
　C. 意欲の評価 … *144*
　D. 脳卒中における意欲低下の発生頻度と予後 … *148*

第Ⅳ章　理学療法士が知っておくべき装具・杖・車椅子の知識

1. 装具の知識 … *150*
　A. 長下肢装具（KAFO） … *150*
　B. 短下肢装具（AFO） … *157*
　C. 装具のチェックアウト … *163*

2. 杖の知識 … *165*
　A. 杖の種類 … *165*
　B. 杖の基準高 … *169*
　C. 杖の誤った使用方法 … *170*
　D. 杖の先ゴム … *172*
　E. 杖の便利グッズ … *172*

3. 車椅子の知識 … *174*
　A. 車椅子の種類と適応 … *174*
　B. 車椅子の選定と適合・調整 … *175*
　C. 片麻痺者の片手片足駆動 … *178*
　D. 車椅子のフットサポート操作 … *179*

第Ⅴ章　治療介入

1. 運動療法のために … *184*
　A. 運動療法の考え方 … *184*
　B. 「アライメントを整える」とは … *185*
　C. 「分離運動を促す」とは … *186*
　D. 促通手技と抑制手技 … *187*
　E. 筋力増強運動は悪か … *191*

F． 片麻痺と転倒 …………………………………………………… 192
　　G． 介助時の注意 …………………………………………………… 193
　　H． 歩行補助具 ……………………………………………………… 194

2. **関節可動域運動** …………………………………………………… 196
　　A． 運動の進め方のポイント ▶原則，進行方向 ………………… 196
　　B． 運動の手順① ▶背臥位での他動運動を中心に ……………… 197
　　C． 運動の手順② ▶自己他動運動 ………………………………… 210

3. **ADLと直結する運動療法** ……………………………………… 215
　　A． 全身調整運動・体力回復 ……………………………………… 215
　　B． 関節可動域運動 ………………………………………………… 217
　　C． 筋力増強運動 …………………………………………………… 219
　　D． 基本動作練習 …………………………………………………… 221
　　E． ADLトレーニング ……………………………………………… 230

ちょっとヒント

- 必要以上に歩容にこだわり過ぎも…？ ………………………………… 7
- 手の温度が患者さんに伝わる意味を考えよう ………………………… 11
- 運動器の解剖の知識を確実なものにしよう …………………………… 14
- 名人の手の動きを観察しよう …………………………………………… 15
- 障害を予測できるようにしよう ………………………………………… 21
- 掃除ロボットについて考えてみよう …………………………………… 23
- CTとMRI …………………………………………………………………… 27
- エアウェイ（airway） …………………………………………………… 27
- 「誤嚥」と「誤飲」の違い ……………………………………………… 40
- 対座法を行っているときの反応からわかること ……………………… 54
- 意識障害と他動運動 ……………………………………………………… 54
- 身体失認と視覚 …………………………………………………………… 55
- 指の名称 …………………………………………………………………… 56
- 私の持ち物 ………………………………………………………………… 59
- 左半側空間無視と電子血圧計 …………………………………………… 60
- 麻痺側上肢の認知 ………………………………………………………… 62
- 認知再教育 ………………………………………………………………… 66
- 箸使用の可否 ……………………………………………………………… 68
- OTからPTへの要望 ……………………………………………………… 70
- 症例報告会での日時紹介 ………………………………………………… 80

目次 Contents

- カルテ・紹介状を生かしたコミュニケーションのコツ …………………………… *82*
- 理学所見 …………………………………………………………………………… *90*
- 体軸内回旋 ………………………………………………………………………… *108*
- 緊張性頸反射 ……………………………………………………………………… *113*
- BRS を測定する前に（動作から Stage を推察する） ………………………… *128*
- "動かせない" ＝運動障害？ ……………………………………………………… *129*
- 筋緊張の評価 ……………………………………………………………………… *132*
- FIM を生かした評価のコツ ……………………………………………………… *137*
- 単脚杖の便利な機能 ……………………………………………………………… *167*
- グリップの形状 …………………………………………………………………… *168*
- 多点杖の特徴・その他のタイプ ………………………………………………… *168*
- 足元を見よう ……………………………………………………………………… *169*
- 杖先ゴムの交換時期 ……………………………………………………………… *172*
- 段差昇降を車椅子介助で行う際の方法と車椅子の移動方法 ………………… *180*
- 片麻痺者の動作についての考え方 ……………………………………………… *187*
- 治療ベッドの高さ ………………………………………………………………… *196*
- 寝返り動作介入時の操作部位 …………………………………………………… *224*
- 後傾しがちな患者さんの立位練習 ……………………………………………… *232*

ドクターから一言

- branch atheromatous disease (BAD) ………………………………………… *25*
- 「脳血管障害」？「脳卒中」？―言葉の問題 …………………………………… *26*
- early CT sign と出血性梗塞 …………………………………………………… *30*
- ischemic penumbra (ペナンブラ) ……………………………………………… *32*

第 I 章
理学療法を行う前に知っておくべきこと

●本章のここがポイント！

▶第I章では，脳卒中片麻痺の理学療法のためというよりは，あらゆる領域で通じる注意点あるいはコツといえることについて説明しています。ここで述べられていることは，臨床では大切なことですが，これまであまり書籍ではまとめられていませんでした。

▶数多くの施設を訪問させていただく中でみかけた，ついついおざなりになってしまいがちな理学療法士側の対応についても注意喚起のために記載するようにしました。

▶例えば，ポケットに入っているペンや首からぶら下がっている名札は，必要な物品ではありますが，患者さんに密着し介助・治療する理学療法士にとって理想的な身につけ方ではありません。

▶また，理学療法士になって数年，早ければ学生のうちから一般の人の運動に対する考え方を忘れ，理解できなくなっているように思えます。患者さんへ運動を指示する際の声かけ一つにしても，私たちとは異なる理解を示すことに十分留意してください。

第 I 章　理学療法を行う前に知っておくべきこと

片麻痺の理学療法を行う前に知っておくべきこと

はじめに

まず本章では，実際に片麻痺の評価・治療を行う前に知っておくとよいと思われる基本的な知識について説明する。

片麻痺者においては，わずかな環境や対応の変化が他の障害の患者以上に影響することに留意しておく。

A　身だしなみ

清潔できちんとした身だしなみは見ていて気持ちが良いだけではなく，感染症対策としても重要である。また，事故が起こらないための対策としても大切なので，日々留意するように心がける。

1. 前髪

前髪が目に被さると，つい手でかき分けてしまう。毛髪は免疫・洗浄機能を持っていないので，手に汚染物が付いていた場合，洗髪するまでずっと不潔な状態でいることになる。毛髪をかき分けなくてもよいように，短く切るかピンなどでしっかり留めておくとよい（図1）。

2. 筆記用具

ペンのような筆記具や角度計などが白衣の胸ポケットに入れられていることが多くみられる。患者に接触し，直接介助する場合などに患者を傷つけることがある。できれば腰ポケットかベルトポーチなどに入れるようにした方がよい（図2, 3）。

名札も同様の理由で，治療中は腰ポケットに付けることを勧める。

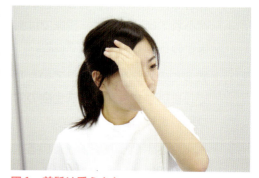

図1. 前髪は垂らさない
前髪が目に被さると，つい手でかき分けてしまう。見た目だけでなく感染予防のために，前髪はピンなどで留めておく。

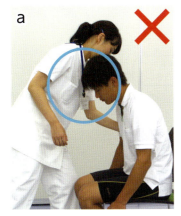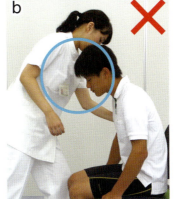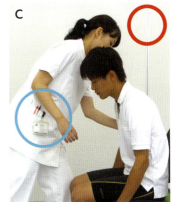
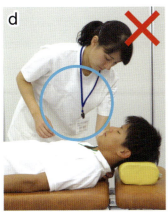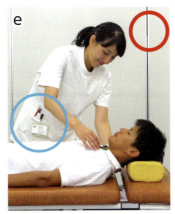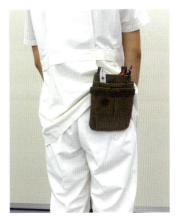

図2. 治療中に胸ポケットは使用しない方がよい
胸ポケットに物を入れると介助の邪魔になったり下を向いたときに落下しやすいため（a, b），治療中は使用を避けた方がよい（c）。また，名札も胸や首からぶら下げるもの（d）では，より顕著に患者の活動の妨げになるので避けた方がよい（e）。

図3. ベルトポーチ
筆記具や角度計などの小物はベルトポーチに入れておくと，邪魔になりにくい。

B 評価のために

1. 運動を指示する場合の注意点

　患者に指示した運動を理解して行ってもらうことは，意外に難しいものである。特にスポーツなどで運動の指導を受けた経験のない患者では，高次機能の障害がなくともごく簡単な指示ですらうまく伝わらないことを経験する。ここでは筆者が実際に経験したことを中心に，どのような方法がより理解されやすいか説明する。

❶ 口頭のみの方向指示はわかりにくい

　例えば，ベッドに臥床している患者に「腕を上に挙げてください」と指示したとする。患者側か

らみれば、「上」が天井側なのか自分の頭上なのか判断できない。このような場合は、挙上する方向を指さすなど視覚的にわかるようにする（図4）。

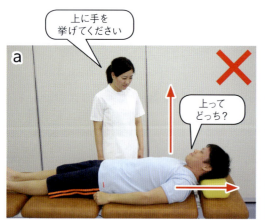
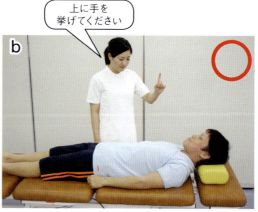

図4. 方向指示の仕方
理学療法士と患者の考えている方向は必ずしも同じではない。aの場合、「上」は天井の方か、患者自身の頭側なのか即座に理解できない。bで示すように方向を視覚で理解してもらえるようにすることが大切である。

2 「伸ばす」「曲げる」は共通の用語ではない

端座位でいる患者に膝を伸展してもらおうと「足を伸ばしてください」と言うと、一見、じっとしていることがある。再度「足を伸ばすのですよ」と指示すると、患者が「伸ばしています」と言い返してくる場合は、患者が「伸ばす」という意味を取り違えていることがある。この場合、患者は足を今ある方向に一生懸命伸ばそうとしており、けっしてサボっているわけではない（図5）。

このような場合は、例えば「膝を伸ばしてください」と指示の仕方を変える、理学療法士自身が見本を見せる、患者の足を他動的に動かすなどの工夫が必要である。

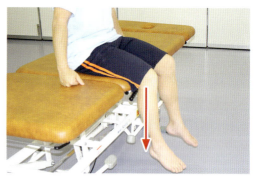

図5. 「伸ばす」の意味
患者に足を伸ばすように指示してもじっとしている場合、矢印のように下方に足を伸ばそうとしていることがある。運動指示は言い方を変えたり、見本を見せたり、患者の身体を支持しながら動きを説明するなど工夫が必要である。

3 意外に中間の関節は意識できない

人は手足を動かすときに、手先・足先がどう動くかは意識しているが、肘・膝（あるいは肩・股関節）などの中間の関節の動きはあまり意識していない。そのため、膝伸展を指示しているのに、患者は足先を指定されたところに持っていこうとして股関節を屈曲させることがある（図6）。

また、肘屈曲位での肩の内外転運動などは手先の位置があまり動かないので、どう動いたらよいのかうまく理解できず、ぎこちない動きを示すことがある。

運動を行わせる際は、膝や肩（あるいは肘先）がどう動けばよいのか、できるだけ動かす関節を

片麻痺の理学療法を行う前に知っておくべきこと

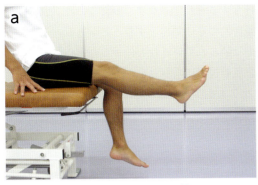
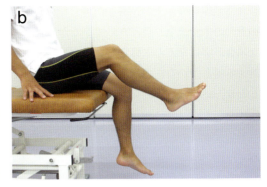

図6. 患者は手先・足先の動きを重視する
運動指示を受けることに慣れていない患者では，手先・足先の位置で運動を理解しようとする。そのため，aとbの運動は明らかに違う運動であるが，足先の位置がほぼ同じ位置にあるため，どちらも同じ運動のように感じてしまう。

意識しやすいように指示するとよい(図7)。

さらに，中間の関節を意識することができると，より大きな力が発揮しやすくなるので，中枢神経疾患・運動器疾患などの疾患に分け隔てなく，意識させるよう心がけるとよい。

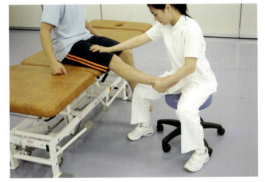

図7. 中間の関節を意識させる
患者に運動を指示する際，運動すべき関節を触ったり，筋を意識させるなどして正しい運動に導く。

2. 疼痛・異常感覚

疼痛も異常感覚も患者自身の主観であり，評価する側からはなかなかその程度や，本当にそれらが存在するのかすら完全に理解することは難しい。特に疼痛は，理学療法を行ううえで阻害因子として大きなウェイトを占めている。

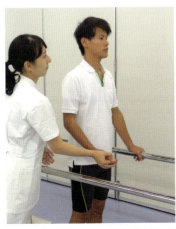

他に注意が向いている時に接触してみる。

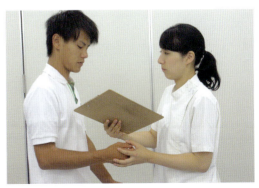

ボードなどの遮蔽物を使い，視界を遮って接触してみる。

図8. 異常感覚の信頼性
患者の訴える異常感覚と実際の動きに整合性がみられないとき，患者が意識していないところで麻痺側上下肢を動かしたり接触してみるとよい。かなりの確率で，意識していないときには異常感覚を訴えないことがある。

さて，理学療法士が患側を把持したり，動かしたりすると，疼痛をすぐ訴えるのに，患者自身の運動の中では全く意に介していなかったりと，整合性のない動作をすることがある．そのような場合，実はほとんど感覚がないのに，理学療法士に触られていることによる恐怖心から疼痛を訴える場合がかなりの割合でみられる．そこで，患者の視界に入らないところで当該関節を動かしたり，他に注意が向いているときにチェックしたりするなどの補足的な検査が必要となる（図8）．

3. 移動能力

1 足底のチェック

足底の固さの分布や胼胝（たこ）の有無は，歩容の左右差や荷重量の確認に重要である．特に陳旧例で明確な差が出るので，視診・触診にて入念にチェックしておく．一般的に十分に荷重していれば踵は分厚く，硬くなる．また，足底内での荷重の偏りは胼胝としてみられることも多い（図9）．

非麻痺側を含め両足で柔らかい踵となっているなら，少なくともここ数カ月は日常的にあまり歩行していないことを示している．

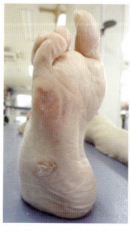 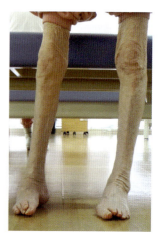

足底外側に胼胝がみられる．　　立位では内反が強く，外側部荷重になっていることがわかる．

図9. 足底のチェック
足底の皮膚の硬さや胼胝の有無をチェックすることにより，発症前の歩行能力や麻痺によって生じた異常歩行が推察できる．逆に，それらの偏りの軽減は，治療により荷重が正常化していることを示す．
（写真提供：帝塚山リハビリテーション病院）

2 靴のチェック

足底と同様に，靴底もチェックしておく．患者が日常的に履いている靴でチェックすることが望ましい（図10）．

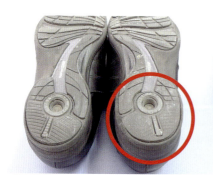 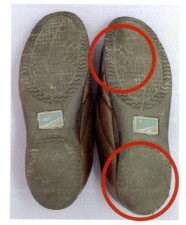

左の踵のみ踵部裏の模様が消えていることから，左に偏った荷重をしていることがわかる．

正しくしっかり歩けていると，左右差がなく，母趾球部と踵部外側の磨り減りが目立つ．

図10. 靴底のチェック
患者自身を見なくとも，靴を一見するだけでも歩行障害を推察することができる．左右差や磨り減っている部分から，歩行能力を推察する．

普段から正しくしっかりとした歩行ができているなら、踵と母趾球部で磨り減りが大きく、左右差があまりない。また、つま先にも注意する。つま先を摺って歩いている患者では、靴先の傷みを観察できる（図11）。

③ X線写真でわかる歩行能力

片麻痺者では、大腿骨頸部骨折が高頻度で合併する。これは単に患側に転倒しやすいだけでなく、骨自体が脆弱になっていることにも起因している（図12）。

骨が脆弱になる第一の理由としては、荷重による骨への刺激が少ないことがある。つまり、十分に荷重をしていれば高い骨密度を維持できることを示唆している。ただし片麻痺においては、ほとんど左右差がないようにみえる歩行を行っていても、完全に非麻痺側と同等の骨密度を維持することは難しく、これは神経学的な問題といわれている。

（河村廣幸）

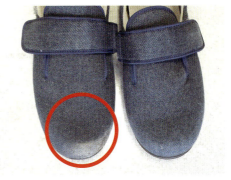

図11. 靴先の傷み
図のような靴先の汚れや傷みは、ひきずり歩行を示唆している。

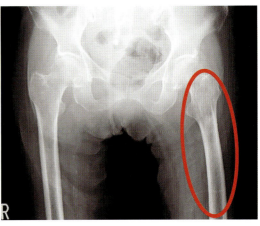

図12. 片麻痺者の麻痺側骨密度
左下肢に頸部骨折を生じている患者のX線写真。左右の大腿骨骨皮質の状態を比べると、左で薄くなっているのが見て取れる。荷重が不十分な歩行を長期間続けているとこの所見が顕著となる。
（写真提供：緑風会病院）

必要以上に歩容にこだわり過ぎも…？

臨床の場にいて時折聞くことですが、「きれいに歩くために、勝手に歩かないでください」「下手な歩容が身につくので、リハ室以外では歩いてはいけません」などと、歩行自立レベルにある患者さんの歩行を制限している施設もあるようです。実際、急性期を脱し、筆者が他院へ送り出した患者さんが、再度病院を訪れたときに、わずか十数m歩行しただけで息切れをしたのには驚きました。きれいに歩かせたいがために、**貴重な高齢者の筋力・有酸素能力を維持向上させる歩行をあえて制限することにそれほど価値があるとは思えませんが**、いかがでしょうか。

下肢筋力を維持するためには、かろうじて歩行できる片麻痺者でも1日に4千歩の歩行が必要といわれています。筆者には、きれいに歩くために、あえて命を削っているようにも感じられますが、考え過ぎでしょうか。

第 II 章

理学療法士が知っておくべき脳卒中片麻痺治療のための基礎知識

●本章のここがポイント！

- 第 II 章では脳卒中片麻痺に対する理学療法評価および治療を行うにあたり，必要な基礎知識について説明しています。解剖生理の面からは，なぜ障害が起こるのか，なぜ中枢部から治療すればよいのか，私たちがふだん行っている，手で触れる治療というものはどのような意味合いをもつのかなど，従来の書籍よりも理学療法に直結する形で述べています。

- また，薬剤やリスク管理についても，より実践的に病型などと重ね合わせていますので，どのような考えから薬剤が使われているのか，リスク管理をどう考えるのかなど，基本に立ち返り手技の細かな注意点にも言及しています。

- さらには，作業療法士や言語聴覚士の立場から理学療法士に知っておいてもらいたい，それぞれの専門分野の知識を記述してもらっています。病室に入ったときの時計やテレビなどの配置から，患者さんの障害像を推理するのは理学療法士にはあまりない発想でしょう。

- チーム医療での理学療法士の役割をしっかり見据えるためにも，本章を繰り返し読むことをお勧めします。

第Ⅱ章 理学療法士が知っておくべき
脳卒中片麻痺治療のための基礎知識

1. 末梢の感覚受容器による運動調節と脳の血液供給の運動への影響

はじめに

感覚と運動は，長い間，別々のものとして研究されてきた。しかし，最も要素的な反射においても，感覚の情報は運動の情報に変換されており，末梢の感覚受容器から送られる情報には多くの運動情報が含まれている。本項では，最初に反射を中心とした運動の調節について解説し，次に脳血管障害の運動への影響について概説する。

A 末梢の感覚受容器による運動の調節

1. 解剖学で学ぶ末梢神経系が皮枝と筋枝に分かれているのはなぜだろうか？

皮膚は，表層から，重層扁平上皮である表皮，伸び縮みのしない密性結合組織である真皮，脂肪組織を多く含み可動性の皮下組織からなり，その下に骨格筋や骨が存在する（図1）。欧米の教科書では，皮下組織のことを浅筋膜，筋膜のことを深筋膜と呼んでいる。浅筋膜の定義ははっきりしないことが多く，もう少し広い範囲を含むこともある。さて，皮下組織は筋とは別に動くの

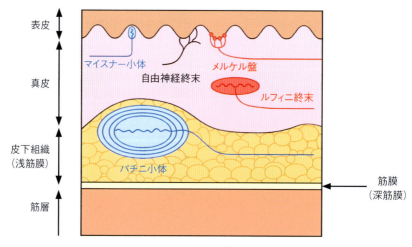

図1. 皮膚の構造

1 末梢の感覚受容器による運動調節と脳の血液供給の運動への影響

で，神経は筋の中から伸びるものでは都合が悪く，そのため皮膚を支配する皮枝と筋を支配する筋枝に分かれることになる。筋枝も皮枝も感覚の成分を含んでいるので，感覚情報が運動に変換されるのであれば，運動の調節は，皮膚感覚によるものと，筋感覚によるものに分けられる。

2. 骨格筋のエネルギー源

骨格筋には，治療を行ううえで重要な特徴がある。それらの特徴について考えてみよう。

骨格筋のエネルギー源はアデノシン三リン酸（adenosine triphosphate：ATP）であり，ATPが枯渇すると収縮も弛緩もできなくなる硬直という状態になる。

骨格筋におけるATP産生は，クレアチンリン酸系，無酸素の解糖系，有酸素の内呼吸系による。クレアチンリン酸の系を除くと，血液から供給されたグルコースは，細胞質の液体成分にある解糖系で，2分子のピルビン酸に分解される。ここで，酸素供給が不十分であると，乳酸と差し引き2分子のATPができる。酸素供給が十分なとき，ピルビン酸はミトコンドリアのクエン酸回路，電子伝達系を経て，38分子のATPができ，二酸化炭素と水が排出される。

下肢の血流は心臓のポンプ作用だけではまかないきれず，筋を動かすことによる筋ポンプ作用により補われる。寝たきりになると運動量が減少し，筋血流量が減少する。筋に酸素や栄養を供給する動脈は深部から侵入する。深部関節付近に存在する単関節筋は，健康であれば動脈血を十分に受けるため，酸素不足になったときにATPを産生する系が十分に発達していない。

一方，表層に多い二関節筋は，酸素不足の際のATP産生系が発達している。寝たきりになり，筋血流量が減少すると，深層の単関節筋は衰えるが，浅層の二関節筋は衰えないことになる。高齢者では，二関節筋の筋力は低下しないが，単関節筋の筋力が低下することが報告されている。

寝たきりの人の手足は冷たい。手を用いて治療すると，手の温度が筋に伝わる。そのため，血管拡張による血流の改善が期待され，硬直していた筋が弛緩する。また，血流の改善は，局所のアシドーシスなどの改善も促し，非生理的な状態における筋の持続的収縮（拘縮）の改善も促す可能性が高い。

> **ちょっとヒント**
> ### 手の温度が患者さんに伝わる意味を考えよう
> 手の温度による血管拡張が筋に栄養と酸素供給を起こし，硬直が改善されます。また，乳酸などの老廃物も血管に戻されるので，拘縮も改善されます。

3. リハビリテーションの邪魔をする二関節筋

哺乳類，鳥類，爬虫類や両生類など，二足歩行や四足歩行を行う動物には二関節筋が存在する。ところが，魚類には二関節筋が存在せず，単関節筋のみである。

前述したように，寝たきりになると，まず衰えるのは単関節筋であり，二関節筋はなかなか衰

第II章 理学療法士が知っておくべき脳卒中片麻痺治療のための基礎知識

えない．下肢では，十分な筋力があるにもかかわらず，衰えない二関節筋が立位姿勢をとる際に邪魔をする．

寝たきりになり単関節筋が衰えると，大腿の拮抗二関節筋が股関節や膝関節に同時に働いた時，その力は相殺されて出力されない（図2）[1]．筋電図を用いた報告からも，二関節筋と単関節筋は別々に働くのではなく，同時に働いて運動を調節している．

拮抗二関節筋の力が相殺されて出力ができないことには，利点もある．それは，上肢のように多くの関節により運動が構成されるために自由度が高くなる場合，力が相殺されることにより関節の運動が制限され，自由度が減少し，運動の制御がしやすくなることである．また，筋の出力の低下は二関節筋が関節の固定に働くことを意味し，運動の制御を運動単位の小さい深層の単関節筋が行うことになり，筋の動きを繊細にすることを可能にする．

下肢の筋と上肢の筋の大きな違いは，下肢では下腿の前面に二関節筋がないが，上肢では上腕の両側に二関節筋（上腕二頭筋・上腕三頭筋）が存在することである．また，肩関節の不安定さを補うため，その周囲に単関節筋が多いことである．そのため，寝たきりになると，肩関節の動きが悪くなり，筋の運動量が低下し，局所の体温が低下する．また，上肢帯では多くの呼吸補助筋が肋骨に停止するため，肋骨の運動が低下し，呼吸量が減少する．

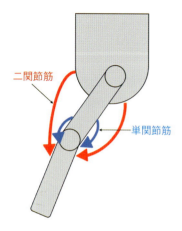

図2．二関節筋と単関節筋
拮抗する二関節筋の出力は相殺され，単関節筋が関節の運動を調節する．そのため単関節筋が衰えると，運動出力が生じないことになる．

骨格筋の感覚受容器による運動調節の治療への応用

骨格筋の感覚受容器による運動調節は，治療に応用できる．筋腱移行部に大きな張力がかかると，そこに存在する腱器官からの情報が，多シナプス性にその筋を収縮させる運動ニューロンと拮抗筋の運動ニューロンに対する抑制性の介在ニューロンに伝わり，その両方の働きを抑制する．その結果，筋が緩むことになる．これは自原抑制あるいはIb抑制と呼ばれ，ダイレクト・ストレッチングとして応用されている．**ダイレクト・ストレッチングが最も効果的なのは，筋の腱を押さえた場合である．**Ib抑制のような伸張反射の抑制系を制御する上位中枢からの命令が遮断されると，伸張反射の亢進が生じる．Ia群求心性線維による伸張反射が亢進した場合が痙縮であり，脳梗塞，脳出血，脊髄損傷などによって起こる．その形容詞である痙性という言葉が用いられることもあり，脳性麻痺では痙直という言葉が用いられる．II群求心性線維による伸張反射が亢進した場合が固縮であり，大脳基底核，小脳などの障害により生じる．

何らかの原因により筋紡錘の感受性が増大したり，痛覚などの体性感覚によりγ運動ニューロンの興奮性が増大したりしていると，ダイレクト・ストレッチングの効果が現れないことがある．この場合は，**起始と停止を近づけるようにして縮めると，筋紡錘からの活動電位が減少し，筋の弛緩が可能となる**（メディカル・ストレッチング）[2]．これは，α-γ連関（後述）の応用である．

12

1 末梢の感覚受容器による運動調節と脳の血液供給の運動への影響

　筋紡錘には，通常6本の錘内筋が存在する。錘内筋は核袋線維と核鎖線維に分けられるが，いずれも中央部に多くの核が存在し，錘内筋の中央部は収縮しない。その中央部にコイル状に神経線維が巻き付き，そこから出るIa求心性神経が，単シナプス反射である伸張反射を起こす。中央部の両端にある神経終末から，II群の求心性神経が出る。膝蓋腱反射やアキレス腱反射で検査されるのは，Ia群の求心性神経による伸張反射である。また，錘内筋を支配する運動ニューロンをγ運動ニューロン，錘外筋を支配する運動ニューロンをα運動ニューロンと呼ぶ。

　筋紡錘の存在する錘外筋が伸展すると，錘内筋も伸展し，Ia群やII群の求心性神経が興奮してα運動ニューロンが活動し，筋に張力が発生する。その結果，筋が収縮すると筋紡錘からの活動電位が減少し，筋に張力が発生しなくなる。筋の長さが変化しても，筋に張力を発生させるために，γ運動ニューロンが活動して，錘内筋を収縮させる。錘内筋の中央部は収縮しないので，筋紡錘の長さが変わらずに錘内筋が収縮すると，その両端が収縮し中央部が伸展して求心性神経が興奮することになり，錘外筋の長さが変化しても張力を発生させることができる。この結果，γ運動ニューロンとα運動ニューロンが同時に働いて運動を調節するので，この仕組みはα-γ連関と呼ばれる（図3）。

　γ運動ニューロンは中枢神経系から調節を受けるだけでなく，痛覚を含む体性感覚からも調節を受ける。例えば，**ある筋の直上の皮膚に手を当てると，その筋のγ系が亢進し，促通性に働くが，その拮抗筋は抑制される。**

　肩関節の深部の筋の中には，メディカル・ストレッチングを直接行うことは難しいものがあるが，筋の連結を意識して，その周囲筋からアプローチすることも可能と思われる。

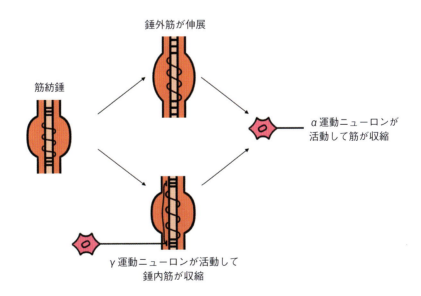

図3. α-γ連関
（永瀬佳孝：超音波観察と肩関節の解剖と機能．日本超音波骨軟組織学術研究15（1）：45-52, 2015. より）

　骨格筋の起始・停止，作用の知識は，ダイレクト・ストレッチング，メディカル・ストレッチングのいずれにおいても重要である。

第Ⅱ章 理学療法士が知っておくべき脳卒中片麻痺治療のための基礎知識

運動器の解剖の知識を確実なものにしよう

骨・関節・靱帯，筋の知識を確実なものにしましょう。筋の起始・停止，作用の知識は，ダイレクト・ストレッチング，メディカル・ストレッチングのいずれにおいても重要です。これらが不十分だと何をしているかわかりません。

5. 皮膚の感覚受容器と運動の調節

手掌には，5種類の触圧覚受容器が存在する（図4）。大きく分けると，皮膚の浅いところにある小さい受容器（マイスナー小体とメルケル盤），深いところにある大きな受容器（パチニ小体とルフィニ終末）に分けられる。受容器の大きさは受容野の大きさを表している。さらに，順応の違いから，速順応性受容器（マイスナー小体とパチニ小体）と遅順応性受容器（メルケル盤とルフィニ終末）に分けられる。

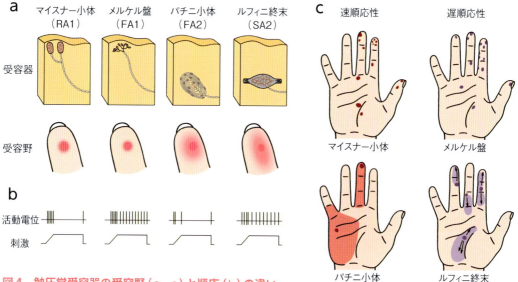

図4．触圧覚受容器の受容野（a, c）と順応（b）の違い
浅いところにある小さな受容器の受容野は小さく，深いところにある大きな受容器の受容野は大きい（a）。bは皮膚に加えた刺激の変化を示す刺激と受容器に生じる活動電位，cは各受容器の受容野を示すが，ルフィニ終末は矢印の方向に皮膚が伸展した時のみ応答を示す。
（Johansson R. S. and Vallbo Å.B.：Tactile sensory coding in the glabrous skin of the human hand. Trends in Neurosciences. p27, 28, 30, Elsevier, 1983. より改変）

これらの受容器は，感覚の弁別だけでなく，運動のタイミング，荷重のかかる程度，運動の際の皮膚や筋の振動を検出し，運動の調節に役立っている。また，ルフィニ終末は，皮膚の伸展方向に対する選択性があり，皮膚の伸展によって生じる関節の屈曲を感知することができる。前述のα-γ連関で述べたことと合わせると，運動療法の際に加えられる皮膚刺激は，適切な場合には治療効果を増強し，不適切な場合は治療効果を減弱させることが考えられる。

1 末梢の感覚受容器による運動調節と脳の血液供給の運動への影響

> **ちょっとヒント　名人の手の動きを観察しよう**
>
> 名人の手の動きはどのような動きか，どのように刺激を加えているかを観察しましょう。皮膚に加えられた刺激は運動の調節に関わるので，臨床見学の際には，刺激の方法，どこに補助で手を当てているかなどに注意しましょう。

B 上位中枢による運動の調節
（脳の動脈と関連する下行路を中心として）

　大脳皮質や脳幹からの下行性運動路は，脳幹の運動核や脊髄前角の運動ニューロンに直接シナプスするとともに，介在ニューロンともシナプスする。小脳や大脳基底核は，運動ニューロンに直接の影響を与えないが，脳幹や視床を介して間接的に運動を制御する。

1. 下行性運動路の筋支配

　下行性運動路の外側路は対側の遠位筋を，内側路は両側の近位筋を支配する。脊髄を下行する神経路により，下行性運動路は，側索を下行する外側路と，前索を下行する内側路に分けられる。外側路には，外側皮質脊髄路と赤核脊髄路があり，対側の四肢遠位筋を支配する。一方，内側路には，腹側皮質脊髄路，網様体脊髄路，視蓋脊髄路，前庭脊髄路があり，同側あるいは対側を下行するが，介在ニューロンにシナプスすることにより両側性に体幹と近位筋を支配する。

2. 外側路の役割

　外側路は手の器用さに関わる。外側皮質脊髄路は主に**一次運動野**から起こるが，**高次運動野**や体性感覚野からの線維も含む[注1]。大脳皮質から内包後脚，中脳の大脳脚，橋腹側，延髄錐体を通った後に錐体交叉で交叉し（後述），脊髄の側索背外側部を下行する。上肢や下肢の遠位筋の制御，特に手指の巧緻運動に関わるため，外側皮質脊髄路の損傷は重大な障害を残し，手の器用さが失われる。

3. 内側路の役割

　内側路は主に姿勢の維持に関わる。腹側皮質脊髄路は，一次運動野や運動前野から起こり，錐体交叉で交叉せずに脊髄の前索を下行し，頚，肩，体幹上部を支配する。頚部を下行する際に対側に側副枝を出す。
　網様体脊髄路は，橋・延髄の網様体から起こり，両側性の運動制御に関わる。橋網様体は伸筋群の筋緊張増大，延髄網様体は屈筋群の筋緊張増大に関わるとされ，随意運動に先行して無意識に直立姿勢が維持できるように働くと考えられている。
　視蓋脊髄路は頚髄レベルに達し，眼球運動と頭部の運動の協調に関わると考えられている。

第Ⅱ章 理学療法士が知っておくべき脳卒中片麻痺治療のための基礎知識

　前庭脊髄路は，外側前庭脊髄路と内側前庭脊髄路に分けられる．外側前庭脊髄路は，同側を下行し，脊髄のすべてのレベルで姿勢制御に関わる．内側前庭脊髄路は，両側を下行し，頸髄と上位胸髄に至り，頭部の位置の制御に関わる．

　内側路は両側性に体幹や近位筋を支配している．そのため，片麻痺の治療では，体幹や近位筋からアプローチするのがよいと考えられる．

4. 内包の役割

　内包には，大脳皮質から下行性に脳幹や脊髄レベルに達する皮質投射路だけでなく上行性の視床皮質路も含まれる．大脳皮質からの下行性線維と視床から皮質への上行性線維は放線冠を形成し，それらの線維は大脳基底核と視床に挟まれた「く」の字型の内包を形成する．内包は，前脚，膝，後脚に分けられる(図5)．前脚には，視床と前頭葉を結ぶ前視床脚と前頭葉から橋核に至る前頭橋路があり，高次運動野からの下行性線維もここを通る．膝には大脳皮質から脳幹運動核に向かう皮質核路がある(後述)．また，後脚には，大脳皮質(一次運動野)から脊髄前角に向かう皮質脊髄路，視床から中心後回に向かう被蓋放線，大脳皮質から橋核に向かう皮質橋路，視放線，聴放線などが通る．

　内包の上半分は中大脳動脈が栄養する．内包の下半分では，前脚と膝は前大脳動脈からの中心枝や中大脳動脈からの中心枝であるレンズ核線状体枝が栄養し，高次運動野からの下行性線維や体性感覚野からの下行路が通る．後脚は内頸動脈の枝の前脈絡叢動脈が栄養し，一次運動野からの下行路が通る．

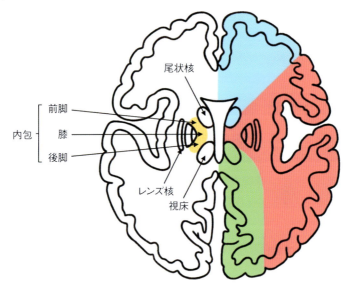

図5．脳の水平断面と内包
青色は前大脳動脈，赤色は中大脳動脈，緑色は後大脳動脈の支配領域を表す．
図ではかなり単純化している．

1 内包を通る下行性線維と上行性線維

　内包を通る下行性線維は中脳の大脳脚を下行するが，上行性線維は大脳脚を通らない．

1 末梢の感覚受容器による運動調節と脳の血液供給の運動への影響

　大脳脚の中央部を皮質脊髄路が通り，外側から下肢，体幹，上肢の順に体部位局在を有している（図8c参照）。上肢の内側に皮質核路が通り，顔面を支配する。大脳脚中央部の両側に皮質橋路の線維が通る。中脳には，上丘の深層に視蓋があり，下行性の線維を脊髄に送り，視蓋脊髄路を形成する。また，赤核も下行性の線維を脊髄に送り，赤核脊髄路を形成する。視蓋脊髄路や赤核脊髄路は大脳皮質からの入力を受け，脊髄への下行性線維は中脳で交叉する。中脳には，大脳基底核の一部である黒質が存在する。

　中脳腹側部は後大脳動脈の枝によって栄養され，その閉塞により動眼神経核と大脳脚が影響を受ける。動眼神経核の損傷により眼球の下転を伴う外斜視が生じ，大脳脚の障害により対側の上下肢と顔面下部の脱力が生じる。

2 大脳脚を下行する線維

　大脳脚を下行する線維は橋の腹側を通過する。皮質橋路の線維は橋核を介して小脳レベルに達する。橋および延髄網様体は，運動前野，補足運動野からの入力を受け，下行性の線維を脊髄に送り，網様体脊髄路を形成する。

3 橋を下行する線維束

　橋を下行する線維束は延髄腹側で錐体を形成する。錐体には皮質脊髄路だけでなく，延髄でシナプスを変える皮質核路の線維や皮質網様体路の線維を含む。そのため，錐体路＝皮質脊髄路ではない。

　延髄を下行する皮質脊髄路の線維は，延髄尾側部で交叉し（錐体交叉），赤核脊髄路の線維とともに，脊髄の側索を下行する外側皮質脊髄路を形成する。皮質脊髄路の一部は交叉せずに脊髄の前索を下行する内側皮質脊髄路を形成する。

4 皮質核路

　皮質核路は，一次運動野からの下行性線維を最も多く含み，橋と延髄の運動核を両側性あるいは一側性に支配する。両側性の下行路は一側性の障害では脱力を生じないが，一側性の支配のみを受けているものでは障害が生じる。皮質核路は，内包の膝と後脚を通るので，内頚動脈の枝である前脈絡叢動脈や中大脳動脈・後大脳動脈の中心枝の閉塞により障害が生じる。

5. 脳神経核の支配様式で障害を考える

　顔面神経では，一次運動野は，両側の上部表情筋の運動ニューロンに弱くつながるが，下部表情筋の運動ニューロンには対側に強くつながる。また，上部表情筋の運動ニューロンは，補足運動野，運動前野，帯状皮質運動野から両側性の強い支配を受ける。したがって，顔面神経，あるいは，顔面神経核の一側性の障害では同側の表情筋が障害を受けるが，一次運動野を含む下行路の一側性の障害では，上部表情筋の障害は弱く，下部表情筋は対側に障害が生じることになる。

三叉神経運動核では，一次運動野のニューロンは，三叉神経運動核を両側性に支配する。したがって，三叉神経運動核の障害では同側の障害を生じるが，一側性の下行路の障害では，咀嚼に影響を与えない。

　喉頭筋と咽頭筋を支配する疑核は一次運動野から両側性の支配を受けるので，その障害は嗄声や嚥下障害を生じさせるが，一次運動野とその下行路の一側性の障害では障害が生じない。

　副神経脊髄核は同側性の支配を受ける。胸鎖乳突筋は，オトガイ（顎）を対側に回す作用があるため，皮質核路や副神経脊髄核の障害は対側への運動に障害を生じさせる。

　舌下神経核は両側性の支配を受けるため，一側性の損傷では舌の運動障害を生じることは少ない。舌下神経核や舌神経の障害では，同側の舌筋が障害を受け，舌を出すと障害側に偏位する。

C 大脳半球と間脳，前循環と後循環

1. 脳の機能維持と血液供給

　脳は無酸素解糖系によるエネルギー産生の仕組みを持たない。そのために多くの酸素を必要とする。また，グルコース以外をエネルギー産生のために利用できない（図6）。脳の機能を維持するためには血液が安定的に供給されることが必要となる。脳出血や脳梗塞により血液供給が断たれると，機能障害を生じることになる。

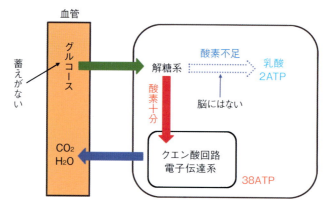

図6. 脳の細胞のエネルギー供給

2. 脳の循環（前循環と後循環）

　脳の循環は前循環と後循環に分けられる。前循環とは，内頚動脈とその枝からなる血液供給系であり，後循環は椎骨動脈と脳底動脈による血液供給系である。血液を豊富に供給するために，脳は血管分布が豊富となり，内頚動脈と椎骨動脈から供給される動脈網は複雑になる。しかし，大脳半球と間脳は前循環と後循環の両方から血液供給を受け，小脳と脳幹は後循環のみによって養われている。

1 末梢の感覚受容器による運動調節と脳の血液供給の運動への影響

1 前循環の構成

内頚動脈から前循環が構成される。総頚動脈は、喉頭隆起のやや上の高さで、脳を栄養する内頚動脈と顔面・口腔を養う外頚動脈に分かれる。この分岐部で脈が触れる。脳は酸素や栄養を多く必要とするため、内頚動脈は頚部では枝を出さない。内頚動脈は頚部、錐体部（頚動脈管を通る）、海綿静脈部（**海綿静脈洞**内部[注2]を通る）を経た後、上後内方に曲がり、後交通動脈、前脈絡叢動脈を出す大脳部となり、中大脳動脈と前大脳動脈に分かれる（図7）。

2 皮質枝と中心枝

前循環を皮質枝と中心枝に分けて考える。脳の動脈の枝で、大脳皮質に表層から侵入するものを皮質枝、深部から内包（前述）、大脳基底核、間脳に分布するものを中心枝と呼ぶ。

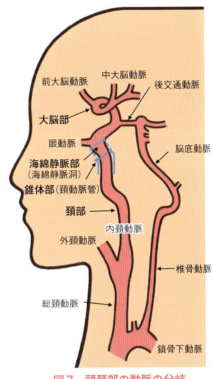

図7．頭頚部の動脈の分岐

3 前大脳動脈の支配領域（図8，9）

前大脳動脈支配領域には、下肢支配の運動野と感覚野が含まれる。前大脳動脈は、前頭葉や頭頂葉の内側から上部外側表面にかけて、多くの皮質枝を出す。また、前大脳動脈と前交通動脈から細かい枝（中心枝：内側線条体動脈やホイブナーの反回動脈）が出て、前有孔質から脳内に入り、内包の前脚を通り、視床下部などに分布する。

4 中大脳動脈の支配領域（図8，9）

中大脳動脈の支配領域には、運動野と感覚野の下肢以外の支配領域や言語中枢が含まれる。中大脳動脈は、外側溝に沿って走り、島の上を後上方に向かい、島と前頭葉、頭頂葉、側頭葉の外表面全体に分布する。中大脳動脈は、脳底部では細かい枝［中心枝：外側線条体動脈（レンズ核線条体動脈）］を出し、それらの枝は前有孔質から脳内に入り、内包の前脚と膝を通り、線条体などに分布する。この動脈はシャルコーの脳出血動脈とも呼ばれ、逆流を起こしやすいため、しばしば脳出血を起こし、ラクナ梗塞や被殻出血の原因となる。内包には内頚動脈の枝である前脈絡叢動脈も通り、後脚を栄養する。

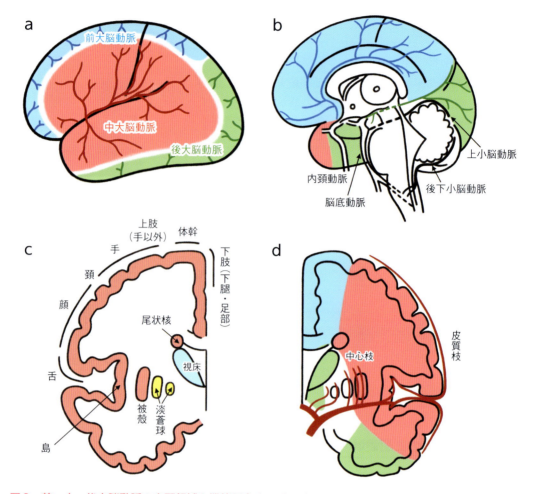

図8. 前・中・後大脳動脈の支配領域と機能局在（a：大脳皮質の左外側面における前・中・後大脳動脈の支配領域，b：大脳皮質の左内側面における前・中・後大脳動脈の支配領域と小脳の動脈，c：一次運動野における体部位局在，d：大脳前頭断面における前・中・後大脳動脈の支配領域：cと比較すること）動脈は中大脳動脈の中心枝と皮質枝を表している。

5 後循環の構成

鎖骨下動脈と脳底動脈は後循環を構成する。椎骨動脈は，**鎖骨下動脈**から分かれて[注3]，第6頸椎以上の横突孔を上行する（椎骨静脈は第7頸椎の横突孔も通る）。大後頭孔から頭蓋腔内に入り，延髄で左右が合流して1本の脳底動脈となる。脳底動脈は中脳の高さで2本の後大脳動脈に分かれ，後外方に向かう。

後大脳動脈は，後頭葉と側頭葉の内側部と下部に血液を供給する。また，脳底部で出た細かい枝が中脳腹側部，視床下核，視床下部に分布する。

6 大脳動脈輪の側副循環

大脳動脈輪の側副循環としての機能は弱い。左右の後大脳動脈は後交通動脈により前大脳動脈

や中大脳動脈と交通し，左右の前大脳動脈は前交通動脈により交通し，脳底で輪状の大脳動脈輪（ウィリス環）を形成する（図9）。脳に向かう主な動脈は大脳動脈輪と脳底動脈から出る。大脳動脈輪の左右の血流は独立している。

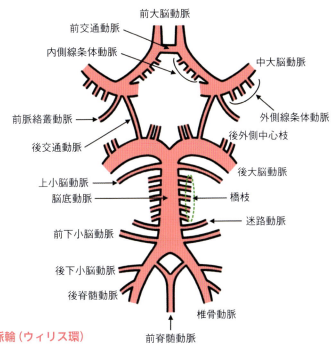

図9．大脳動脈輪（ウィリス環）

障害を予測できるようにしよう

　大脳動脈輪（ウィリス環）だけを覚えても，試験の点が取れるだけです。大切なことは，各動脈の支配領域から障害を予測できるようになることです。前述の「上位中枢による運動の調節」を参照したり，大脳皮質の機能局在と比較したりして，構造から機能障害を予測できるようにしましょう。

D 小脳・脳幹（中脳，橋，延髄）と後循環

　脳幹と小脳は，後循環から血液供給を受ける。脳底動脈は，橋と斜台の間を通って脳底を前方に向かうため，脳幹に血液を供給する動脈は，そのほとんどが腹側に位置し，脳幹を貫く傍正中枝，脳幹の周囲を回ってその背側や小脳に血液を供給する短周回枝，長周回枝に分けられる。脳底動脈の傍正中枝と短周回枝が橋底部に血液を供給する。長周回枝である前下小脳動脈は，小脳皮質の前下面の小脳白質，小脳核の一部，橋尾部の背外側部を栄養する。また，上小脳動脈は橋吻側と小脳上面に分布する（図9）。

E 脊髄の血液供給

脊髄は後循環と体循環から血液供給を受ける。椎骨動脈が合一して脳底動脈となる前に前脊髄動脈，後脊髄動脈，**後下小脳動脈**[注4]の三枝を出す（図9）。前脊髄動脈は，左右の椎骨動脈から1本ずつ出るが，合一して1本となり，前正中裂を下行する。後脊髄動脈は左右一対で，脊髄の後外側溝を下行し，脊髄全体を取り巻く血管網の構成にあずかる。

脊髄の血液供給は，前・後脊髄動脈に加えて，体循環の頸部の動脈，肋間動脈，腰動脈などの枝である根動脈から血液供給を受ける。頸髄は椎骨動脈と根動脈の両方から血液供給を受けるが，胸髄，腰髄，仙髄は主に根動脈から血液供給を受ける。しかし，胸髄は根動脈の血液供給が少なく（根動脈の数が少なく，間隔も空いているため），根動脈が閉塞すると障害が生じる。

外側皮質脊髄路が錐体交叉で交叉するため，錐体交叉より上位の障害では対側に障害が生じるが，脊髄で障害を受けると同側に障害が生じる。損傷の直後は，随意運動の消失，すべての反射の消失，筋緊張の低下などの症状を示す弛緩性麻痺を生じる。時間が経つと，筋緊張の亢進と伸張反射の亢進が出現し，痙縮と呼ばれる症状に移行する。痙縮は，大脳皮質からの抑制性の入力が減少したために生じると考えられている。また，成人では抑制されているバビンスキー反射などの原始反射が出現し，病的反射と呼ばれる。

F 脳の静脈（図10）

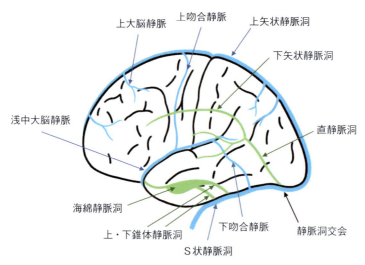

図10．脳の静脈（青：表在大脳静脈，緑：深部大脳静脈）
脳の静脈は静脈弁がないため，額から鼻にかけての顔の正中部にできたおでき（面疔）は脳に感染する可能性があるため危険である。

脳の静脈については簡単な記述にとどめる。脳の静脈には，①**静脈弁を欠く**，②**吻合**[注5]**が多い**，③**管壁が薄い**，④**硬膜静脈洞に合流する直前でやや狭くなる**などの特徴がある。

大脳表面の血液を集める表在大脳静脈と深部の血液を集める深部大脳静脈に分けられる。

1 末梢の感覚受容器による運動調節と脳の血液供給の運動への影響

掃除ロボットについて考えてみよう

掃除ロボットを動かすプログラミングについて考えてみましょう。2つの方法があります。1つは，部屋の状態をロボットがすべて把握して，最も効率的な作戦を立てて掃除をする方法です。もう1つは，ロボットが壁や家具にぶつかったら戻り，別の方向の掃除を行うことを繰り返す方法です。1つめの方法は中枢神経系からの制御，2つめの方法は反射を中心とした末梢の制御に相当します。市場を制したのは，ぶつかったら戻るタイプのロボットです。名人の治療を見ていると，筋や末梢神経系の仕組みを利用して治療を始め，中枢神経系の回復をみながら治療を進めているように思います。

（永瀬佳孝）

注1） **一次運動野と高次運動野**：大脳皮質運動野は，前頭葉に存在し，一次運動野，補足運動野（二次運動野），運動前野，帯状皮質運動野からなる。一次運動野以外を高次運動野と呼ぶ。

　　一次運動野は，中心前回の4野に相当し，身体の各部位を支配する領域が皮質外側面から内側面にかけて，顔，上肢，体幹，下肢（下腿・足部）の順に並ぶ体部位局在を有している（図8c参照）。下腿・足部の領域は大脳皮質の内側面，すなわち，後大脳動脈の領域に位置するため，中大脳動脈の障害では下肢の機能障害が生じないことが考えられる。一次運動野の機能に関する考え方には，一次運動野が全身の筋の配列を二次元的に再現しているという筋再現説と，運動パターンを再現しているという運動再現説があり，体部位局在の各領域の機能は複雑である。

　　補足運動野は，二次運動野とも呼ばれ，6野の内側面に存在する。大脳基底核からの入力を視床を介して受け，記憶や意志などの脳内の情報に基づいて一連の運動を準備して，それを一次運動野に送る働きをする。

　　運動前野は6野の外側部に存在し，背側部と腹側部に分けられる。背側部は到達運動に，腹側部は物を握る運動に関わることが示唆されている。小脳からの入力を視床を介して受け，脊髄だけでなく脳幹の網様体にも送る。また，運動前野は，視覚情報に基づいて一連の運動を準備し，それを一次運動野に送る働きをする。

　　帯状皮質運動野は，6野，23野，24野の帯状溝の中に存在し，情動に関連する運動に関わると考えられている。

注2） **海綿静脈洞症候群**：海綿静脈洞（顔面静脈に相当する）の内部は，内頚動脈だけでなく，外眼筋を支配する動眼神経，滑車神経，外転神経，前頭部の皮膚などを支配する三叉神経第一枝（眼神経）が通る。そのため，海綿静脈洞が炎症を起こしたり，内頚動脈に動脈瘤が生じたりすると，①眼球の拍動，②全外眼筋の麻痺，③前頭部の知覚麻痺，④眼瞼浮腫などを症状とする海綿静脈洞症候群が生じる。

注3） **鎖骨下動脈盗血症候群**：鎖骨下動脈が椎骨動脈の分岐部より近位で狭窄すると，患側の上肢を動かすことで健側の椎骨動脈の血液が患側の上肢に向かい，脳底動脈の支配領域の虚血症状（失神，めまい，視野の障害，上肢のしびれなど）が生じることがある。

注4） **ワレンベルグ症候群**：後下小脳動脈は最大の長周回枝で，延髄の背外側部と小脳半球後部，虫部，小脳核，第4脳室脈絡叢に分布する。後下小脳動脈支配領域は側副循環を受けないため，その閉塞により，患側において①顔面の温・痛覚消失（感覚解離），②角膜反射低下，③ホルネル症候群，④めまいと眼振，⑤発声困難（嗄声）と嚥下困難，⑥小脳運動失調症と筋緊張低下，健側において①頭部を除く身体の温・痛覚の消失（感覚解離）などの症状を示すワレンベルグ症候群が生じる。

注5） **吻合**：流入血管である動脈と流出血管である静脈が結びつくこと。

文献

1) 熊本水頼：ヒューマノイド工学—生物進化から学ぶ2関節筋ロボット機構．東京電機大学出版局，2006．
2) 丹羽滋郎，高柳富士丸，宮川博文，他：メディカルストレッチング第2版．金原出版，2014．

第 II 章 理学療法士が知っておくべき
脳卒中片麻痺治療のための基礎知識

2 脳血管障害と薬物治療

はじめに

脳血管障害(cerebrovascular disease：CVD)とは脳の血管系が障害されて起こる病態であり，血管が破綻して起こる出血群，血管が閉塞して起こる虚血群などが含まれる。
厚生省循環器病委託研究班では，脳血管障害を以下のように分類している。
①虚血群(虚血性疾患)＝脳梗塞(症)：脳血栓，脳塞栓，ラクナ梗塞
②出血群(出血性疾患)：頭蓋内出血，くも膜下出血(subarachnoid hemorrhage：SAH)
③その他：一過性脳虚血発作(transient ischemic attack：TIA)，高血圧性脳症，血管炎，もやもや病
どの脳血管障害かを正しく理解することが，リハビリテーションを含めた治療のために必要である。

A 脳血管障害の病型

以下に，脳血管障害の各病型について簡単に述べる。

1. 脳血栓症≒アテローム血栓症(atherothrombosis)

脳動脈に動脈硬化が生じ，病変部に血栓を形成することで，徐々に血管内腔が狭くなる。血管内腔が閉塞すると脳血流が途絶し，梗塞巣を形成する。脳主幹動脈は側副血行路を形成しやすいため，本来の血管支配領域よりも小さな梗塞巣となる。梗塞巣を小さくするには，脳血流を増やすために，脳灌流圧が高い方が好ましく，過度な降圧は禁忌である。

2. 脳塞栓症

心腔内血栓や中枢側脳血管の粥状硬化性病変に生じた血栓，稀に静脈血栓(奇異性塞栓症)が剥離し，血流に乗って脳血管を閉塞する。突然脳血管が閉塞し，脳血流が途絶するため側副血行路を形成している余裕がなく，灌流域全体に梗塞巣が出現する。また，脳浮腫は梗塞の中で最大である。

3. ラクナ梗塞（15mm以下の梗塞）

穿通枝系脳血管の閉塞によることが多い。脳浮腫による二次的障害が少なく意識障害などバイタルサインの異常も少ない。純粋運動麻痺，純粋感覚麻痺，失調性片麻痺などの特徴的なラクナ症候群で知られている。

ドクターから一言　branch atheromatous disease（BAD）

臨床症状はラクナ症候群を呈するが，梗塞巣が15mmより大きく，ラクナ梗塞とは診断できない小梗塞のことである。20mm程度の梗塞巣を呈するが，主幹動脈には50％以上の狭窄を認めないことからアテローム血栓性脳梗塞とも診断できない。しかし，動脈のアテローム性硬化が基本的には存在するため，進行性脳梗塞を呈することがあり，脳血栓症と同様の治療を行うことが多い。

4. 頭蓋内出血

脳実質内に出血をきたす。多くは高血圧性の血管変化により生じる。以下の種類がある。

1　皮質下出血

致死的となることは少ないが，部位により巣症状（高次脳機能障害）を生じる。高齢者に多い。高血圧性が多いが，被殻出血，視床出血に比べると高血圧性の割合が低い。若年者では動静脈奇形，高齢者では脳アミロイド血管障害も多い。

2　大脳基底核と視床の出血

中大脳動脈の穿通枝からの出血が最も多い。
- **被殻出血**……レンズ核線条体動脈外側枝から出血する。血腫が大きいと内包の障害により対側の片麻痺が生じるほか，優位半球からの出血なら失語症，非優位半球からの出血なら失行・失認を認める。
- **視床出血**……後視床穿通動脈および視床膝状体動脈から出血する。
- **脳幹出血**……急速に昏睡状態となり，四肢麻痺，縮瞳などがみられる。多くの症例では，予後が悪い。
- **小脳出血**……失調症状などが発生する。そのほかに頭痛，悪心，嘔吐，めまいなどがみられる。重症型では閉塞性水頭症により短期間で昏睡状態に陥るため，外減圧術の適応となることも多い。
- **脳室内出血**……成人の脳室内出血は脳血管の異常によることが多い。急性水頭症を生じてい

る場合は脳室ドレナージを考慮する。

　頭蓋内出血では，出血の勢いが強いと，脳室壁を破り脳室内に血液が流出することがあり，これを脳室穿破と呼ぶ。

③ くも膜下出血

　原因としては脳動脈瘤の破裂が最も多い。頭部外傷によっても生じる。くも膜下腔に出た血液により髄膜が刺激され，激しい頭痛を起こす。動脈瘤破裂では，出血部位は周囲の血腫で圧迫されて止血された状態となるが，再出血も多い。出血後数日から数週の間では，脳動脈が狭小化する現象がみられることがあり，遅発性脳血管攣縮と呼ばれ，その程度が強いとその血管の領域が虚血に陥り，脳梗塞を発症する。血腫により髄液の流れが障害されると水頭症をきたし，脳室ドレナージが行われることになる。

「脳血管障害」？「脳卒中」？—言葉の問題

「昨日から主人が入院している○○です。先生からの説明で脳梗塞と伺ったのですが，息子に伝えたら，脳卒中じゃないのか，と言われました。調べてみると，脳血栓とか脳血管障害とかもあるみたいなのですが，うちのは一体，どれなのでしょう？」という問い合わせが，患者の家族からあった。
「脳梗塞」「脳内出血」「くも膜下出血」などの脳血管障害を総称して「脳卒中（apoplexy，stroke）」と呼ぶ。脳卒中≒脳血管障害（cerebrovascular disease：CVD）である。したがって，この患者のご主人は，「脳卒中」「脳血管障害」「脳梗塞」のどれと呼んでも正しいことになる。しかし，「脳血栓」と診断できるのかどうかについては，さらに情報が必要である。

B 病型と治療

　脳卒中の治療は，①急性期の一般的な全身管理，②病型に応じた治療法，③合併症の予防と治療，④リハビリテーション，からなる。さらに患者個々の状況によって，⑤家庭生活や社会復帰に向けた福祉の関与も必要になる。脳卒中が疑われて最初に来院する医療施設では，発症時の状態と来院までの病態の変化を患者本人あるいは家族を含む周囲の人々から問診し，考えられる病型を予測し，画像検査を含む適切な検査を行い，病型に適した治療を行う。理学療法士は，こうした過程に直接関わることはないが，病型とそれに対する治療についての正しい知識をもって，リハビリテーションを行う必要がある。

> **ちょっとヒント**
>
> ### CTとMRI
>
> 脳梗塞の早期画像診断には，拡散強調画像も含めたmagnetic resonance image（MRI）が優れていますが，撮像に時間を要するなどの欠点もあります。computed tomography（CT）は，早期での病像検出力はMRIに劣りますが，撮像時間が非常に短く，出血性病変の検出に優れるなどの利点があります。実際の臨床では，両者の特性を理解して読影を行う必要があります。

C 理学療法士が知っておくべき薬物治療

1. 急性期の一般的な全身管理

① 安静臥床

発作直後には安静臥床が原則である。脳卒中急性期には**脳血管の自動調節能**[注1]が障害され，姿勢変化に伴う脳への血流が低下する可能性がある。嘔吐のあるときは，誤嚥性肺炎を防ぐために麻痺側を上にした側臥位とするなど，痰などが自然に排泄されるようにする。

② 呼吸の管理

意識障害のある場合は気道の確保に努める。エアウェイ（図1）の挿入，気管内挿管，気管切開などの処置を行う。意識障害があり，動脈血酸素分圧が低下している場合には（60～70 torr以下程度），酸素吸入を行う。軽症である場合には行わない。呼吸中枢が障害され換気が不十分である場合には，人工呼吸器を用いることもある。

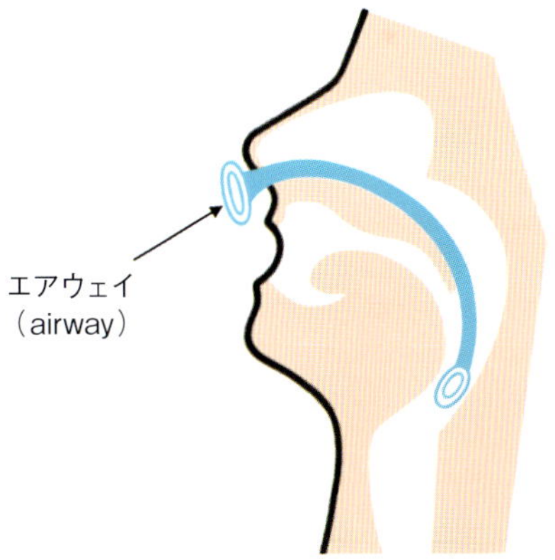

図1．エアウェイ（airway）
（半田俊之介，藤島清太郎：呼吸管理．日本内科学会雑誌 80：1881-1885, 1991. より）

> **ちょっとヒント**
>
> ### エアウェイ（airway）
>
> 意識障害時には，自分の舌で気道が閉塞する舌根沈下が生じることで，気道閉塞が生じます。気管挿管（intubation）では，気管内チューブを直接気管に挿入し換気路を確保しますが，エアウェイは，経口あるいは経鼻で舌根を持ち上げることで気道を確保します。

3 循環系の管理

静脈に**カテーテル**[注2]を挿入し，輸液（水分の補給）・薬剤の注入路を確保する。心電図モニターを行い，血圧を定時的にチェックする。急性期には平常より上昇していることが多い。降圧薬（血圧の薬）の投与により血圧管理を行うが，降圧の目安は病態により異なる。

4 排泄の管理

膀胱内圧の上昇は，腹圧の亢進および交感神経系の興奮による頭蓋内圧を亢進させることが知られているため，尿量を測定し，膀胱内に尿が残留しないようにする。同様に，便秘も頭蓋内圧を亢進させる。

5 栄養管理

意識障害のある場合は，維持輸液（持続して輸液を行うこと）とする。血糖および血清電解質（Na，K，Clなど）の測定を行う。意識障害や嚥下障害が数日以上持続している場合には，**経管栄養**[注3]を開始する。低栄養状態は，感染症などに対する抵抗力を低下させるので，注意する。

6 合併症の予防

◎**感染症**……肺炎，尿路感染症など（尿管，膀胱，腎など）があり，予後に大きく影響する。特に，**誤嚥性肺炎**[注4]は，体位の変換時に生じやすく，患者の体位変換を担う理学療法士や看護師は注意する必要がある。
◎**消化管出血**……臥床などによるストレスのために胃潰瘍が生じることがあり，制酸剤（ガスター®，アメプラゾール®などの胃酸を抑える薬剤）を投与することも多い。
◎**褥瘡**……体位交換やエアマットの使用などで予防を図る必要がある。
◎**深部静脈血栓症**……臥床が続く場合，発生の危険が高い。肺塞栓症の原因になることがあり，疑いがある場合には，超音波検査などを行い診断を確定し，弾性ストッキングあるいは間欠的空気圧迫法ないしその併用により深部静脈血栓症および肺塞栓症を予防すべきである。

2. 病型に応じた治療法

主として脳梗塞と脳出血について述べる。脳梗塞には主として，脳血栓症と脳塞栓症がある（図2）。

1 脳梗塞

【急性期】
◎**血栓溶解療法**……脳塞栓の発症後の超急性期に，慎重に適応判断された患者に対して静脈内

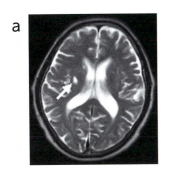 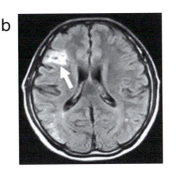 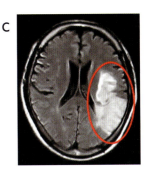

図2．脳梗塞のMRI所見
a：ラクナ梗塞T2強調画像。脳の深部に直径10mm程度の小梗塞（ラクナ梗塞）を認める。b：脳血栓FLAIR（fluid attenuation inversion recovery）画像。脳表面に梗塞巣を認める。c：脳塞栓FLAIR画像。脳表面に比較的大きな梗塞巣を認める。

にt-PA（アルテプラーゼ®）注入を行う血栓溶解療法が強く推奨される。我が国では，アルテプラーゼ®0.6mg/kgの静注療法が保険適応されている。出血性梗塞の危険も大きいため，t-PAの静脈内投与は，発症後3時間以内に行わなければならない（図3）。

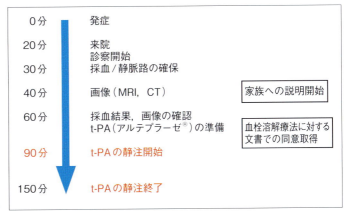

図3．血栓溶解療法の流れ

◎**血管閉塞の進展予防**……脳血栓に対しては，血栓進展予防により虚血領域への脳血流を高めるために，抗血小板療法が推奨され，アスピリン75～150mg/日，クロピドグレル硫酸塩（プラビックス®）75mg/日（以上，『脳卒中治療ガイドライン2015』の推奨グレードA），シロスタゾール（プレタール®）200mg/日，チクロピリジン（パナルジン®）200mg/日（以上，同ガイドラインの推奨グレードB）などが投与される。

一過性脳虚血発作（TIA）の急性期（発症48時間以内）の再発防止には，アスピリン160～300mg/日の投与が強く推奨されている。脳塞栓に対しては，梗塞が完成しているため，虚血領域への脳血流を高める治療は行わない。

◎**脳浮腫の抑制**……脳梗塞になると，血管が詰まった場所および周囲に脳浮腫が生じる。脳浮腫を軽減させる目的で，グリセオール®（10％グリセリン・5％果糖溶液）が使用される。これらの点滴により血液の浸透圧が高くなり，脳に溜まった水分を血管の中へ誘導し，浮腫を軽減させる。1日2～4回に分けて，点滴静注する。糖尿病患者では，高血糖を生じることがあるため，注意が必要である。また，腎臓障害患者には禁忌である。

◎**神経細胞の保護**……脳血管が閉塞あるいは収縮すると，脳に酸素やブドウ糖が供給されなくなり，やがて脳の神経細胞は壊死する。神経細胞を保護する薬が脳保護薬である。エダラボン（ラジカット®）は，脳梗塞の発作を生じてから24時間以内に使用すると，活性酸素を阻害することで脳保護に対して効果があるとされている。腎臓障害患者に対しては，慎重に投

与すべきである。

◎**血圧管理**(表)……『高血圧治療ガイドライン2014』では，高血圧を伴う脳梗塞患者の血圧について，以下のように推奨している。

(ア)脳梗塞超急性期(発症3時間以内)で血栓溶解療法施行患者では，治療中や治療後を含む24時間の血圧を180/105mmHg未満にコントロールする。血栓溶解療法の適応とならない脳梗塞では，収縮期血圧＞220mmHg，または拡張期血圧＞120mmHg，脳出血では，収縮期血圧＞180mmHg，または平均血圧＞130mmHgの場合に降圧対象となる。降圧の程度は，脳梗塞では前値の85～90％，脳出血では前値の80％を目安とする。

ドクターから一言

early CT sign と出血性梗塞

▶**early CT sign**

　MRIとCTとを比較することで，脳梗塞(特に脳塞栓)の早期にはearly CT sign(図4)と呼ばれる異常所見が検出可能であることが知られるようになっている。early CT signは，①島回皮質の濃度低下(loss of the insular ribbon)，②基底核の輪郭の不明瞭化(obscuration of the lentiform nucleus)，③灰白質あるいは白質境界の不明瞭化(loss of gray-white matter differentiation)，④脳回の腫脹，脳溝の消失(effacement of the cortical sulci)，⑤閉塞血管が高吸収域となる(hyperdense sign)ことが特徴である。

　また，early CT signが存在する場合には，塞栓源以遠での血管損傷が疑われるため，t-PA(アルテプラーゼ®)の投与による血栓溶解療法は禁忌であり，また，投与した場合には出血性病変が生じることが多く，死亡率も非常に高くなる。

 a
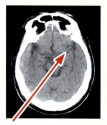
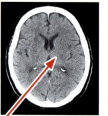

左中大脳動脈がやや高輝度を示している。　　左被殻が淡明化している。

 b　左弁蓋部の梗塞
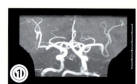
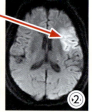

左中大脳動脈は再開通しているが，右と比較して描出は不良である。

図4．early CT sign
(a：発生直後のCT，b：発症翌日のMRA(①)とMRI(②拡散強調像[DWI：diffusion weighted image])との比較)

▶**出血性梗塞**(hemorrhagic infarct)

　脳血栓症と脳塞栓症において塞栓子(embolism，血管を塞いでいる塊。通常は血塊であるが，組織片や空気などのこともある)がより末梢へ移動することによって血流が再開通することがある。壊死を生じた脳組織では血管壁の透過性が上昇しているため，再開通によりもろくなった血管壁から出血が生じる。これを出血性梗塞という。発症後数日～2週で生じることが多い。

2 脳血管障害と薬物治療

表　主な降圧薬

分類	適応	主な副作用	主な薬品
カルシウム（Ca）拮抗薬	狭心症，脳血管障害，糖尿病	心ブロック，頭痛，下肢浮腫	ベシル酸アムロジピン（アムロジン®/ノルバスク®），塩酸ベニジピン（コニール®），ジルチアゼム塩酸塩（ヘルベッサー®），ニフェジピン（アダラート®），ベラパミル塩酸塩（ワソラン®），ニトレンジピン（バイロテンシン®），シルニジピン（アテレック®），ペルジピン（塩酸ニカルジピン），ニトロプルシド（ニトプロ®）
ACE阻害薬（angiotensin converting enzyme（ACE）inhibitor）	糖尿病，心不全，心筋梗塞，左室肥大，軽度の腎障害，脳血管障害，高齢者	空咳，高カリウム血症，味覚異常	ペリンドプリル（コバシル®），デラプリル（アデカット®），シラザプリル（インヒベース®），カプトプリル（カプトリル®），エナラプリル（レニベース®），リシノプリル（ロンゲス®），イミダプリル（タナトリル®）
AⅡ受容体拮抗薬（angiotensin Ⅱ receptor antagonists：ARB）	高血圧，糖尿病，心不全	高カリウム血症，血管浮腫，間質性肺炎，失神	ロサルタン（ニューロタン®），バルサルタン（ディオバン®），カンデサルタンシレキセチル（ブロプレス®），テルミサルタン（ミカルディス®），オルメサルタンメドキソミル（オルメテック®），イルベサルタン（アバプロ®/イルベタン®）
利尿薬	高齢者，心不全	低カリウム血症，低ナトリウム血症，高尿酸血症，痛風	フロセミド（ラシックス®），トラセミド（ルプラック®），トリアムテレン（トリテレン®），スピロノラクトン（アルダクトンA®）
ベータ遮断薬	心筋梗塞後，狭心症，頻脈，本態性振戦	喘息，心ブロック，末梢循環不全	プロプラノロール（インデラル®），ビソプロロール（メインテート®），カルベジロール（アーチスト®），アロチノロール（アルマール®）

詳細は，各薬剤の添付文書で確認する必要がある。

　　（イ）脳血管障害急性期（発症1〜2週間以内）で推奨される降圧薬は，Ca拮抗薬であるニカルジピン，ジルチアゼム，ニトログリセリンやニトロプルシドの微量点滴静注などである。ただし，頭蓋内圧を上昇させる危険性に注意する。Ca拮抗薬であるニフェジピンの舌下投与は急激な血圧低下を引き起こす危険があるので用いない。

　　（ウ）脳血管障害慢性期（発症1カ月以降）では，降圧最終目標（治療開始1〜3カ月）は140/90mmHg未満とする。緩徐な降圧が極めて重要であり，臨床病型（脳出血，ラクナ梗塞など），脳主幹動脈狭窄・閉塞の有無，脳循環不全症状の有無に留意する。両側頸動脈高度狭窄，脳主幹動脈閉塞の場合は，特に降圧しすぎに注意する必要がある。

◎**早期リハビリテーション**……全身状態をみながら，良肢位の確保などから開始すべきである。四肢のトーヌスが低下した時期での関節可動域訓練の実施は，かえって関節の動きを不安定にする危険性があり，慎重に検討をする必要がある。

> **ドクターから一言**
>
> ## ischemic penumbra（ペナンブラ）
>
> 脳血流が途絶すると, ischemic penumbra（ペナンブラ）と呼ばれる部分ができる（図5）。この部分では，血液は不足していて，脳の代謝異常が生じ，脳機能は停止しているが，梗塞にはなっていない。時間が経過したペナンブラの部位では，脳細胞の壊死を生じた梗塞の中心ができる。梗塞を生じた部分は再生しないが，ペナンブラの部分は，脳灌流が再開することで機能を回復する。脳梗塞の再開通治療とは，このペナンブラを救うことである。

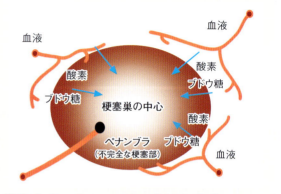

図5. ischemic penumbra（ペナンブラ）
ペナンブラの部位を梗塞に至らせないことが重要である。

【慢性期】

◎**血小板凝集を抑制することで再発を予防する**……アスピリン，塩酸チクロピジン，シロスタゾールなどの血小板凝集抑制薬を内服する。

◎**危険因子の治療**……高血圧，糖尿病，心疾患，喫煙，脱水などの危険因子に対する治療を行う。治療は，必ずしも薬物治療ではなく，栄養摂取，禁煙，持続的な運動を行うことなどの脳血管障害予防のための啓蒙および食事療法などを優先する。

【慢性期の脳梗塞における血圧管理】

急性期には，血流低下に伴う梗塞の拡大を避けるために，降圧は行わない。慢性期に入れば，動脈硬化が進行するのを防ぐため降圧薬などで降圧を行う。いずれにしろ，過度な降圧に対しては異論があり，収縮期で140 mmHg程度を目安にするとの意見が多い。

慢性期に推奨されている降圧薬は，Ca拮抗薬，ARB，ACE阻害薬，利尿薬などがある（表）。特に，糖尿病や心房細動合併患者では，糖尿病新規発症抑制作用，インスリン抵抗性改善作用，心房細動発症抑制作用も有しているARB，ACE阻害薬が推奨される。ACE阻害薬と利尿薬の組み合わせにより，脳血管障害再発率の抑制および認知症の発症予防効果が報告されている。糖尿病や心房細動患者ではARB，ACE阻害薬を推奨している。

❷ 脳出血

【脳内出血】

高血圧性脳出血急性期において降圧の有無，程度と予後について比較したrandomized controlled trial（RCT）はない。グリセロール静脈内投与は，頭蓋内圧亢進を伴う大きな脳出血の急性期に推奨される。脳室穿破や中脳水道の圧迫に伴い二次性水頭症を生じた場合には，脳質ドレナージも施行する。

2 脳血管障害と薬物治療

【くも膜下出血（図6）】

◎**外科的治療**……動脈瘤に対して，再破裂予防のために，瘤のネックにクリップをかけるクリッピング術，瘤の周囲を覆うコーティング術，カテーテルを挿入して動脈瘤内にコイルを詰め，血栓を作ることで瘤を塞ぐコイル塞栓術などが行われる。

動脈と静脈が吻合する動静脈奇形に対しては，流入血管（動脈）の塞栓術を行う。

◎**全身管理**……手術前は再破裂の予防が中心である。室内を暗くし，刺激を避け，絶対安静にする。脳圧を下げるためにグリセロール静脈内投与を行う。

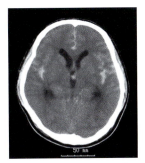 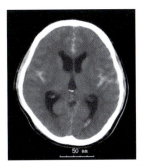

図6．脳動脈の破裂によるくも膜下出血（50歳男性，発症当日のCT画像）
脳溝の中の高吸収域は出血である。脳室もやや拡大しており，水頭症を生じかけている。

脳梗塞の各病型の病態を理解し，その治療法を急性期および慢性期で知ることは，早期からのリハビリテーションを正しく行うために必要である。

（阿部和夫）

注1) **脳血管の自動調節能**：脳灌流圧が変動しても脳血流を一定に保とうとする働き。
注2) **静脈カテーテル（catheter）**：静脈内に輸液を行う中空の管のこと。膀胱につながっている場合には膀胱カテーテルと呼ぶ。無菌的にバッグ内に充填された薬液を患者の静脈に刺入された注射針から点滴する場合に使用される。この際，静脈の圧力より高い圧力をかけるため，薬液は高い位置に吊るす必要がある。点滴ライン（バッグから注射針までのこと）の途中には「チャンバー」と呼ばれる太くなった箇所があり，ここに薬液が滴下される（「点滴」という呼称はここから来ている）。
注3) **経管栄養**：体外からチューブを入れて胃に栄養液を送ること。
注4) **誤嚥性肺炎**：誤って食物や唾液などが気管から肺に入ることによる肺炎。

第Ⅱ章 理学療法士が知っておくべき
脳卒中片麻痺治療のための基礎知識

3 リスク管理

はじめに

　脳卒中患者の多くは，高血圧，不整脈，糖尿病などを合併しており，これらはリスク要因となっている。特に急性期では，脳の自動循環調節能が破綻していることもあり，血圧のモニタリングをしながら介入を進めることが一般的である。運動療法の実施・中止基準については，日本リハビリテーション医学会のものを参考にされたい[1]。本項では管理時の注意点や工夫について述べる。

A 意識

　意識には覚醒度（網様体賦活系の機能）と認知（大脳皮質の機能）が含まれるが，狭義の「意識」は覚醒度のことを指す。病態の重症度，離床の可否を判断する指標でもある。
　評価にはJapan Coma Scale（JCS）が一般的に用いられる（第Ⅲ章「12 高次脳機能障害の評価」p139参照）。JCSで2桁以上の意識レベルの判断には疼痛刺激を用いる。その際，鎖骨部や指爪，胸骨部，眼窩上縁が用いられる（図1）。

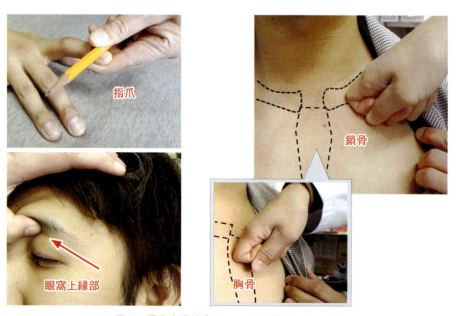

図1．重度意識障害下での疼痛刺激の与え方

3 リスク管理

　急性期の意識変動は脳浮腫などの病態変化や血圧変動に伴う場合が多い．しかし，意識レベル低下の原因は，糖尿病，心疾患，低ナトリウム血症，脱水など脳卒中だけではないため，併存疾患の治療状況や全身状態の把握をしておく．時に，高血圧に対する塩分制限により，しばらくしてから低ナトリウム血症を生じる場合もあるため，「脳卒中急性期を脱しているから大丈夫」と思ってはいけない．

B 血圧管理

　正常では，収縮期血圧が80～160 mmHgの範囲では，脳血流量は常に一定に保たれる．しかし，急性期では自動調節能の破綻により，血圧と脳血流量が比例関係になる．つまり，血圧が下がれば脳血流量も低下（虚血）し，血圧が上がれば脳血流量も増加（頭蓋内圧亢進）する関係にある[2, 3]．医師の指示範囲内の血圧であっても，脳血流量の変動によって意識障害など神経学的症状に増悪がないかを確認しながら進める．離床早期は端座位になった瞬間に起立性低血圧を生じる場合もある．血圧変動により神経学的症状が変化する場合は，医師に報告し，活動度や血圧管理を再検討してもらう．

　一方，動作の負荷量も増えてくる回復期では，動作負荷に応じて脈拍，血圧が変動するかを確認しながら行う．この時期は，血圧に対する脳血流量の自動調節能は回復している．しかし，脳卒中発症以前より収縮期血圧が160 mmHg以上で生活していた高血圧症患者にとって，収縮期血圧が100 mmHg付近まで低下すると低血圧症状を示すことがある．なんとなく元気がない，倦怠感を訴える，動作負荷を与えても血圧が上昇しないなどの反応を見逃さないようにする．このように，脳卒中発症以前の情報収集もリスク管理には大切である．

　急性期では脳浮腫改善薬により，回復期では水分の自己摂取が困難な患者で，循環血液量の低下から血圧が低くなる場合もある．水分摂取のように投薬以外の血圧変動に影響する因子にも注意したい．

C 急変時に脈を触診する意義

　状態が急変した場合，まず脈を触れることから開始する．起立性低血圧の場合，頭位を下げた段階で血圧が正常値に戻るため，手首の橈骨動脈で脈を触れることが多い．橈骨動脈で脈を触れることができれば収縮期血圧は80 mmHg以上と予測できる．一方，橈骨動脈で脈を触れない場合，収縮期血圧が80 mmHg未満に下がっている可能性がある．もし，橈骨動脈で脈を触れない場合は，頚部の総頚動脈をすぐに触れる．橈骨動脈で脈を触れず，総頚動脈で脈を触れる場合，収縮期血圧が50 mmHg前後はあると判断できる[4]．このように脈を触れることは，急変時に血圧の予測を可能にする．そのため，脈をその都度探すのではなく，「橈骨動脈は腕橈骨筋腱と橈側手根屈筋腱の間」「総頚動脈は胸鎖乳突筋の内側」など，解剖学的指標をもとに，すぐに触診できるようにしておく（図2）．

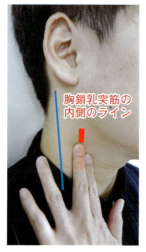
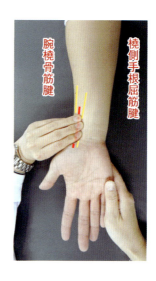

図2. 総頸動脈と橈骨動脈の触知部位
総頸動脈は胸鎖乳突筋の内側で血管の走行に沿わせるように示指と中指を当てると触知しやすい。橈骨動脈は，橈骨遠位部で筋間を抜け，皮膚と筋膜のみに覆われて腕橈骨筋腱と橈側手根屈筋腱の間を走行するため，母指に近い部位で触れやすい。

D 脈拍の観察

　運動負荷に伴って早期に反応するのが脈拍である。急性期では脈拍モニタで観察できる。モニタが外れると，橈骨動脈で脈拍を測定するが，最近はパルスオキシメータが普及しているため，積極的に活用されたい。パルスオキシメータには，脈波幅強度表示バーまたは脈波表示，血中酸素飽和度，脈拍数が表示される（図3）。爪白癬や汚れがない指で測定し，数値が表示されてから5〜10秒程度観察する。脈拍数の表示値が60→80→50台など5〜10秒程度の時間内で増減を繰り返す場合，不整脈が生じていることを示す。

　また，心機能評価として，運動負荷後の回復状態を観察したい場合は，パルスオキシメータを装着したままで様子を観察する。日常生活程度の負荷であれば通常，3分以内に元の脈拍数に戻る。

　パルスオキシメータの脈波幅強度表示バーまたは脈波表示は，そこに動脈血が流れていることを示している。したがって，糖尿病や閉塞性動脈硬化症により末梢循環障害がある場合，末梢循環の評価としても利用できる。

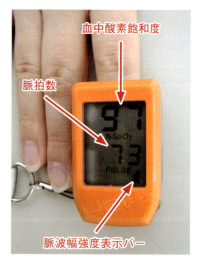

図3. パルスオキシメータ

3 リスク管理

E 排尿・排便に伴う血圧の変動

　日常生活活動の中で，排尿，排便に伴う血圧上昇は最もリスクが高い。くしゃみや階段昇降時に平均50 mmHg上昇するのに対して，排便では平均80 mmHg上昇するという報告もある。排便時にいきみ癖のある患者，前立腺肥大により排尿しづらい患者では，いきみ動作で血圧が上昇しやすい。そのような場合，息を吐きながら，手で腹部を押さえて腹圧を高める介助をするなどの対応を行う。

　トイレでの排尿，排便練習の開始直後は，排尿後の一過性の血圧低下に注意する。排尿は副交感神経を優位にし，血圧が下がりやすい。排尿後，便座から立った直後に意識を消失することもある。排尿後に冷や汗が出たり，顔色が悪くなることもあるため，患者の表情にも注意しておく。

　最初のうちは介助者がトイレ内で付き添うことが望ましい。意識混濁・消失した場合は，直ちに車椅子などに移乗させ頭位を低くするよう対応する。

F 入浴に伴う血圧の変動

　心疾患を合併している場合では，特に冬期に注意が必要となる。入浴には保清に加えリラックス効果もあるが，寒い脱衣所での更衣，高すぎる湯の温度，浴槽に長く浸かりすぎることは血圧上昇を招くため防ぎたい。また，湯船に首まで浸かってから急に立ち上がることも避ける[5]。水圧により下半身の循環血液量が減少し，その状態で起立することで下半身に一度に大量の血液が移動することになり，起立性低血圧を生じやすい。そのため，首まで浸かった後に湯から上がる際は，半身浴になってから浴槽の縁に座り，その後に立ち上がるなど，段階的に身体を湯から上げるよう指導する。

G 治療環境に関して

1 経鼻栄養チューブ（図4）

　鼻を経由し胃まで届く**経鼻栄養チューブ**[注1]が挿入されている場合，固定テープが剥がれそうになっていないか確認し，理学療法中にチューブを引っかけて抜去しないよう扱いに気をつける。

2 弾性ストッキング

　弾性ストッキングは深部静脈血栓予防の目的で処方されているが，指先まで皺なく装着されているかを理学療法の

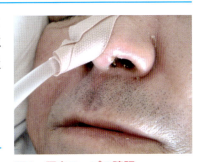

図4．固定テープの確認

前後で確認する。図5b, cのように大腿部や足首部ではストッキング生地が重なったり，局所の締めつけが生じやすく，うっ血を助長することになる。図5cのように浮腫に変形を来していれば，理学療法中は脱いでおき，看護師に報告して時間を置いてから再装着を依頼するなどの対応をとる。

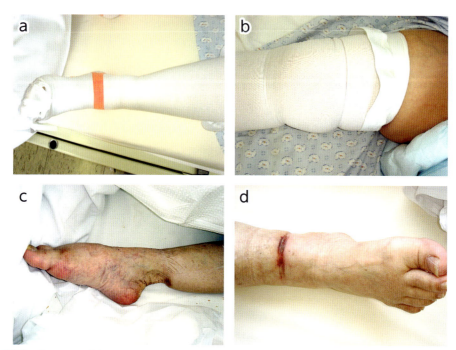

図5. 弾性ストッキング（a：○　指先まで皺なく装着されている，b：×　局所の締めつけが生じている，c：×　足首で締めつけが生じている，d：×　締めつけが長く続き潰瘍が生じている）

③ 点滴（図6）

　点滴に翼状針を使用している場合は，点滴中は針挿入肢は動かせないため運動は行えない。留置針の場合は，点滴台と一緒に移動することもできる。

　病室を出る前に，針挿入部で点滴液の漏れがないか，リハビリテーション室へ出かけている間に輸液バッグが空にならない量か，**シリンジポンプ**[注2)]のバッテリーが十分かなどを確認する。

　点滴液の漏れや逆血に気づいた際はすぐに看護師に確認してもらう。輸液バッグから挿入部の

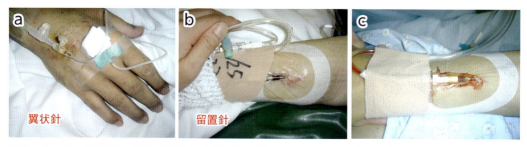

図6. 点滴（a：翼状針。硬針で点滴中は挿入部は動かせない，b：留置針。点滴を継続したまま体動が可能。図では，少し発赤があり静脈炎を生じている，c：点滴漏れ）

高さの変化，点滴台の移動時の振動などの際に滴下速度が変わることがあるため，最低限，病室への帰室時には看護師に確認してもらうようにする。

（細江さよ子）

注1) **経鼻栄養チューブ**：英語名 nasogastric tube（NGチューブ）。ドイツ語の胃（magen）と組み合わせてmチューブと呼ばれることもある。
注2) **シリンジポンプ**：バッテリー付きの自動輸液装置。

引用文献
1) 日本リハビリテーション医学会診療ガイドライン委員会 編：リハビリテーション医療における安全管理・推進のためのガイドライン．医歯薬出版，2006．
2) 星野晴彦：ガイドラインを理解するための脳循環代謝の整理と病態生理．血圧 17（11）：10-14，2010．
3) 近藤克則：脳血管障害急性期の内科的治療とリスク管理．理学療法 MOOK1 脳損傷の理学療法 1，pp12-20，1998．
4) Charles DD : Accuracy of the advanced trauma life support guidelines for predicting systolic blood pressure using carotid, femoral, and radial pulses : observational study. BMJ 16 : 673-674, 2000.
5) 道広和美，竹森利和，稲森義雄：入浴時の動作に伴う血圧・脈拍数の変化．生理心理学と精神生理学 18（3）：205-217，2000．

参考文献
1) 亀田メディカルセンターリハビリテーション科リハビリテーション室 編：リハビリテーション リスク管理ハンドブック第3版．メジカルビュー社，2017．
2) 日本脳卒中学会 脳卒中ガイドライン委員会 編：脳卒中治療ガイドライン 2015．pp4-9，協和企画，2015．
3) 前野 豊：ICU・SCUにおける脳卒中リハビリテーション．ICUとCCU 32：475-480，2008．
4) Paul C, Kenneth G : Defecation Syncope－A Poorly Described Phenomenon that should not be at the 'Bottom' of Your Differential. International Journal of Internal Medicine 2（2）: 7-10, 2013.
5) Bryan C, Thomas H, Dalila LB, et al : Defecation Syncope : Two Cases of Post-Operative Cardiac Arrest. Anaplastology 4 : 142, 2015.
6) 循環器病の診断と治療に関するガイドライン（2011年度合同研究班報告）：失神の診断・治療ガイドライン．pp9-20，2012．
7) 河野律子，他：特集「失神－診断の進歩」－起立性低血圧－．昭和医会誌 71（6）：523-529，2011．
8) 医薬品医療機器総合機構 PMDA 医療安全情報：経鼻栄養チューブの取扱い時の注意について．2014．

第 II 章 理学療法士が知っておくべき
脳卒中片麻痺治療のための基礎知識

4 急性期の摂食・嚥下

はじめに

「摂食」とは食べること全般を指し，「摂食障害」は食欲低下，体力低下，意識障害，嚥下運動障害，心理的障害など，さまざまな原因により食事が摂れないことを指している。これに対して「嚥下」は，飲み込む動作のみを意味する言葉であり，「嚥下障害」とは嚥下運動が障害され，飲食物や唾液が飲み込めなくなったり，誤嚥したりする「摂食障害」のことを指す。

私たちは，この摂食・嚥下機能の働きにより，飲食物や唾液が気管に入らないように嚥下している。それは，覚醒時も睡眠中も同様である。

急性期の脳卒中患者では，脳の器質的病変による直接的な嚥下障害だけでなく，意識障害などの影響による摂食障害として，その問題を捉える必要がある場合が多い。摂食・嚥下障害により，飲食物や唾液が気管に誤って入る誤嚥が生じ，**喀出**[注1]できなければ肺炎（誤嚥性肺炎）に進展する。さらに，肺炎は二次障害を助長し，障害をより重症化する。

そのため，二次障害を予防するためのアプローチは，一次障害に対する機能維持や改善を目的とするアプローチとともに重要である。

ちょっとヒント 「誤嚥」と「誤飲」の違い

「誤嚥」は嚥下を誤ることで，通常，食道に流れないといけない食物や胃からの逆流物が，誤って気道に入ることを指します。これによって生じる肺炎は誤嚥性肺炎（嚥下性肺炎）といわれています。
「誤飲」は誤って飲むことで，食物ではないもの（例えばボタンや電池，液体洗剤など）を飲み込んでしまうことを指します。

A 急性期嚥下障害の実状（リスク）

急性期の脳卒中患者では，病態管理のためベッド上臥床を強いられることがある。そのような症例に対し，誤嚥性肺炎の合併を防ぐことは，この期に重要なことの1つとして挙げられる。

脳卒中急性期に二次障害である誤嚥性肺炎を誘発する要因として，①**意識障害**，②**摂食・嚥下**

4 急性期の摂食・嚥下

障害，③機械的刺激，④不良ポジションが挙げられる。これらは，単独の問題としても生じうる。それぞれの要因が招く問題は同一ではないが，結果として誤嚥性肺炎に至る。これらの要因が重複することにより，相乗的に問題を重篤化させることにつながり，誤嚥性肺炎の発生率は増加する（図1）。

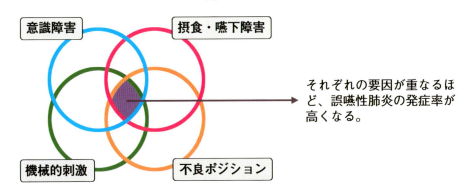

図1．誤嚥性肺炎を誘発する4要因の関係

B 誤嚥性肺炎を誘発する4要因

1. 意識障害（図2）

1 嚥下反射は意識レベルに比例する[1)]

意識障害のある患者では，脳の病巣部位にかかわらず嚥下障害があると考えられる。なぜならば，延髄の嚥下中枢は意識を保つ脳幹網様体と解剖学的に密接な関係にあるからである[2)]。

また，唾液分泌は患者が経口摂取していなくても行われる。意識障害のある患者においては，唾液が貯留したことを感知したうえで，随意的，または不随意的に嚥下することが困難となる。これにより，唾液は口腔内や咽頭へ貯留することになり，それが過剰になることで誤嚥に至る。

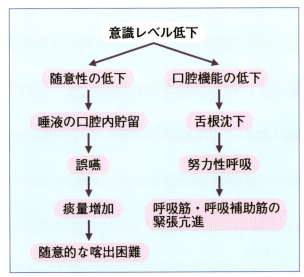

図2．意識障害による誤嚥性肺炎の誘発メカニズム

2 随意性が低下することで，咳嗽[注2]による防御運動が行えない

意識レベル低下により，随意的に防御作用を働かせることが困難となる。また随意的に防御運動を行えた場合でも，その運動は不十分なものとなる。そのため，誤嚥の重症化につながる。

3 口腔器官の自発運動が低下し，口腔機能の低下を引き起こす

さらに進行すると，**舌根沈下**[注3]が引き起こされ，努力性の呼吸となる。この状態が持続すると，呼吸筋や呼吸補助筋の緊張は亢進する。

2. 摂食・嚥下障害（図3）

急性期の脳卒中患者では，約70％に摂食・嚥下障害を認める[3]とされ，比較的小さな一側性病変でも誤嚥を生じうると考えられている。そのうち79.6％は12週以内に回復した[4]という報告があるが，それは残り約20％の患者では，発症から12週以降にも摂食・嚥下障害が残存するということになる。

高齢者に目を向けると，肺炎の70％以上が誤嚥性肺炎といわれている[5]。また，誤嚥の関与を示唆する肺炎は69歳以下では11％，70歳以上では60％の高率であった[6]との報告もある。さらに，高齢者にみられる誤嚥性肺炎は，肺の疾患ではなく実は脳の疾患であるとされ，このような高齢者では，特に大脳基底核領域に梗塞が見出される[7]。この領域は嚥下反射および咳反射の引き金となる**サブスタンスP**[注4]（以下，SP）の産出に関

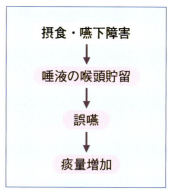

図3．摂食・嚥下障害による誤嚥性肺炎の誘発メカニズム

わっているため，病変によるSPの減少は嚥下反射と咳反射を低下させる[8]。これらのことから，年齢や大脳基底核領域の梗塞（新規か陳旧性か，症候性か無症候性かによらない）についても考慮する必要がある。

3. 機械的刺激（図4～6）

1 経鼻胃経管栄養法による咽頭部への刺激

経鼻胃経管栄養法（nasogastric tube feeding：NG法）では，鼻腔からチューブを挿入して胃まで通す。この経路で，挿入したチューブが喉頭蓋に当たっていると，嚥下運動の制限につながる。そのため，十分な嚥下機能を発揮しにくい状況が作られる可能性がある。

2 挿管

チューブやカフによる気管への直接刺激により，痰量は増加する。また開口位を強いられ，さ

4 急性期の摂食・嚥下

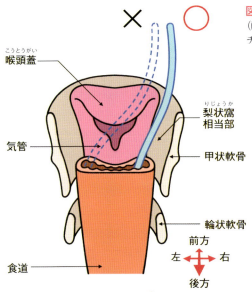

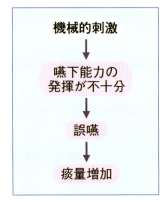

図4. チューブの走行と喉頭蓋の動き
(藤谷順子, 岸本裕充：誤嚥性肺炎から経口摂取へのアプローチ. 看護学雑誌69：882-892, 2005. より一部改変)

図5. 機械的刺激による誤嚥性肺炎の誘発メカニズム

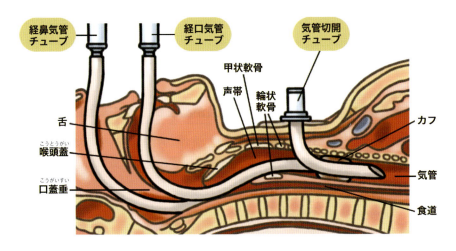

図6. 気管挿管

らに頸部は伸展位をとる。このため，嚥下反射が生じても十分な嚥下運動が行われず，誤嚥の可能性は高くなる。

4. 不良ポジション（頭頸部伸展位など）（図7, 8）

　ここでいう不良ポジションとは，特に頭頸部伸展位のポジションを指している。
　嚥下・呼吸筋群の多くは頸・体幹に存在し，それぞれの筋は嚥下・呼吸運動以外（非嚥下・呼吸活動性）に姿勢保持にも働き，姿勢反射などの影響を受けやすい。特に舌骨筋群は通常でも頭部・頸部屈曲の際，補助筋として働く。また嚥下運動は頸部前方で行われ，多くが頭部を固定源

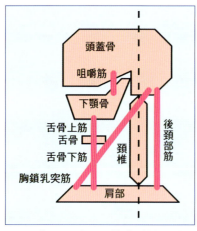

図7. 嚥下に関与する筋群の均衡機能
(太田清人：頭部・体幹・姿勢のコントロール．摂食・嚥下障害リハビリテーション実践マニュアル (藤谷順子 編)，Monthly Book Medical Rehabilitation No. 57増刊号：26-33, 2005.より)

としてなされるため頭部は姿勢を保持しない限り安定しない．安定を得るために後頸部筋群をはじめとする肩から頭部にかけて停止するさまざまな筋群が働く[9]．

つまり，不安定な姿勢では頸部の筋緊張のバランスが乱れ，嚥下・呼吸のために十分な能力を発揮できない状況が作られてしまうことにより，誤嚥の可能性を増大する．

嚥下時には，頸部前屈位が一番自然で嚥下には有利と考えられ[10]，頭頸部が伸展したポジションでは，以下に示す問題が生じうる．

1 嚥下運動制限を生じ，誤嚥のリスクが高まる

頸部を伸展した姿勢は救命時の気道確保の姿勢と同じである．この姿勢は，空気が入りやすい代わりに，嚥下時の気道閉鎖が行いにくくなる．このため，唾液や飲食物などは誤嚥しやすい状態になる．また，頸部過伸展位では健常人でも誤嚥する危険性が示唆されている[9]．

2 努力性呼吸となり，呼吸補助筋群の筋緊張が高まり，嚥下運動を阻害する

呼吸困難から自ら気道確保の姿勢になる患者では，すでに呼吸筋を過剰に活動させ努力性の呼吸になっている．また，気道確保のために頸部を伸展させた場合も，意識障害下では唾液を誤嚥

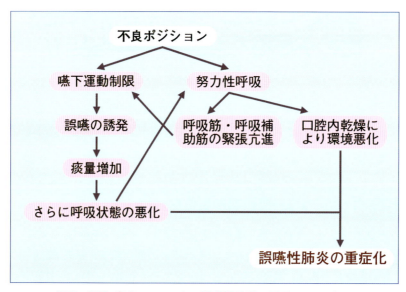

図8. 不良ポジションによる誤嚥性肺炎の誘発メカニズム

しやすくなるため，喀出できずに呼吸困難となっている場合もある。

3 努力性の口呼吸により，口腔内乾燥が助長され，口腔内環境の悪化を招く

頸部伸展位では閉口しづらいこともあり，多くの患者に開口したままで口呼吸していることがみられる。通常は，唾液による口腔内細菌の洗浄機能があるが，開口したままの呼吸では，口腔内が乾燥し，雑菌が繁殖しやすくなり口腔内環境悪化につながる。

以上，誤嚥性肺炎を誘発する4要因について述べた。

きっかけは異なっても，結果的に誤嚥に至ると痰量は増加する。その痰は反射的な咳嗽によって喀出されても随意的に喀出することができず，口腔内に留まる。それに加えて，努力性の呼吸を伴うことで口腔内は乾燥し，その環境は悪化することになる。また，努力性の呼吸は呼吸補助筋群の緊張亢進を引き起こし，嚥下能力が低下する。そうすることで，さらに誤嚥が誘発され，誤嚥性肺炎を重篤化させるという，悪循環に陥る(図9)。

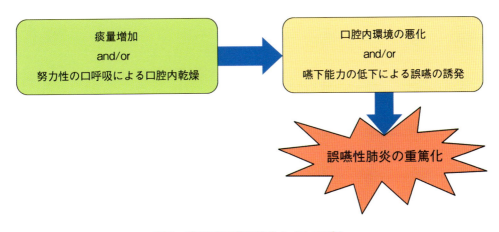

図9．誤嚥性肺炎重篤化のメカニズム

C 理学療法士に知っておいてほしい急性期の二次障害予防のためのアプローチ

脳卒中急性期において，特に重症例では，病態管理の必要性や意識レベル低下などにより，ベッド上での臥床を余儀なくされる。そのため，この時期に適切な介入を行わなければ，二次障害としての誤嚥性肺炎を併発することになる。そこで，予防的・維持的なアプローチが重要となる。

ポジショニングに関する気遣いや技術は，意識レベル低下や摂食・嚥下障害などの問題や治療のための機械的刺激に比べ，二次障害に対して予防的にも誘発的にも変化をもたらすことができるアプローチである。

第Ⅱ章 理学療法士が知っておくべき脳卒中片麻痺治療のための基礎知識

1. 予防を中心としたアプローチ

1 ポジショニング（側臥位〜半腹臥位＋頭頚部前屈）

【目 的】
- ◎呼吸機能の維持，改善……筋力の低下した舌を前方へ垂らすことで舌根沈下を予防し，それにより努力性の呼吸を軽減させ，呼吸補助筋の緊張を和らげる。
- ◎唾液や痰の口腔外への排出を図る……口腔内に貯留した唾液や痰を排出し，咽頭への流入や誤嚥のリスクを軽減する。
- ◎体位ドレナージとしての効果・頚部リラクゼーション効果……正しい姿勢，特に座位などを保持できない患者は，身体のどこかで代償してその姿勢を保持しようとし，多くは頭頚部にて代償する。その結果，頚部は過伸展してしまう[9]。安定したポジションをとることで，前述した不良ポジションによる弊害を予防する。
- ◎嚥下運動が行われやすくする……呼吸が安定している状態であれば，嚥下運動を妨げないように，前述した嚥下時に一番自然で，有利な頚部前屈位をとる。

【方 法】
- ◎正しいポジショニング例とポジショニング不良例を図10，11に示す。

2 呼吸介助

【目 的】
- ◎排痰の促進
- ◎胸郭の可動性維持（呼吸機能維持）……胸郭の動きの低下により，喀出能力に問題が生じる可能性がある[11]。胸郭の可動性を維持することで，咳嗽時の筋力を発揮しやすくする。

3 頚部のリラクゼーション

【目 的】
- ◎臥床時の頚部前屈位をとりやすくする……嚥下運動時の阻害となる頚部の過緊張の予防を行い，自然下での唾液嚥下における誤嚥の危険性を減少させる。
- ◎将来的に摂食可能となった場合に，嚥下運動に関与する筋活動が円滑に行われるための準備として行う。

4 口腔内環境の維持（口腔ケア）

【目 的】
- ◎唾液誤嚥した場合のリスク軽減……口腔内環境を清潔な状態に維持しておくことは，誤嚥した場合の重症化を防ぐためにも，非常に重要である。

4 急性期の摂食・嚥下

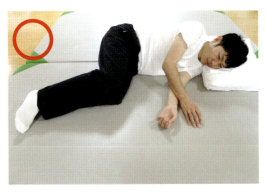

頭頸部は前屈。顔面はやや下方を向くようにポジションをとる。

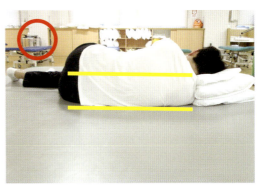

枕で頭部を補高し，脊椎と頭部のラインが，床面と平行になるようにする。

図10．正しいポジショニング例

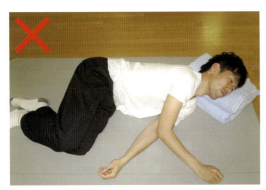

頭頸部が伸展している。

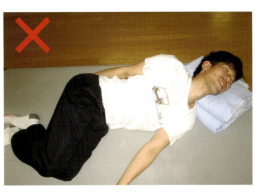

頭頸部の伸展に加え，上側の肩が外旋し体幹の伸展も伴うため，呼吸運動も阻害される。

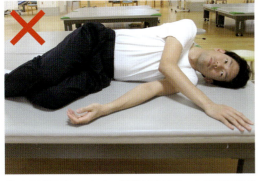

枕での補高がないため，頭部が下がり，上側の頸部が伸張する。また，頸部と床面に空間ができるため，安定性を欠き，頸部の緊張は高まる。

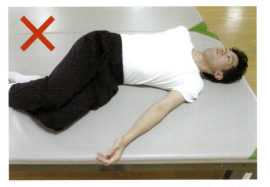

左図に加え，顔面が上側を向いており，頸部や体幹の伸展も伴う。

図11．ポジショニング不良例

【方法】
　◎用意するもの……冷水・ガーゼ・ブラシ（スポンジブラシ・歯ブラシ・舌ブラシ・歯間ブラシ）
　◎順序……①口腔内の環境を観察する，②ガーゼを指に巻く，③ガーゼを冷水に浸し，固めに

絞る，④口唇→頬内側→歯茎外側→歯茎内側→口蓋→舌の順に清拭する。

最初から舌（特に奥舌など）を刺激すると，咽頭反射や嘔吐反射の危険性がある。また，刺激で反射的に噛まれることがあるため，前方から感覚を刺激し，徐々に口腔内へ進む。事前に保湿剤などを塗布しておくことも有効である。ガーゼの清拭で除去できない付着物（痰など）や歯間の残渣物などがある場合は，各種ブラシ（歯間ブラシ，歯ブラシ，スポンジブラシ）を駆使する。開口位の維持や口腔内への刺激により分泌された唾液や，ガーゼに含んだ水分などが口腔内に貯留するため，誤嚥リスクが高い患者では，側臥位で実施するなど，ポジションの配慮を要する。

2. 機能維持を中心としたアプローチ

1 口唇・舌・頬のマッサージ

【目的】
◎他動的に運動を行うことは，口腔機能の維持に加え，感覚刺激入力としての意図がある。

【方法】[10]
◎口唇……理学療法士の第1指と第2指で上口唇に対して，伸張や収縮を繰り返す。下口唇に対しても同様に行う。
◎舌……理学療法士の第1指と第2指で舌先を上下から挟み，舌を外へと引く，内へと押す操作を繰り返す。第2指と3指で舌の側面を押す，タッピングするなどの操作を加える。
◎頬……理学療法士は頬を手掌で揉んだり，内側から手指（母指など）で伸張や収縮を繰り返すなどの操作を加える。
◎電動歯ブラシを使用して，その振動を口唇，舌，頬に伝える。

2 嚥下機能の維持

【目的】
◎嚥下反射の生じ方や嚥下運動の確認，嚥下運動に伴うむせの有無の確認を行う。

【方法】
◎喉のアイスマッサージ[10]……凍らせた綿棒に水をつけ，前口蓋弓のみならず，舌根部や咽頭後壁の粘膜面を軽くなでたり押したりして，マッサージ効果により嚥下反射を誘発する。

上記アプローチを継続する中で，①全身状態の安定や意識レベルの改善，②口腔内環境の清潔な状態，③嚥下反射の容易な惹起が可能，④嚥下時のむせがないことが確認できる状態となれば，経口による直接的嚥下練習を開始する目安となる。

また経口摂取を進めるうえで重要なこととして，むせの有無を確認することと，随意・不随意に関わらず，誤嚥予防のための機能（特に咳嗽力）がどの程度維持されているかを評価することが挙げられる。

嚥下機能評価を行うことも重要であるが，加えて基盤としての全身状態を安定的に維持するこ

とや，十分な嚥下機能を発揮するための準備を行うことで，その後の経口摂取につながるものと考える．

（木原美喜雄）

注1) **喀出**：痰や唾などを吐き出すこと．
注2) **咳嗽（咳）**：生体にとっては望ましくない気道の異物や分泌物を除去するための運動．随意的にも反射的にも惹起される．
注3) **舌根沈下**：意識障害や神経麻痺のある状態により，筋群は弛緩し，重力の作用も加わり，舌根部が喉頭後壁に落ち込む状態．この状態では，気道閉塞の危険性が高くなる．
注4) **サブスタンスP**：嚥下反射と咳反射が生じるために必要な神経伝達物質．サブスタンスPの合成はドーパミンによって刺激されるため，大脳基底核の障害ではドーパミンが少なくなり，サブスタンスPの放出が少なくなる．

引用文献

1) 佐々木英忠：嚥下性肺炎．日本医事新報 3460：7-10, 1990.
2) 塚本芳久：急性期嚥下障害へのアプローチ．JOURNAL OF CLINICAL REHABILITATION 4：721-724, 1995.
3) 脳卒中合同ガイドライン委員会：脳卒中治療ガイドライン 2009．協和企画, 2010.
4) 巨島文子：脳梗塞急性期からの嚥下障害―93症例の臨床経過―．日気食会報 49：423-428, 1998.
5) 大類　孝, 海老原孝枝, 荒井啓行：高齢者肺炎・誤嚥性肺炎．日本内科学会雑誌 99：2746-2751, 2010.
6) 横井輝夫, 加藤美樹, 長井真美子, 他：要介護高齢者の加齢と摂食・嚥下障害との関連―むせの頻度を用いて―．理学療法科学 19：347-350, 2004.
7) 荒井啓行, 山谷睦雄, 大類　孝, 他：高齢者脳疾患と誤嚥性肺炎．音声言語医学 43：467-472, 2002.
8) 大類　孝：高齢者誤嚥性肺炎の現状と対策．日本老年医学会雑誌 47：558-560, 2010.
9) 太田清人：頸部・体幹・姿勢のコントロール．摂食・嚥下障害リハビリテーション実践マニュアル（藤谷順子 編），Monthly Book Medical Rehabilitation No.57 増刊号：26-33, 2005.
10) 日本摂食・嚥下リハビリテーション学会医療検討委員会：訓練法のまとめ（改訂 2010）．日摂食嚥下リハ会誌 14：644-663, 2010.
11) 太田清人：頭頸部腫瘍術後の嚥下障害と理学療法アプローチ．PTジャーナル 33：228-234, 1999.

参考文献

1) 岡田澄子：嚥下肢位再考．Monthly Book Medical Rehabilitation No.83：16-20, 2007.
2) 坂本すが, 井手尾千代美 監：完全版 ビジュアル臨床看護技術ガイド第3版．pp454-466, 照林社, 2015.
3) 日本麻酔科学会・周術期管理チームプロジェクト 編：周術期管理チームテキスト第2版．p173, 174, 日本麻酔科学会, 2011.

第Ⅱ章 理学療法士が知っておくべき
脳卒中片麻痺治療のための基礎知識

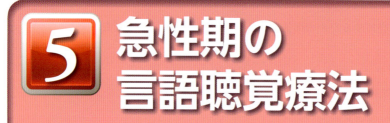
5 急性期の言語聴覚療法

はじめに

脳卒中患者の急性期には，脳循環動態や浮腫などの影響により症状の変動がみられることがあり，翌日には軽快，もしくは増悪する例も経験する．その中で言語聴覚療法では，失語症，構音障害，高次脳機能障害，摂食・嚥下障害などの症状の有無や重症度を判断する必要がある．

A 理学療法士に知っておいてほしい言語症状

1. 失語症と構音障害の違い

【それぞれの定義】

◎**失語症**……大脳損傷の結果，いったん獲得した言葉の記号を操作する機能を後天的に障害される言語障害である．具体的には，「聴く」「話す」「読む」「書く」「計算」のすべての言語側面に何らかの機能低下となって現れる．

◎**構音障害**……構音に関係する筋や神経が損傷され，筋力低下，運動コントロール低下などの問題が生じ，話し言葉が不明瞭な(いわゆる呂律が回らない)状態になる．

失語症と構音障害の症状の違いを表に簡単に示す．

表　失語症と構音障害の症状の違い

定義	聴く	話す	読む	書く	計算
失語症	×	×	×	×	×
構音障害	○	×	○	○	○

失語症は，「聴く」「話す」「読む」「書く」「計算」すべての言語機能に障害が生じるのに対して，構音障害は「話す」側面にのみ障害が生じる．

しかし，実際の症状からは，重度の構音障害である場合には，言葉が聴き取れないため"失語症"と誤解されたり，軽度の失語症の場合に，簡単な会話での受け答えが可能であるために"失語症"を見過ごされたりすることがある．このため，病巣から症状を予測することや，"失語症"が予

5 急性期の言語聴覚療法

測される場合には理解・表出の両側面から課題数や難易度を考慮した評価方法が必要となる。

2. コミュニケーションのコツ

　失語症者に限らず，声をかける場合や検査・治療場面での指示は，「ゆっくり・はっきり・簡潔に」を意識していただきたい。また，純粋な失語症者であれば，状況判断能力は保たれている。このため，口頭での指示に従うことが困難な場合にも，指差しやジェスチャーなどの手段を用いることで，理解の助けとなる。例えば，トイレに行きたいかどうかを確認する時に，口頭のみで「トイレに行きますか？」と問うより，トイレの前に行き，その場を指差したうえで「トイレに行きますか？」と問う方が理解されやすい。意思確認をしたい場合には，「YES/NO」で答えられるようクローズドクエスチョン形式での問いを行うようにするとよい。例えば，何を食べたかを尋ねる時に，「何を食べましたか？」と問うと，その名称を答えなければならない。しかし，「肉ですか？　魚ですか？」→「焼いたものですか？　煮たものですか？」というように「YES/NO」で答えられる形式の問い方で大きなカテゴリーから徐々にターゲットを絞っていくことで，対象者が答えやすい問いかけ方となる。

　さらに，記憶能力，学習能力も保たれているため，数日間同様の課題を繰り返すと，その手順などは覚えていることが多い。

　構音障害の場合，重症例においては，**発話明瞭度**[注1]が低く，その構音が聴き取り難いことがある。その際，指折りやタッピングに合わせてゆっくりと話すように患者の発話の速度調整を行うことで，聞き取りやすくなることがある。また，書字してもらうことが有効な場合もある。

B 重症度による初回評価の方法

1. 重症例

　初回評価時，重症例においては，意識障害によりコミュニケーションが不成立となる例も少なくない。症状の変化を追うための客観的指標を得られないことも多くあり，観察視点や観察能力が必要とされる。さらに，失語症の有無は，病巣などから可能性として評価する必要がある。

　これらの場合，口頭のみで指示を行ってみたり，それで指示に従えなければジェスチャーを付加してみたりするなど，段階的に指示方法を変えていくことで，言語理解力と，ジェスチャーや状況など手がかりとなる手段について推し量ることが可能である。具体的には，寝返りの際に，**①1つ1つの動作指示を口頭のみで行う（膝を立てる，横を向くなど），②指示に従えなければ，身体に触れたり，指差しで示したり，動作を誘導したりすることで協力が得られるのかを確認する。**

　口腔ケアには器質的・機能的側面があり，清潔な環境を維持するとともに，口唇・舌への直接刺激による抵抗の有無と筋力を確認することができる。

2. 軽症例

症状の変動に対応できるよう，巣症状を中心とした評価が必要である。

失語症に対しては，**中核症状**[注2]である**喚語困難**[注3]の有無や程度の確認を行う。その際，課題数を増やすことで感度は上がる。また，理解力については文節数を増やしたり，左右方向の概念を含んだりすることで，難易度は上がる（身体動作指示例：「頭に触る」→「左手で頭に触る」→「左手で右耳に触る」など）。

構音障害に対しては，自動運動における口唇・舌の最大運動時の左右差や，発話明瞭度について評価する。

（木原美喜雄）

注1) **発話明瞭度**：「発話の了解度」と定義され，口頭コミュニケーションの伝達能力の程度を示すものであり，一般に発話機能の総合的な重症度を判定する指標である。
評価方法は聴取者の聴覚的評価により，以下の5段階で評価する。
　1：すべてわかる
　2：時々わからない言葉がある
　3：テーマがわかっていれば推測することができる
　4：時々わかる言葉がある
　5：ほとんどわかる言葉がない

注2) **中核症状**：脳の機能低下によって誰にでも生じる直接的な症状。それに対し，脳の機能低下による混乱により生じる症状を周辺症状ということもある。

注3) **喚語困難**：言いたいことや物のイメージがあるにも関わらず，その言葉が思い出せない状態をいう。失語症であれば，タイプや重症度に関わりなく，すべての患者に出現する。

6 理学療法士に知っておいてほしい作業療法と高次脳機能障害への対応

はじめに

　作業療法においても，運動麻痺を含む機能障害や能力低下に対するアプローチは，基本的には理学療法と同様に行われている。そこで，ここでは高次脳機能障害を中心に，理学療法士に知っておいてほしい作業療法の観点からの評価から対応までについて，回復過程に即する形で説明することとする。

　意識レベルではJapan Coma Scale（JCS）Ⅱ群から介入していく（第Ⅲ章「12 高次脳機能障害の評価」p139参照）。大枠では理学療法と同様に，意識レベルの改善を目的とした離床が介入の中心となる。同時に高次脳機能障害についても着目し，評価・トレーニングを実施していく。JCS Ⅰ群からは，意識レベルの改善により神経筋再教育や認知再教育・ADLトレーニングを進め，特に急性期では食事・排泄動作に重点を置く。また，治療的関わりとして，衣服着脱や整容動作，退院に向けての入浴動作や家事・復職についても介入が必要となる。

A　ベッドサイドでの観察

　JCSやGlasgow Coma Scale（GCS）のような意識障害の評価（第Ⅲ章「12 高次脳機能障害の評価」p139参照）だけでなく，観察から機能障害を予測できる。以下にそのポイントを提示する。

1　目線

◎視線が合う……意識障害は改善傾向である。ただし，これだけでは意識清明とは言い切れない。
◎開眼しているが視線が合わない……意識障害，視空間や視覚などの失認を疑う。

2　眼球運動

運動範囲に問題はないか，追視が可能で運動スピードにも問題はないかを確認する。
◎**運動範囲に制限があるが，随意運動と無意識下での運動範囲は変わらない**……外転神経麻痺など脳神経の麻痺による眼球運動障害または半盲を疑う。この場合，運動障害や視野障害の自覚がある。

◎随意運動では運動範囲が狭く，無意識下での運動範囲は広い……失行を疑う。失行の場合，運動範囲が狭いという自覚がない。

3 麻痺側からの声かけをした時の反応の確認

◎すぐに麻痺側を向くことができる……視野障害の可能性は低い。同名半盲などの視野障害では声かけをされたことに対する自覚がある。
◎いったん非麻痺側を向くが，その後，声かけの方向を探すようにしながら麻痺側を向くことができる……意識障害に加え，同名半盲などの視野障害，軽度の半側空間無視を疑う。
◎非麻痺側を向いたまま対応し，麻痺側を向かない……意識障害，半側空間無視を疑う。

対座法を行っているときの反応からわかること

対座法時に「注視ができない」「眼球が動く」場合は，半盲よりも半側空間無視を疑います。また，対象物を見るときに頚部の回旋や眼球運動だけで見ることができる場合は半盲，意識化することで見ることができるが頚部の回旋だけでなく角度を意識するような見方をする場合は，半盲と軽度の半側空間無視を疑います。この場合，運動麻痺が軽度だとセルフケアに影響が少ないため見逃しやすくなります。しかしこの状態では，公道での独歩は禁止するべきです。失認側からの刺激に対する反応は遅くなるため，事故のリスクが高くなります。本人の自覚がないため家族指導は必須となります。

4 運動麻痺の認識

◎認識できない……感覚障害，病態失認，半側身体失認を疑う。

意識障害と他動運動

JCS II 群でも離床を進めていく中で，「○○さんの肩，肘，手」などと声かけをしながら，繰り返し自身の手で触らせ認識を高めていくようにします。ただ単に黙って他動運動を行うよりも，離床後の身体認識能力が高くなり，効果的です。

5 麻痺側身体部位の認識

◎触覚消去現象……感覚障害のないことを確認したうえで閉眼させて行う。一側のみを触れると知覚するが，両側同時に触れると麻痺側を知覚しない状態を触覚消去現象という。軽度の

6 理学療法士に知っておいてほしい作業療法と高次脳機能障害への対応

身体認識の障害で出現する（図1）。

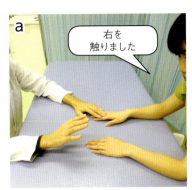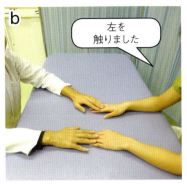

図1．触覚消去現象（a：麻痺側のみ接触した場合，b：左右同時に接触した場合）
麻痺側のみに接触すると，触ったことを認識できるが（a），左右両側同時に接触すると非麻痺側のみ接触したと感じる（b）。

> **ちょっとヒント　身体失認と視覚**
>
> 身体失認は視覚での確認をさせることが重要といわれています。しかし，**高齢かつ認知症で視覚障害のある患者さんにおいても，自身の手で身体を触れさせ，「〇〇さんの肘だよ」と声かけしながら反復実施した結果，身体の認識がなされた経験があります**。視覚での認識が難しいからといって，あきらめてはいけません。

◎ポインティングテスト……自身の身体部位を正しく視覚認識し名指しできるか確認したうえで，閉眼させて実施する。閉眼させた状態でランダムに麻痺側上肢の部位を指示し，非麻痺側で触るよう指示する。その際，近位からたどって探したり，手指の場合には母指または小指から探しながら触ったり，間違ったりする場合には身体認識あるいは深部感覚の障害を疑う（図2）。特に示指，中指，環指を誤ることが多い。探索は中指を探す時は母指側から，環指を探す時は小指から行うことがほとんどで，そのような場合，身体図式の崩れはないことを示唆している。

非麻痺側で麻痺側手を触るように指示したとき，中枢部からたどっていくのではなく麻痺側手部に直接手をもっていく方法では，腹部周辺に非麻痺側肢をもっていくというオートマ

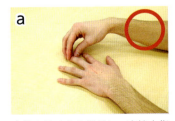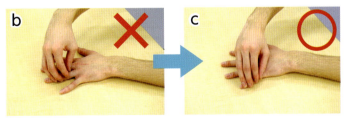

中指を触るよう指示し，直接中指のみを触れれば正常（a）。

環指を触るよう指示し，直接触れなければ身体認識の障害を疑う（b）。ただし，直接ではなくても小指から探しながら環指を触ることができれば（c），身体図式の崩れはないことを示唆している。

図2．ポインティングテスト

ティックな運動学習となるだけで，真の身体図式の再構築には至らない場合も多い．また，それを身体失認の改善と勘違いしたり，失認自体を見逃したりすることもある（図3）．

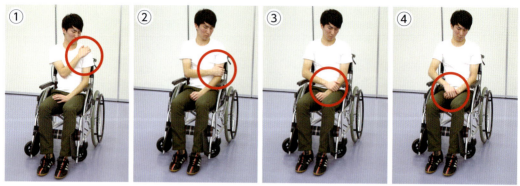

図3．麻痺手の探り方
身体失認が疑われる場合，図のように中枢部からたどりながら手を探すように習慣づけた方がよい．

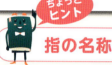 **指の名称**

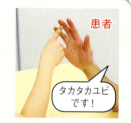

手指名は，世代や出身地により呼び方が異なることがあるので注意しましょう．例えば，中指は「ナカユビ」「タカタカユビ」，環指は「クスリユビ」「ベニサシユビ」などとも呼ばれます．

6 手指巧緻性の簡易評価

◎手指のタッピング……母指と示指，中指，環指，小指それぞれの指尖を数回ずつ合わせる（図4, 5）．表1に評価結果と想定される障害を示す．

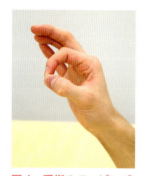

図4．手指のタッピング
母指と他の指の指尖を'トントン'と数回ずつ合わせる．手指が対立できるか，手指の分離運動が可能かを判断できる．

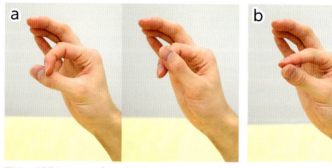

図5．手指のタッピング不良の例（a：指尖が合わない，b：指腹でタッピングする）

6 理学療法士に知っておいてほしい作業療法と高次脳機能障害への対応

表1　手指巧緻性の評価と想定される障害：手指のタッピング

評価結果	想定される障害
指尖を合わせることができない	手内筋の筋力低下 協調性障害 痙性 病的な共同運動 失行など
一定のリズムで合わせることができない	協調性障害 感覚障害 失認
同じ指尖部分に合わせられない	協調性障害 感覚障害 失認など
開眼と閉眼での違い	感覚障害 失認など

◎指まね……患者の正面に座り，鏡様（例えば，患者：右手，検者：左手）にさまざまな指の形を作る．「グー・チョキ・パー」のような慣れた系列運動のみではなく，手指で作ることができるさまざまな形をランダムに提示し真似するよう指示する（図6）．表2に評価結果と想定される障害を示す．

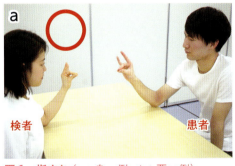 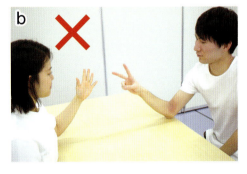

図6．指まね（a：良い例，b：悪い例）
検者が指でさまざまな形を示し，患者に検者と反対側の指で鏡に映っているかのように真似するよう指示する．

表2　手指巧緻性の評価と想定される障害：指まね

評価結果	想定される障害
麻痺側で形を作ることができない	分離不十分 筋力低下 可動域制限 構成障害 失認 失行など
非麻痺側でも形を作ることができない	意識障害 半側空間無視 構成障害 失行など
患者が自身の手を見ると形を作ることができる （自身の手を見ないと形を作ることができない）	感覚障害 失認など
患者が自身の手を見ると形を作ることができない	失行

第II章 理学療法士が知っておくべき脳卒中片麻痺治療のための基礎知識

7 書字による動作能力，高次脳機能の評価

　用紙の中央に「日時」「氏名」「自宅住所」を書字するように指示する。この際，鉛筆の持ち方，文字，書字位置，書字内容の確認，内容の正確性をチェックする。

　◎**鉛筆の持ち方**……正しく持てるか。持っているうちに鉛筆が落ちないか，過剰に握り込んでいないか，書字開始時の持ち方から少しずつ変化しないかをチェックする（図7）。

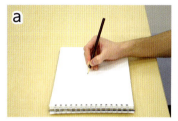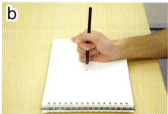

図7．書字動作（a：正常，b：握り込みが強い，c：鉛筆を落とす）
書字の不具合に関しても，ただ「書けない」と報告するだけでなく，どのような障害が生じているのかをみていく。

　◎**筆圧**……文字が薄すぎないか，濃すぎないかをチェックする。また，筋力が発揮できないのか，制御できないのかをチェックする。

　◎**文字の大きさや大きさの変化**……文字が大きすぎる，小さすぎるなど以外に，大きさの変化にも注意する（パーキンソニズムにみられる小字症や，失調症にみられる規則性のない大きさの不同など）。

　◎**文字の形**（図8）……正確な文字を書字しているか，存在しない文字が書かれていないかをチェックする。また，線が重なることはないか，同じ文字を書字する場合，癖が同じかなどをチェックする。

図8．文字の形
字形が乱れたり，存在しない文字が書かれている。

　◎**何も書字しない**……書字しないのか，書字できないのかをチェックする。また，指示内容の理解ができない，意味がわからないなど，どこで滞っているのかをチェックする。

　◎**用紙の中央にすべてを正確に書字することができない**（図9）……半側空間無視があると用紙の中央に書けなかったり，漢字は失認側の線を書いたつもりになって線が抜けたり，線を書いているにもかかわらず認識している側の空間に線がないと思い，不要な線を書き入れ，字が崩れてしまう。

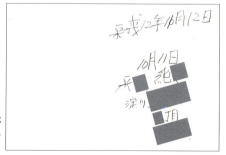

図9．左半側空間無視患者の書字例
用紙の中央に日付，氏名，住所を書字するよう指示した例。右に偏っており，字形もいくつか破綻がみられる。

　◎**正確に書字できない**……見当識の問題を疑う。ただし口頭で書字内容を言うことができるな

6 理学療法士に知っておいてほしい作業療法と高次脳機能障害への対応

ら，見当識の問題とは言い難い。

◎**1つの項目しか書字しない**……指示内容のうち1項目のみ書字できる。他の項目（指示内容）については記憶を維持できず書字を続けることができないと考えられる。

◎**書字項目を1つずつ確認する**……記銘力低下を認めており自覚がある場合が多い。また，その代償（解決策）としての確認行為がみられる。改訂長谷川式簡易知能評価スケール（第Ⅲ章「12 高次脳機能障害の評価」p141参照）は，どちらかというと記憶を重視した検査なので，この場合，有用である。ただし失語がある場合，得られた点数を鵜呑みにしないこと。特に短期記憶や語想起ができないのは当然であり，その結果だけをもとに，記銘力低下と評価するのは誤りである。

私の持ち物

筆者はいつでも改訂長谷川式簡易知能評価スケールが使用できるように，はさみ，乾電池，腕時計，硬貨，鍵をポケットに入るサイズのポーチに入れて持ち歩いています。また，ポーチの中にメジャーとストップウォッチを入れておくと，何かと重宝します。

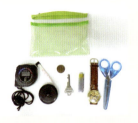

B 病室内での観察

病室に入ったとき，患者を直接観察する以外にも，病室の物の配置や家族との関わりなどを観察することにより，多くの情報を得ることができる。以下に述べる情報は，家族の面会が頻繁にあるのか，回復に向けて家族が患者に生活を意識した刺激を入力しようとしているのかという判断材料になる。また，患者本人と家族との関係性もみることができ，将来の動向に大きく影響する社会的要因（退院・転院・施設入所など）の判断材料の一つとなる。

1 置き時計

入院当初から置かれている場合は，家族が必要と感じて持ってきている場合が多い。入院途中から置かれている場合は，その時期が意思疎通をとれるようになった時期にあるかどうかが重要である。どちらにしても，置いてはあるが，患者からは文字盤が見えない方向に向いている場合は注意が必要である。コミュニケーションが可能となりトレーニング中の従命が可能となっても，「時計を見える位置に置いていない」「時計が見える位置でも時間を聞いてくる」「時計を活用していない」場合がある。その場合は意識障害の残存や視覚認知障害（半側空間無視を含む）を疑う。

一方，時計の文字盤が患者に見える位置にあり，活用されているならば，意識はかなり改善しほぼ清明と判断できる。生活リズムを意識した入院生活を送ろうとしており，計画性も徐々に見受けられるようになる。

2 ラジオやテレビなどの視聴

家族が持ってきている場合は，患者の入院前の生活習慣に基づいた精神・心理的刺激入力を促そうとしているか，面会時間が長く家族が時間を費やすために使用していると考えられる。

患者の希望により視聴されている場合は，意識レベルは回復傾向で社会の状況を意識化しつつあると判断できる。

3 読書

読書は注意集中を要し，脳機能の改善が進んでいないとできない。新聞が置かれている場合は，家族が患者の回復を願って，入院前の生活習慣に基づき持ってきていることもある。

理学療法士は本の内容を確認し，患者が的確にその内容を説明できる場合は，高次脳機能障害はあまり疑わない。また，障害(半盲などの視覚障害が主)があっても，それを自覚している場合が多い。さらに，自ら新聞購入を希望したり読書を行ったりしているようであれば，真の意識清明と判断してよいと考える。読むことに時間がかかる，短時間しか読むことができないと訴える場合は，程度にもよるが，回復過程にあると考え，あまり気に留めなくてよいことが多い。

患者が本の内容の的確な説明ができない場合や，内容を確認することにより気分を害し怒る場合もある。それらについては，何らかの高次脳機能障害を疑う。

4 ベッド周りの片づけ

左半側空間無視の場合に片付けができないことがよくある。視野障害ではほとんど観察されない。

ちょっとヒント：左半側空間無視と電子血圧計

最近，よく行っていることを紹介します。電子血圧計で計測後，計測した数字を読んでもらいます。数字が抜けたり，「8」を「3」，「6」を「5」などと読み違えたりすることから左半側空間無視を見つけることがあります。評価時に行うことが多いのですが，高頻度で左半側空間無視を見つけることができます。簡便ですし，試してみてはいかがでしょう。

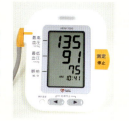

C 評価・治療場面と高次脳機能障害

1 歩行時

◎**会話ができず止まってしまう**……注意障害を疑う。分配性注意が困難となり重複課題が困難

6 理学療法士に知っておいてほしい作業療法と高次脳機能障害への対応

な状態で，話をするために立ち止まるか，歩行のみとなることがある。この場合，治療においても指示は短く簡単に行う。

2 高次脳機能評価（改訂長谷川式簡易知能評価スケールや前頭葉簡易機能検査など）実施時

◎結果が悪いとき（第Ⅲ章「12 高次脳機能障害の評価」p 141参照）……「普段やったことがないからできない」と訴える患者は自尊心が高い場合もあるが，たいていは高次脳機能障害であり，結果について認識させることが困難な場合が多い。治療を行うにあたって配慮する方が適切である。対応を誤ると理学療法士との関係性にマイナスの影響を及ぼすケースもある。

3 機能評価時

◎脱力が困難……認知機能の低下や高次脳機能障害を有する場合が多く，長期的にみると運動麻痺の回復は良好とは言い難い印象がある。
◎筋力テストの結果と実際の動作に乖離が大きい……身体失認の可能性が高い。この場合，動作の改善が思わしくないことが多い。

4 臥位時，寝返り時，起き上がり時

◎麻痺側上肢を体幹の下敷きにしていることが多く，そのことに無自覚（図10）……身体失認の可能性が高い。対応としては，理学療法士が引き上げるのではなく，患者自身に手の位置を確認させ自身で下敷きの状態から元に戻す。自身で行うことができないときには介助しながら一緒に元に戻す。

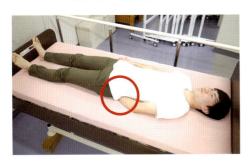

図10．臥位での麻痺側上肢の位置
背臥位，あるいは寝返り後に体幹の下に麻痺側上肢が下敷きになっている場合，身体失認の可能性が高い。

◎時間経過と共に一側に頚部を回旋させることが多くなった……半側空間無視は臥位より座位で出現しやすい。また，傾眠より意識レベルの高い状態の方が表出されやすく，頚部の回旋が強くなることが多い。その場合，症状が増悪したわけではない。また，座位の際に机上に前腕支持することで，両側の筋緊張を整え頚部を正中に向けやすくなる。

5 感覚障害か身体失認か

感覚障害と身体失認は合併していることが多く，また視覚で確認させながら評価を行うことが

多いため，視覚で代償され機能障害の重症度の評価が困難なことが多い。反復的に徒手抵抗を加えた際の筋力の変動は，いずれの場合でも認めることがある。しかし，運動方向が一定しない場合は感覚障害が重度であると考える。

運動機能と動作の解離は身体失認の影響が大きい。例えば，起き上がりの際に上肢を忘れて後方に置き去りにする場合（図11）は，認知機能に問題がなく感覚障害のみであれば，すぐに学習が可能で図15のような起き上がりが可能となる。もし身体失認が原因であれば，学習は困難で毎回の指導が必要である。

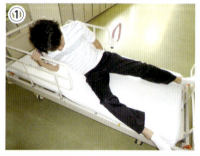 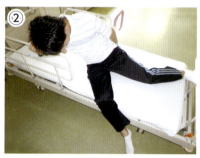 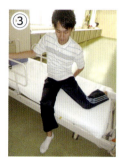

図11．身体失認のある患者の起き上がり
麻痺側上下肢を後方に置いたままの状態で起き上がる。

身体失認がある場合，起き上がり前の準備として，動作内容を口頭で確認させてから実施してもらう。反復練習により，起き上がり前の準備として上肢を持ってくることを動作の一連の流れとして組み込ませる。

D ADLトレーニング

端座位姿勢は動的端座位でなければADLにつながらない。静的端座位保持では体幹の活動性を上げることができないため，ADLを向上させることを考えると，意味のあるトレーニングとは言い難い。しかし，体幹の安定性を得られない場合，ADL向上のためには座位の安定を優先し，車椅子や椅子座位での上肢操作がしやすい姿勢を調整することも必要である。本項では，作業療法で行っている運動療法・ADLトレーニングについて簡単に説明する。多くは，理学療法と重なるところであると思われる。

麻痺側上肢の認知

運動麻痺の重症度に関わらず，麻痺側は視覚内に入れておくようにしましょう。特に動きの悪い上肢では，もともと身体失認がなくとも，意識できなくなってしまいやすいので注意しましょう。

6 理学療法士に知っておいてほしい作業療法と高次脳機能障害への対応

1 Brunnstrom Recovery Stageに対応したトレーニング（第Ⅲ章「9 運動機能評価」p124参照）

まずは筋収縮がないと運動療法を先に進めるのは難しい。したがって，Brunnstrom Recovery Stage（BRS）Ⅱからが本格的なトレーニングといえる。

◎BRS Ⅰ……神経筋再教育は感覚入力が主体で，他動運動が多用される。

◎BRS Ⅱ……筋収縮が出現している。連合反応や伸張反射を利用し運動を促す。また荷重した状態で，ごく小さい運動を促す（図12）。

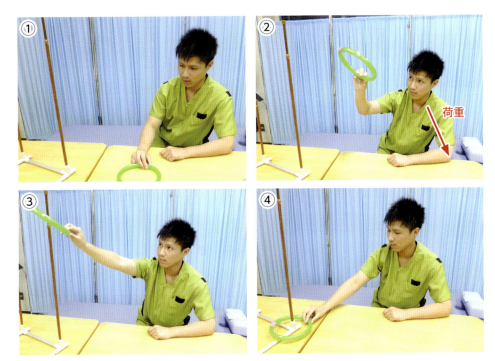

図12．荷重下での筋収縮の促通
麻痺側（左）を机上に置き，非麻痺側上肢で作業（図では上肢挙上）することにより，麻痺側上肢〜肩甲帯への荷重を促す。麻痺側への荷重は陽性支持反応や関節への圧迫刺激により麻痺側肩甲帯の筋収縮を促通する。非麻痺側での作業は，麻痺側肩甲帯の動きが大きくなり過ぎないように調整する。また，この作業では同時に体幹の安定性も促している。

◎BRS Ⅲ……この段階では，筋収縮を認め共同運動が出現している。自動介助あるいは除重力下で運動学習・筋力強化を行う。肩甲帯周囲筋は早期から共同運動パターンが出現しないよう負荷を与えずに他動または自動介助で運動学習を行い，随意収縮を促す。

◎BRS Ⅳ以降……分離運動を進める。上肢に関しては，過介助でも正確な運動の反復が必要で，手指に関しては手内筋や外在筋別に強化を行う。手掌内での個々の手内筋や外在筋の協調した運動の必要性がある。日常生活での上肢の使用を検討する。

2 半側空間無視への対応

物理的な制限や境界のない空間では，空間全体を認知することは極めて困難であるので，物理

的な境界を作り認知すべき範囲を狭めることにより空間の学習を目指す。

　作業活動時に麻痺側上肢の確認と半側空間の認知を促す。具体的には，麻痺側上肢を机上に置き，それを作業活動の境界とする（図13）。

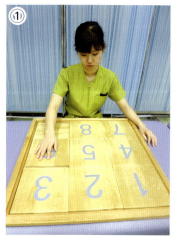
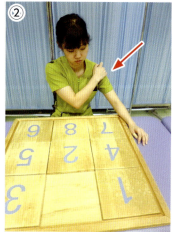

麻痺側上肢を作業範囲の端に置き，作業活動の境界とする（①）。　　　非麻痺側上肢で麻痺側上肢を中枢部からたどり，作業範囲を確認させる（②〜⑥）。

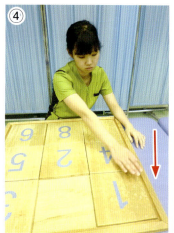
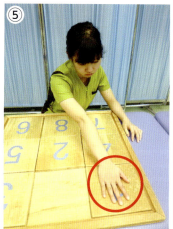
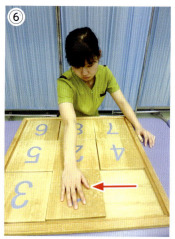

図13．半側空間無視に対するアプローチ
麻痺側上肢を作業活動の境界とし，視空間を認知させていく。対象物を患者の正中位に置き，1〜8までの数字をたどったり，理学療法士の提示する数字を探させたりする。特に，半側空間認知の困難な場所を課題として提示する。患者が課題の数字を見つけられない際には，作業活動の境界とした麻痺側上肢からたどっていき，数字を探させる。

　食事を例にとり説明する。まずお盆の端に麻痺側上肢を置く。次にお盆の上に何皿あるかを確認するよう指示する。麻痺側の認識が悪い時は，麻痺側上肢の位置を確認し，手の位置が作業活動の境界であることを説明し，認識させる。失認領域の皿に手をつけていない時には，再度，皿の数を確認するよう指示する（図14）。

6 理学療法士に知っておいてほしい作業療法と高次脳機能障害への対応

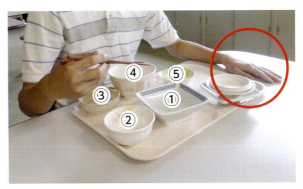

図14. 食事における視空間失認に対するアプローチ
お盆の横に麻痺側上肢を置き作業活動の境界としたうえで(a),皿の数を確認させ(b),すべての食物が摂食できるようにする。失認領域の認識が悪い時には,麻痺側上肢の位置を確認させうえで,手の位置が作業活動の境界であることを説明し認識してもらう。失認領域の皿に手をつけていない場合は,再度,皿の数を確認させることから始める。

3 身体失認への対応

身体失認では視覚による確認の反復とそれによる習慣化により動作時の運動の再構築を行う(図15)。動作の学習は,まず動作の意識化から始める。動作内容を言語化することにより聴覚的フィードバックも加わり,意識化しやすい。反復により動作が学習され,一連の動作手順の再構築がなされる。また,他の手段として手洗いなどの両手動作によって身体認知機能を向上させる。

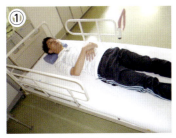

起き上がる前の準備として,患者に「手と足を持ってくる」と言わせる。その後,麻痺側上肢を腹部の上に乗せさせる。

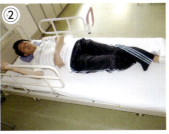

上肢と同様に麻痺側下肢の下に非麻痺側下肢を入れ,非麻痺側上肢でベッド柵を把持させる。

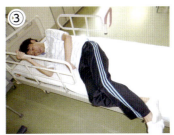

非麻痺側上肢と体幹の力で寝返る。

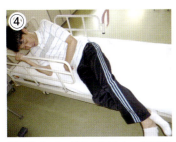

両下肢をベッドより下ろし,非麻痺側上肢と体幹筋力で起き上がる。

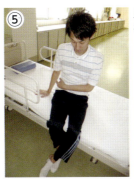

正しく学習できていれば,麻痺肢が後方に残ることはない。

図15. 例:起き上がり時に上肢を置き去りにする症例
起き上がり前の準備として,動作内容を口頭で確認させる。動作を繰り返し,起き上がりの際には準備として,麻痺側上肢を腹部に乗せることを一連の流れとして組み込む。

ただし，多くの認知機能の動員を要する衣服着脱のような半側空間無視や構成障害・身体失認に対するトレーニングは，失認の程度にもよるが，かなり疲労しやすく，注意深い負荷量の調整が必要である。

> **ちょっとヒント**
>
> ## 認知再教育
>
> 認知再教育とは高次脳機能障害に対する治療の総称です。例えば，運動療法での関節可動域制限があるから関節可動域運動を実施するのと同じ意味合いです。そのため，麻痺側（左側）の認識不良に対して意識できるようにしていく，記銘力課題を実施するといった機能障害に対する治療を指します。
>
> **しかし，机上での課題ができるようになっても，生活において汎化できることの方が少なく，各動作練習を合わせて実施する方が動作能力の向上につながります。**
>
> 例えば，身体失認を合併している場合，足関節背屈ができるようになっても歩行時につま先を引っかけることがあり，機能と動作能力の解離がみられます。その際，ひたすら筋力を増強することよりも歩行時の足関節背屈の意識化を早期より実施し反復学習する方が重要です。

❹ Pusher現象への対応

非麻痺側でベッドの柵などを把持すると，上肢を突っ張ってしまい座位が困難となる際は，前腕中間位〜回外位で把持すると肘屈曲位となりやすく，過剰な伸展を抑制しやすい。また，縦手すりのように垂直に立っている物で支持させると前腕が中間位となり垂直軸も理解しやすいので，Pusher現象が軽減されることが多い（図16）。

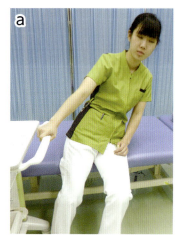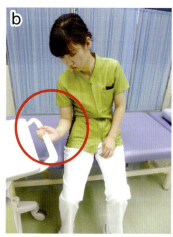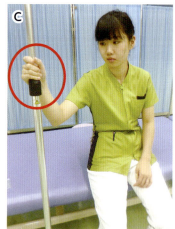

手すりが側方にあり，回内位で支持させると上肢を突っ張り麻痺側へ押そうとする現象が生じやすい（a）。 | 回外位で把持すると，屈筋が働きやすく，上肢の突っ張りを防げる場合がある（b）。 | 垂直に立つ支持物を前腕中間位で把持すると正中位を保たせやすい（c）。

図16．Pusher現象への対応（座位の場合）（a：回内位での支持，b：回外位での支持，c：前腕中間位での支持）

6 理学療法士に知っておいてほしい作業療法と高次脳機能障害への対応

5 食事動作（箸の操作・両手の使用）

　箸の操作は，つまむことができれば上手に操作できるわけではない．箸で裂く動作もあり，つまみ動作よりも難しい動作となる．そのため，まずは基本的な持ち方ができる必要がある（図17）．また箸でのつまみ動作では，箸先に強い力を加えるだけでなく，その形を保持したままつまみ上げることも必要であり，食物の形態に合わせた微細な調節が必要となる（図18）．箸で裂く動作の練習には，ティッシュペーパーのようなものが適している（図19）．

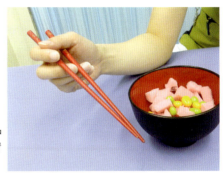

図17．箸の持ち方
箸の持ち方は，操作箸と固定箸の間に中指が入り，箸先を合わせた時に三角ができる形が基本形である．

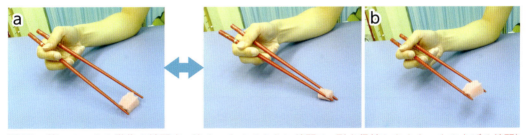

図18．箸でのつまみ動作の練習（a：強くつまめるように練習，b：形を保持したままつまみ上げる練習）
机に箸先を置いたままスポンジをつまみ潰す（a）．この動作が可能となったら，次にそのまま持ち上げても箸先は合わせたままでいることができるように練習する（b）．

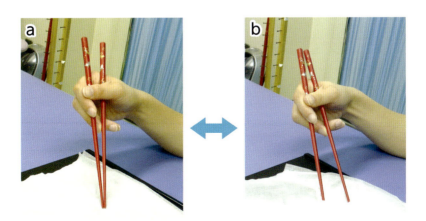

図19．箸で裂く練習（a：箸先を閉じて押さえる練習，b：箸先を開いてティッシュペーパーを裂く練習）

67

麻痺が軽度で，利き手が麻痺側の場合は箸動作練習が必要であるが，非利き手が麻痺側であっても食器を把持する練習が必要である．

左半側身体失認の場合，右手での箸動作に注意を向けていることで，食器を落とすことも多々みられる．それはつまみ動作の難易度が上がれば，より出現しやすくなる（図20）．また，観念運動失行がある場合，シミュレーション練習時に模擬食物を誤飲してしまうこともあるので，練習中は目を離さないようにする．

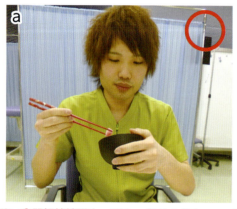
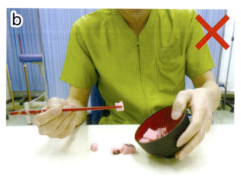

図20．食器把持練習（a：正しい把持の仕方，b：失敗例）
軽度の左半側身体失認の場合，非麻痺側の箸動作が困難になるほど食器を傾けたり落としたりするようになる．失認が軽度だからと練習をおろそかにしないように注意する．

ちょっとヒント　箸使用の可否

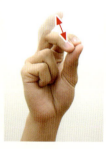

筆者の元同僚である河村の経験からですが，母指・示指・中指を合わせた3点つまみの状態で，中指のみ離したりくっつけたりできると箸が使用できる場合が多いということです．河村signとか名付けたりして……お試しください．

6　トイレ動作

一般的には，理学療法における立位練習での麻痺側への荷重量の増加と安定性の向上に合わせて，トイレ動作時の立位でも同様の指導・練習を促していく．しかし，単なる立位練習とトイレ動作における立位練習とは別物であると認識するべきである．例えば，トイレでの立位とトイレ以外の立位練習場面での解離があり，トイレでの立位動作の方が比較的安定していることがある．これは特に観念運動失行を認める場合に多く観察される．また，自宅が和式トイレのため洋式トイレでの排泄が困難なこともあり，実動作の観察とともに自宅環境の聴取は必須である．

6 理学療法士に知っておいてほしい作業療法と高次脳機能障害への対応

◎**便座から車椅子移乗時の方向転換が困難な場合**……早期に排泄動作を進めていくうえでの工夫は必要である。可能であれば車椅子と便座の位置を調整し，立ち上がった際にできるだけ方向転換をしなくても移乗できるように設定する（図21）。

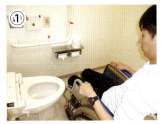

非麻痺側が便座に近づくように，車椅子を直角に向ける。

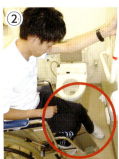

浅く座り直し，便座側の足を前に出し，斜めに両足を配置し，手すりを把持し立ち上がる。

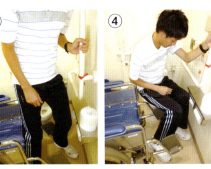

そのまま非麻痺側に荷重すれば便座に座ることができる。便座上ではやや壁向きにはなるが，非麻痺側は手すりに近く，麻痺側足部は車椅子側に接地することで可能となる。

図21. トイレへの移乗時に足の踏み替えをせずに便座に座る方法

◎**下衣の上げ下ろし**……壁に寄りかかって行う場合は，手すりで上腕を支持し立位を安定させる。麻痺側，非麻痺側ともに実施する。この方法の実施の可否は，立位保持と非麻痺側上肢の能力と，トイレ内の環境によって決定する。また，麻痺側・非麻痺側のどちらがより行いやすいかについては個人差がかなりあるので，その点にも注意しておく（図22）。

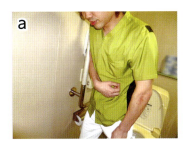
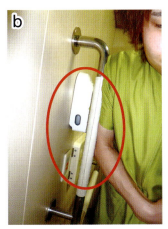
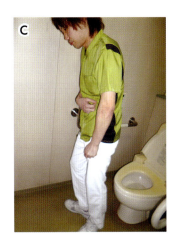

図22. 壁に寄りかかった状態での下衣の上げ下ろし
図中bのような縦手すりがあると，身体を安定させやすい。

立位に軽度の介助が必要な場合は，介助者は立位保持の介助をし，下衣の上げ下ろしは自身で実施するよう促す。下衣を上げる動作が困難であれば，下ろすことのみでも自身で行うように促し，病棟内ADLでも看護師にも同様の介助方法の協力を依頼する。このことにより，運動の汎化と実用性を意識した実動作を実施していく。

第 II 章　理学療法士が知っておくべき脳卒中片麻痺治療のための基礎知識

 OT から PT への要望

　歩行練習時，練習が終了して椅子に座る際，つい理学療法士が椅子を患者さんの後方に置いてしまうことがあります．椅子が自身の後方に勝手にやってくるなどということは，現実には起こりえません．**歩行後，椅子に座るためには必ず方向転換が必要です．** また，方向転換は，トイレ動作にも直結します．**方向転換して着座するまでが歩行練習** と意識しておいてください．

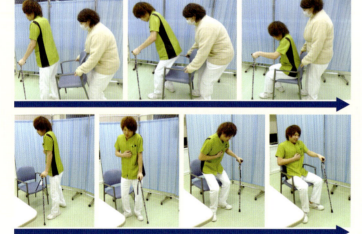

特に支障のない限りは，このように椅子を後方に持っていくのは避けましょう．

自身で方向転換できるようになることが大切です．

7　衣服着脱

　更衣動作はADLの必要度の観点から後回しにされることが多いが，身体失認や半側空間無視・構成障害を合併している場合，また動的座位練習の一環としても初期より介入をしていく必要性は高いと考える．

　◎**上衣の着脱**……上衣の着脱は麻痺側から非麻痺側へ，着衣の際には袖は肘上まで引き上げることを基本とする．上衣の着衣で最も困ることは，後頸部で服の布地が溜まってしまうことである．これに対して，服の布地をむやみに引っ張ってもなかなか溜まりが解消しない．この場合，非麻痺側の手で肩先を骨頭の丸みに合わせて前上方から後方，前下方へと触ると，服の布地と肩先に空間ができて衣服が背部に下りてくる（図23 ⑧）．もし下りてこなくても引っ張りやすくなり，肩の位置がずれることなく仕上がりも綺麗である．これは被りタイプ，前開きタイプの上衣ともに応用できる手技である．

　前開きシャツの着脱は，着衣は麻痺側上肢から，脱衣は非麻痺側上肢から開始する方法が基本である．しかし，半側空間無視や構成障害などを合併している場合は，このような手順を覚えることは困難である（図23）．

　それらに対する1つの方法として，前開きシャツのラベルが見えるように，大腿部に乗せる．つまり，右側に右袖，左側に左袖がある状態に置く．そのまま，両手を袖に差し込んで，頭に被る．通常，ラベルを見つけ，前開きシャツを大腿部に乗せることができればおおかた着衣は可能である（図24）．肩先での服の布地の溜まりは，前述したように肩先を触ることで後ろ身頃を整えるとよい．

6 理学療法士に知っておいてほしい作業療法と高次脳機能障害への対応

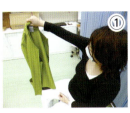
①ラベルを確認する。

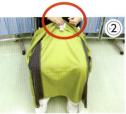
②ラベルが正面にくるように、裏向きで大腿部に置く。

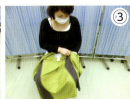
③麻痺側に袖を通す。

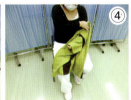
④肩まで引き上げる。

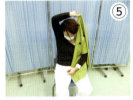
⑤背部へ回す。

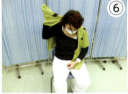
⑥非麻痺側を袖に通す。

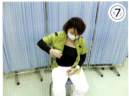
⑦前身頃を下ろす。

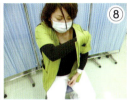
⑧麻痺側肩をなでて、肩口を整える。

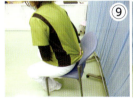
⑨後ろ身頃を整える。

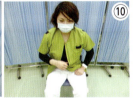
⑩完了。

図23. 前開きシャツの着衣方法

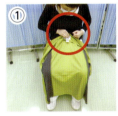
①

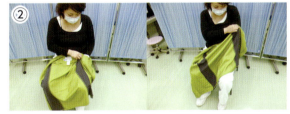
② ラベルが正面にくるように裏向きで大腿部に置き、麻痺側を通す。

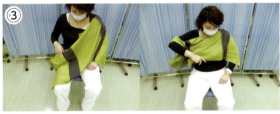
③

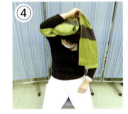
④ 非麻痺側を通し、服を被る。

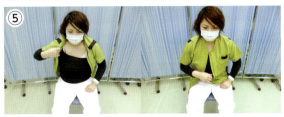
⑤ 前身頃・後ろ身頃を整える。

図24. 前開きシャツの被り着衣
同側の袖に上肢を通し被ることで、衣服の構成と身体が適合しやすくシンプルな動作での着衣が可能となる。

観念運動失行のある患者では発症前の着脱方法にできるだけ準じて実施する方がよい。また，麻痺が重度の場合は多めの介助量から開始する。

◎ブラジャーの着脱……ブラジャーの着脱は，以前は身体の前方に回してホックを留めてから背部に回す方法での指導が主であったが，最近はブラトップやスポーツブラの使用を勧めている。ブラトップには背面にホックがなく被りシャツのように着脱できる便利さがある。また，最近はタンクトップにカップが内蔵されたものも多く販売されるようになったため，以前ほど着脱に苦労することが減った（図25）。

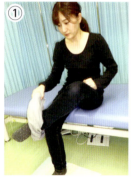
①足を組んで麻痺側下肢をブラトップに入れる。

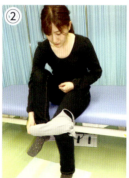
②麻痺側下肢を下ろし，非麻痺側下肢を入れる。

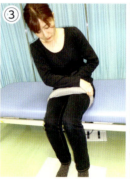
③座位のまま，ブラトップを大腿部の上がるところまで上げておく。

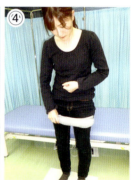
④立位となり，ウエストまで持ち上げる。

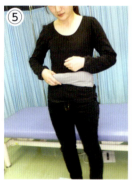
⑤

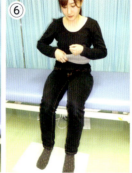
⑥再び座位となり，カップの位置を調整する。

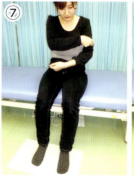
⑦麻痺側上肢を肩紐に通す。

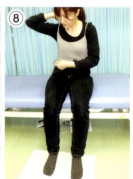
⑧非麻痺側上肢を肩紐に通す。

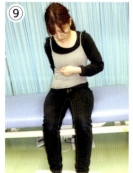
⑨

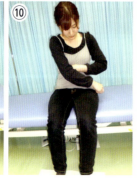
⑩腹側・背側・麻痺側を整える。

図25．ブラトップの装着

6 理学療法士に知っておいてほしい作業療法と高次脳機能障害への対応

8 身近ですぐに手に入る自助具

◎バネ箸……箸を開くことができない場合に重宝する。また箸先がずれないので，持ち代を握るだけでつまむことができる（図26）。最近は百円均一店でも購入でき，種類もさまざまある。ただし，ほとんどが子供用であり，サイズの確認が必要である。

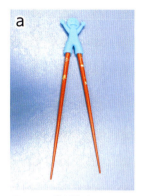
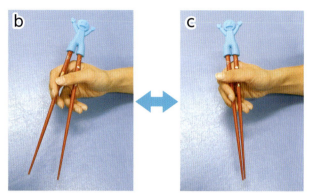

図26．バネ箸（a：外観，b，c：持ち方）

◎食洗用スポンジを用いた太柄スプーン・フォークの作成方法……手指の関節可動域制限や筋力が不十分でスプーンやフォークが把持できない場合に，柄を太くすることにより対応する。自助具として販売されているが，柄の太さや幅など個々人に合わせ，安価で簡易に使用できるものを食器洗浄用のスポンジで十分代用できる。スポンジが硬軟質の二層になっているものでは，硬質部分を手で裂き剥がして軟質部分を使用する。凹凸のある面を外側にしてスプーンの柄に巻き，輪ゴムで留めるだけで使用できる（図27）。汚れたら，食器と一緒に洗ったり，安価なので交換したりすることも容易である。また，ペンなどの筆記具にも使用できる。

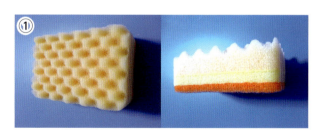
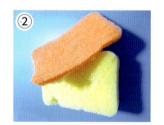
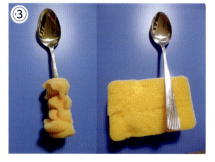

図27．食洗用スポンジを用いた太柄スプーンの作成方法
外観（①）。硬質部があるなら剥がす（②）。凹凸のある面を外側にして輪ゴムで留める（③）。

◎**目玉クリップの活用**……スポンジと同様に，スプーンや筆記具に取り付けて使用可能である。大きな目玉クリップで柄の部分を挟むだけなので簡単に使用できる（図28）。

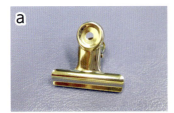
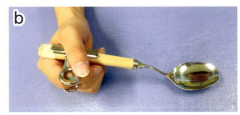
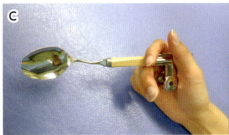
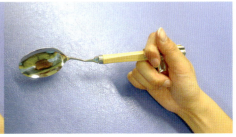

図28. 目玉クリップの補助具としての活用
外観（a）。目玉の間に指を入れたり（b），手掌部で包み込むように把持するなど（c），多彩な把持方法を試せる。

◎**板とタオルを用いた車椅子の手台製作**……麻痺側上肢は常にできるだけ視界に入るようにしないと，自身の身体として認識できなくなりやすい。車椅子座位では，アームサポートに上肢が乗っている方が望ましいのだが，市販の車椅子のほとんどはアームサポートが細すぎ，上肢が落下しやすい。そこで，あらかじめ穴を開けた板を結束バンドでアームサポートに取り付ければ落下防止の手台として使用できる（図29）。

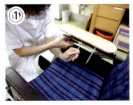
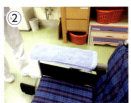
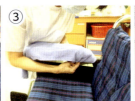
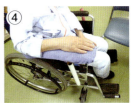

あらかじめ穴を開けた板に結束バンドを通してアームサポート上に設置し数箇所留めて，その上にクッションとしてタオルを重ねる。

さらにタオルでカバーし下側を成形しビニールテープで留める。

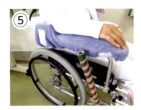

肘が外側に落下しやすい場合には，板とタオルで壁を作り対応するなど，障害により形態を変化させる。

図29. 穴を開けた板とタオルを用いた手台製作

6 理学療法士に知っておいてほしい作業療法と高次脳機能障害への対応

◎**車椅子用オーバーテーブル**……ホームセンターでも購入できるが,より身近な百円均一店で購入できる木材(図30はMDFと呼ばれる木材チップを固めた板)を使用し,車椅子用オーバーテーブルは数百円で製作が可能である。

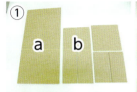
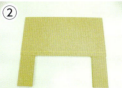
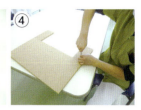

① 百円均一店で販売されているMDFで600×300mmを1枚(a),400×200mmを2枚(b)用意する。bは1枚を縦に2等分し400×100mmとし,もう1枚はさらに横に2等分し,200×100mmを2枚準備する。

② MDFを写真のように並べ,接着剤で留める。

④ 接着剤が乾き着いたら,ネジ留めを行い固定する。

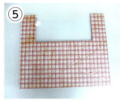
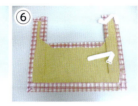
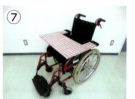

⑤ 防水シートを敷く。

⑥ アームサポート固定用に裏側に面ファスナーを付ける。

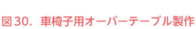
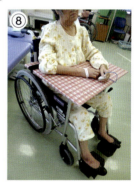

図30. 車椅子用オーバーテーブル製作
オーバーテーブルの固定を容易にするため,アームサポート上に太めの面ファスナーを巻いておくとよい。三角巾の使用ではなく,机上に前腕を支持しておくことで,脱臼防止,麻痺側上肢の認識を促し,股ベルト併用で車椅子座位時間の延長を促すことが可能である。

◎**ラップの芯を用いた車椅子のブレーキレバーの長さ延長**……ブレーキレバーの長さを延長すると,麻痺側のレバーも非麻痺側で操作できる。これはよく知られていることだが,ラップの芯などをブレーキレバーに被せれば,長さを延長することができる(図31)。

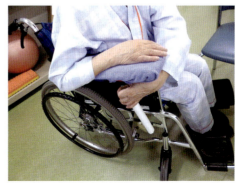

図31. ラップの芯を用いたブレーキレバーの長さ延長

(山内和江)

第III章

脳卒中片麻痺治療のための検査・測定

●本章のここがポイント！

- ▶ 多くの若い理学療法士や学生は脳卒中・片麻痺の病態をうまく理解できず，その評価や治療に戸惑いを感じることが多いように思えます．完璧にすべてを理解しようとせずに，患者さんの病態をそのまま素直に受け入れることから始めるようにしましょう．

- ▶ 患者さんの病態を受け入れる（納得する）ことができたら，次に少しずつ患者さんを理解するための工夫をしていきます．

- ▶ 患者さんの理解と治療に不可欠な要素が「運動学」です．脳卒中を対象とする他の書籍では，中枢神経疾患であることをことさら強調し小難しい内容を前面に出しているように感じます．しかし，脳卒中を患ったからといって物理の法則を無視するわけでもなければ，身体の組成が変わるわけでもありません．患者さんの活動にしろ，異常な運動に対する治療にしろ，そこには基本的な運動学の知識が使われています．

- ▶ 第III章では理学療法を行ううえで，脳卒中患者の病態を受け入れ納得するために知っておくべき知識について，これまでの教科書とは少し違う観点から説明しています．脳卒中を対象としていますが，他の疾患をもつ患者さんにも適応できるものを数多く取り入れています．気楽に，興味のあるタイトルから読み進めてもらえればと思います．

第Ⅲ章 脳卒中片麻痺治療のための検査・測定

1 カルテからの情報収集

はじめに

カルテは，患者に出会う前には患者の医療情報や社会的背景を把握することができる，介入中には病棟生活の様子を知ることができるなど，理学療法を行ううえで極めて重要な情報源で，介入中は常にチェックを行うべきツールである。

カルテには膨大な情報が記録されている。情報を最大限に生かすためにも，情報が意味することを理解するためにも，用語や数値の意味を把握する習慣をつけることは必須である。しかし，カルテの情報は必ずしも理学療法士の視点に基づいて収集されているわけではない。特に社会的な情報はカルテの情報を出発点に，自身で掘り下げていく必要がある。

以下にカルテの記載事項から得られる情報とその活用用途を併記し，どのようにカルテを読めばよいのか，問診で確認すべきことは何かを説明する。

A 医療情報

1 ID・氏名・性別：個人の特定

同姓同名者に注意する。IDでも確認する習慣をつけておく。

2 生年月日・年齢・性別：個人の特定・予後予測

年齢は予後に影響を与える重要な参照項目になる。性別は生活習慣や社会的役割のヒントをくれる。

性別と年齢から，カルテに記載されていない併存症や障害なども予測できる。例えば，「高齢女性では高頻度に骨粗鬆症や変形性膝関節症を併存している」などである。

3 利き手：障害像の予測・理学療法プログラムの立案

脳血管障害の情報収集では必須項目である。大脳の左右半球にはそれぞれ特性がある。代表的なものには右利きの人の大多数は左半球に言語野をもつことが知られている。そのため左半球の障害で「失語症」を呈することが多い。一方，左利きの人は必ずしもそうではない。患者の利き手を把握しておくことで，障害出現の可能性や自身が目の当たりにする現象の意味を理解すること

1 カルテからの情報収集

ができる。また，麻痺側により将来的には利き手交換の必要性を検討する場合が生じるなど，理学療法プログラム全体に関わる。カルテに記載がない場合は問診で確認する。

4 診断名：リスク管理・障害像の予測

当然ながら，最重要項目である。脳出血であれば，血圧の急激な上昇は再出血の可能性を示唆し，脳梗塞ならば，治療のためにあえて血圧を高めに維持されている場合もあるように，治療全体に関わる。理学療法士といえども，「片麻痺があるから運動療法を行う」と短絡的に考えてはいけない。臨床病型，左右どちらの発症かまで関連項目をしっかり把握する。

5 合併症：リスク管理・運動負荷量の予測

脳卒中急性期では合併症の頻度が高いため，合併症の特徴と危険度の高い患者を認識しておく[1]。

呼吸器感染，尿路感染などの感染症，消化管出血などが急性期には生じやすい合併症で，消化管出血は一種のストレス潰瘍によるものとされ[2]，高齢者や重症の脳卒中患者では注意が必要といわれている[1]。運動負荷が増悪因子になることもあるため，特に急性期にはこれらに関わる記載や検査データを注意してみておく。

6 発症前からの疾患（併存症・既往症）：リスク管理・予後予測

発症前から加療している疾患を把握する。糖尿病，高脂血症，高血圧，腎機能障害，心疾患などの疾患・障害を把握する。

7 現病歴・既往歴：リスク管理・理学療法プログラム立案・予後予測

発症から現在までの期間は，多くのことを教えてくれる。発症後すぐの急性期であれば変動のリスクが高い可能性があり，1年以上経過している例であれば，それまでに行ってきた活動の影響や二次的な障害も抱えていることを予測して関わる必要がある。「1年経過しているから変化が乏しい」かどうかは現病歴を丁寧に聴取し，同時に病巣を正確に確認して判断する。

発症時期や症状増悪時期なども正確に把握する。当日急に暑くなっていたなら脱水，寒い時期なら高血圧や不動による血栓，排便時なら血圧変動など，発症要因を理解することは再発を防ぐためにも重要な情報である。

また，「発症前は歩行器を使用していた」「杖を使用していた」などの情報まで確認することが多いかと思う。しかし，なぜ歩行器や杖を使用するようになったのかまでは追求していないように思える。「実は何年も前から振戦があった」「膝痛が出現していた」といった重要な情報が隠れている可能性も高い。「高齢だから杖を使用していた」などと安易に考えないようにする。

> **ちょっとヒント**
>
> **症例報告会での日時紹介**
>
> 最近の症例報告会を聞いていると，「発症はx年y月z日」「リハ開始は発症日＋3日」など，日付を隠すことが増えているようです。おそらく個人情報の流出を懸念してのことかと思います。しかしそれでは，「この年は異常気象で暑かった」とか，「インフルエンザが流行っていた」などの，医療情報として重要な情報が欠落してしまうことになってしまいます。症例報告会の場所にもよりますが，日付はきちんと示すべきかとは思うのですが…。

8 入院時の状態：リスク管理・障害像の予測

入院時の状態を把握する。特に発症直後の搬入時の様子（意識レベル，麻痺の様子，痙攣の有無など）は重要である。現在の状態と比較することにより，おおむねの経過も理解できる。

9 リハビリテーション開始までの経過：リスク管理・理学療法プログラムの立案

入院後の経過を詳細に把握する。発症からリハビリテーション開始までの期間が長いほど，全身状態や病状が重症であることが多く，リスク管理も複雑になる。また，廃用の問題にも留意する。

同じ病態でも，経過として改善している途中なのか，ほとんど変化がなく現在の状態なのか，あるいは悪化している状況にあるのかで対応が異なる。特に，臨床経験が少ないと現時点での状態のみに目が奪われやすい。現状とともにこれまでの経過は把握しておきたい。

10 検査データ：全身状態把握・リスク管理・予後予測

心電図，血液データなどの検査データを把握する。

血液データでは最低限，栄養状態と貧血については疾患に関わらずみておく習慣をつけてほしい。

栄養状態はアルブミン（ALB）を指標にする。ALBが3.0g/dL以上なら運動療法に問題がないといわれるが，3.0g/dL未満では比較的小さな負荷でも筋肉量を減少させるので，疲労が翌日に残るような負荷設定は避ける。また，栄養摂取（食事など）の状況も把握しておく。

貧血は，赤血球数よりもヘモグロビン量（Hb）に関係する。高齢者では11g/dL前後のことが多く，10g/dL程度から貧血と考えるとよい。

11 投薬情報：リスク管理

薬剤の投与目的と副作用を把握し，何を薬剤で制御しようとしているかを知る。

12 前医からの情報：経過把握・プログラム立案・予後予測

　回復期リハビリテーション病院入院例は必ず急性期病院からの，介護保険施設入棟例は必ず前の医療機関からの情報を確認する．この時，理学療法士からの情報だけでなく，医師，看護師からの情報にも目を通す．疾患の経過や前医での生活状況の詳細は理学療法士からの紹介状だけでは十分ではないからである．前医からの情報が来ていない場合には，直接問い合わせ，情報を求めることが望ましい．

13 看護記録：リスク管理・日々の症状把握・病棟生活状況の把握

　体温，血圧，その他のバイタルサイン，睡眠の状況，排尿・排便回数などを把握する．バイタルサインやその他の状況は，人によりかなり異なる値を示すが，個人内ではあまり変動がないのが一般的である．例えば最高血圧が130 mmHgであった場合，日頃からその値で推移していれば問題ないが，日常100 mmHgである人がその日のみ130 mmHgを示す場合には，前夜の睡眠状態や身体状況などを本人や看護師等に確認したうえで介入する必要がある．
　また，看護記録は，リハビリテーション中以外の時間の生活状況の参考となる．

B 画像情報

1 CT・MRI像の把握：障害像の把握・予後予測

　医師の記録欄や画像診断記録ページなどに，主治医や診断医の所見がある．理学療法士自身で直接画像を確認することは必須であり，病巣部位や医師がどのように診断しているかを知るためには重要な情報である．

C 社会情報

1 要介護度：発症前の身体状況の把握・予後予測・環境調整

　発症前に要介護認定を受けている場合，生活環境の調整や福祉用具の導入が行われている場合がある．また，発症前の障害の程度を予測することができる．

2 家族歴：キーパーソンの把握・環境調整

　家族構成は看護記録に記録されていることが多い．カルテ内の情報をもとに，キーパーソンの確認を行い，患者情報や環境情報の収集を，問診を通して行っていく．

③ インテーク記録（MSW記録）：プログラムの立案・環境調整

家族歴，教育歴，家庭環境，家屋状況，経済力などを把握できる。

カルテ・紹介状を生かしたコミュニケーションのコツ

▶患者さんの主訴と希望は自分で聞こう

　カルテには主訴や希望も書かれています。その情報も大切ですが，担当患者さんの主訴や希望は必ず自分で確認しましょう。職種により，問診の視点は異なり，尋ねる視点が異なれば，答える内容も変化します。聴取する時期にも影響を受けます。

　何より，患者さん自身の声と言葉で直接聞くことは，尋ね返すこともでき，自身の職種でできることへの置き換えができます。また，患者さんの心情に迫ることが可能になります。

▶紹介状の重要性

　患者さんやその家族にとって，転院によって方針が変わることは不安なことです。前医からの紹介状や連携パスはその不安を少なくする橋渡しの役割を果たします。送る側は方向性と具体的なプログラムを明確に次のサービス提供者に伝え，受けた側はそのプログラムの意図と妥当性を理解し，方針変更を行う場合にはきちんと患者さんとその家族に「なぜそうするのか」を伝えることが必要です。急性期から回復期，生活期への移行でプログラムがより積極的になり生活に密着するものになることはあっても，意味もなく逆行することはあってはなりません。

　残念ながら，脳卒中のリハビリテーションに関しては，まだ十分に標準化が図られているとはいえない状況にあるだけに，担当者間の連携は患者さんの安心のためにも重要です。

▶前医での治療内容の活用

　他院から転院してきた場合など，紹介状だけでなく，患者さん本人からも詳細にリハビリテーションの内容を聞くようにしましょう。「こんなことをしてたけど，効果がなかった」「このリハビリは良かった」などの情報から，患者さんが効果を認めなかったら内容を変更する，良いと感じていたら続行していくなど，プログラムを作成するうえで大いに参考になります。もちろん，患者さんが効果を認めなくても必要なトレーニングもあります。その場合は，患者さんの納得を得る努力も必要です。

（松田淳子）

文献
1) 日本脳卒中学会脳卒中ガイドライン委員会 編：脳卒中治療ガイドライン 2015. pp11-14, 協和企画, 2015.
2) 青木秀夫, 榊　寿右, 角田　茂, 他：中枢神経系疾患における上部消化管出血の臨床的検討. 奈医誌 40：185-189, 1989.

2 医療面接（問診）

はじめに

従来から，医師が診断のために行う面接は問診，看護師が行う面接はアネムナーゼ（アネムネと略されて使用されている）といわれている。理学療法士も患者や患者の家族から，面接を通じて直接的な情報収集を行う。近年では，患者との信頼関係の構築も重視した「医療面接」という用語が用いられるようになっている。

面接を通して収集する情報は，愁訴を含む身体情報，病歴，生活歴，家族構成，家屋構造，趣味，職業歴など多岐に及び，時に経済状況や家族関係などの情報が必要な場合もある。また，患者・家族の表情，患者の身体反応など，観察から得る情報も多い。患者だけでなく，家族との信頼関係を損なわない面接技能が必要となる。

A 接遇マナー

1 誠実な態度と表情

笑顔は，時と場合により使い分けが必要である。特に急性期では，患者や家族も現状把握ができていない場合もあるため，誠実な態度で臨む。意識障害の重度な患者でも，必ず声をかけて挨拶，説明しながら介入を行うようにする。

2 傾聴と共感的態度

理学療法士には当たり前の脳卒中の症状であっても，患者にとっては初めての体験で不安に感じていることも多い。忙しい素振りや批判的な言動を避け，うなずき，あいづち，肯定的に要約するなど理学療法士に患者自身の状況が伝わっていることを実感できるようにする。

3 言葉遣い

失語症のレベルによっては単語，二語文など伝え方に工夫が必要なこともあるが，丁寧語（です・ます）は使用する。「手を挙げて」ではなく「手を挙げてください」と言い，礼節は保つようにする。「ください」をつけることで患者が混乱する場合は，「手を挙げて」「バンザイ」など簡略化して伝えることもあるが，命令に聞こえるような口調や馴れ馴れしい言葉遣いは慎む。ジェスチャー

を交える，ゆっくりと話すことも伝わりやすくなる工夫である．

4 その他

目線を合わせる，相手に聞こえる声の大きさ，話す速さを調整する．高齢者の難聴は単に聞こえづらいだけでなく，弁別機能も低下している．たとえ補聴器をつけていても，ゆっくりと話すようにする．専門用語を避けて，患者や家族にわかりやすい表現を心がける．面接時には，患者と正面から向き合う対座よりも，斜めに向き合う位置関係の方がよい（図）．

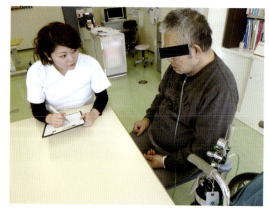

図．面接時の位置関係

B 急性期での留意点

重度意識障害下や患者が自身の症状を認識していない場合は，家族からも情報を得て，リハビリテーションプログラムや目標設定を共有する．

1 愁訴と自覚症状

自身の症状をどう感じているか，何が困っていることかを尋ねる．急性期では自身の症状を認識していない場合もあり，失認など高次脳機能障害の検出にも役立つ．患者が自身の症状を認識していれば，主訴を参考にしながら何を改善していくかというADLの目標設定を患者と共有できるようにする．

2 病歴

発症前の行動や体調の異変について尋ねる．例えば，水分を長時間飲んでいない，暑い中作業していたなどの状況であれば，脱水になりやすい状況だったと推察できる．また，頭痛やしびれなどの予兆がなかったのかを確認する．同様の症状が生じた場合，再び悪化する可能性があるので，すぐに知らせるように話しておく．

患者は現在の症状のみを訴えるため，手術痕や四肢変形の観察から「この跡はどうしましたか」「痛みなど残っていますか」などと尋ねながら，その他の障害の有無を確認する．高齢者では，変形性関節症の併存や骨折歴などがある場合が多い．移動能力に関しては，杖をついていたか，どの程度歩行できていたかなど，具体的に動作能力を把握できるようにする．また，転倒歴がある場合は，頻度や転倒環境，条件を確認し，再転倒を防止する．これら発症前の情報は，動作練習，目標設定の参考になる．

3 発症前の活動歴

体型，筋の発達度合いの観察も併せて行う。病前の活動性が高い場合は，運動療法が導入しやすい。また，体力がある方が予後も比較的良い。

4 社会的情報

家庭の中での役割，趣味，家族構成，職業内容などの社会的情報については，早期から尋ねることで，患者や家族の目標の理解やリハビリテーションへの意欲向上にもつながる。

C 回復期・維持期での留意点

1 愁訴と自覚症状

急性期と同様だが，発症から時間が経過していることもあり，どこまで症状が良くなるのか，リハビリテーションで治るのか(元の身体に戻れるのか)という不安や期待を表出する患者や家族が多い。「リハビリテーション＝完治」と誤解されている場合もあり，過度な期待は，適切なゴール設定やニードの設定を引き出せない。予後に対する不安や期待を訴える場合は「主治医からはどう説明されましたか？」と，患者や家族の認識度を確認する。必要に応じて主治医からの再説明を依頼する。

2 病歴

急性期での質問内容に加え，発症後のリハビリテーション経過，合併症の有無から，回復の程度と二次障害の状態を把握する。肺炎，尿路感染などを合併し離床が遅れた場合，非麻痺側筋力，体力も低下していることが予測できる。

転院してきた場合には，前院での治療内容と治療成果を患者がどう感じているかについて尋ねる。「リハビリテーションで良くなっている」「何回も立つ練習を一緒にやってくれて」など，良い印象をもっている場合は，患者の協力も得やすい。

反対に「痛みが強くなった」「無理やりされて」などと負の印象をもっている場合は，具体的にその内容を尋ねる。患者が効果がなかったと感じている方法をそのまま継続するのは，不信感を招くこともあるのでプログラムの変更を考えるなり，納得してもらえるよう十分な説明をする必要がある。また，効果があったという方法を含め，これらの情報は問題点の把握，プログラム作成に重要な情報となる。

３ 社会的情報

　家屋構造，家庭での役割，職業など復帰先となる場所の情報を詳細に得る。片麻痺や高次脳機能障害などの後遺症のために，職業復帰や家庭での役割の遂行が難しくなることも少なくない。内容を変更すれば復職，家庭での役割を遂行することができる可能性を検討する。例えば洗濯物を畳む，新聞を玄関まで取りに行くなど，患者の能力で可能な家庭での役割課題を検討し，日々の練習に取り入れる。家庭での役割は，患者にとって家族の中での存在意義になる。家屋については，借家では住宅改修ができないことがあるため，改修の可否を確認しておく。

D 家族との関わり

　患者だけでなく，家族が患者の回復に過度な期待をもったり，過度に悲観的に捉えたりしていることがある。目に見えてわかる運動麻痺よりも高次機能障害は理解されにくく，患者がすべての人格を失ったとショックや困惑を示す家族もある。発症前の性格や生活習慣などを家族から聞いておくことで，例えば患者の几帳面さや癖など，残っている部分を家族に示していくことも家族の適切な障害理解につながる。

（細江さよ子）

3 視診

> **はじめに**
> 本項では，脳卒中片麻痺者の理学療法施行時に注意しておきたい観察項目を記載する。

A 顔面の状態

患者に挨拶をする際に，表情，顔面の対称性，顔色を確認する。

口角下垂，鼻唇溝（いわゆる"ほうれい線"）の消失など，目よりも下の部位で非対称性がある場合は中枢性顔面麻痺を，額の皺の消失や閉眼不全があれば末梢性顔面麻痺を伴っていることがわかる。顔面麻痺があると，食事時の食物残渣や流涎を生じやすくなる。

顔色では，赤みがある場合（顔面紅潮）は，発熱，血圧高値の可能性がある。また，顔や唇が青白い場合（顔面蒼白）は，血圧低下，体温低下などが予測される。また，腎臓，肝臓の機能低下がある患者では土色がかった顔色となっている。

B 皮膚の状態

発症後間もない時期では，発症時に転倒しているケースもあり，打撲痕，擦過傷などを確認することがある。また，転倒後に動けずに発見までに時間がかかった患者では褥瘡を伴っていることもあるため，看護師からの情報も得ながら，実際に創のある部位，状態を確認しておく。

身体失認や感覚障害がある場合は，ぶつけても気づかないことが多いため，定期的に傷や皮下出血，腫れなどがないかを確認しておくとよい。

おむつを使用している場合は，褥瘡だけでなく，おむつかぶれ（図）にも注意する。おむつの中で便が出たまま放置するとかぶれ，大便はアルカリ性のため皮膚を損傷させやすく，理学療法施行時に便失禁があった場合は速やかにおむつ交換のため帰室する。かぶれがあると，疼痛やかゆみで座位が持続困難となることがあるため，できるだけ予防したい。

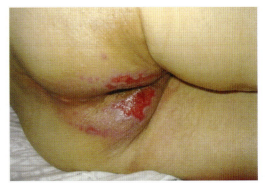

図．おむつかぶれ

C 浮腫の観察

　水分は，皮下組織の疎な部分に貯留する。そのため，浮腫は手背，足背，四肢伸展側，体幹に生じやすい。全身性の浮腫で，背中側，仙骨部に浮腫が集中している場合は，その部位に褥瘡を作りやすいため，側臥位を多くした体位変換を行う。

　四肢の局所性浮腫で，特に皮膚の薄い前腕，下腿に浮腫がある場合は，皮膚は伸展され脆弱化しているため，摩擦や打撲などの刺激で表皮剥離を生じることもあり，扱いに注意する。また，安静時に患肢を挙上位にして対応する。

D 四肢・脊柱のアライメントの確認

　臥位で，顎が前方に突き出て頭部だけが枕に乗っている場合，円背や突背などの脊柱変形を生じている可能性が高い。この場合，円背のままで背臥位となり，胸椎に対して頚部過伸展位となるために顎が突き出てしまっていることが考えられる。頚部伸展は気道確保のための肢位でもあるが，嚥下から考えると唾液誤嚥を助長するため避けたい肢位である。さらに，この肢位のままで臥位をとっていると頚部伸筋の緊張も高くなる。また，円背の存在は圧迫骨折の既往が予測できる。このように，背臥位で脊柱変形がみられ頭頚部が過伸展位になる場合は，枕の高さを調節し，頭頚部が胸椎に対して中間位となるようにする。

　脊柱のアライメントを確認したら，四肢長，形態を観察する。上肢では肩の亜脱臼などで偽性延長していることがある。下肢では，下肢長と同時に上前腸骨棘，大転子を触診し，大転子の位置を確認する。筆者は，転院してきた患者の転院時のアライメント確認で骨折が発見されたケースを経験している。意識障害のある脳卒中患者では脳を中心に診察されているため，整形外科的な検査や診察は受けずに経過している場合も多い。理学療法士のアライメント確認や，異常運動性の発見から医師の治療につながることも多い。

　また，筋の発達度合い，膝の内反変形などから，発症前の活動レベルを想像できることも多い。

E 姿勢の観察

　ベッド上での臥位姿勢や，車椅子移動中の座位姿勢を観察することで，前述のアライメントの評価だけでなく，障害の予測も可能になる。例えば，右ばかり向いていたり，左から声をかけても左を向かなかったりすれば左半側空間無視を疑う。また，座位で体幹が傾いたまま自力で姿勢が直せない場合は，股関節や体幹の筋力低下などが予測できる。非麻痺側の上肢で車椅子のアームサポートやベッド柵を押して麻痺側に体幹が傾いている場合は，Pusher現象の可能性がある。

　姿勢は身体機能の状態だけでなく，精神状態を表すことも多い。特に，自力で歩行が可能な患者では，落ち込んでいる時はうつむき気味で背中を丸め歩行速度も普段より遅く，反対に嬉しい時や元気な時は背筋が伸び顔が正面を向いて歩いて来ることが多い。

（細江さよ子）

4 形態測定

はじめに

片麻痺の評価においても，身長や体重，周径などの理学所見は栄養状態や廃用・浮腫などの把握のために重要な意味をもつ。また急性期の場合，発症前の体力を把握するためにも重要である。

A 身長とBMIの関係

Body Mass Index（BMI）は，患者の肥満度や栄養状態をみる際に重要なデータとなる。しかし，高齢者では円背や椎体圧迫骨折のような脊柱変形のため，身長の測定が困難となる。さらに片麻痺があれば姿勢の崩れのために正しい測定は困難である。そのため一般的に身長が低く出てしまうので，BMI上は痩せていても「標準」や「肥満傾向」になってしまうことがある。その場合，正確にBMIを算出するためには，身長の代わりに指極を使用するとよい。日本人の成熟期の身長と指極の比は，ほぼ1.0と考えてよい[1]。ただし，片麻痺では両上肢の伸展ができないことが多いため，非麻痺側で胸骨中央から伸展した非麻痺側上肢の中指先端で計測し，それを2倍して身長の代わりに使用するなど工夫が必要である（図1）。

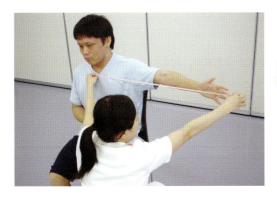

図1．脊柱変形のある片麻痺者の本来の身長の推定方法
円背や側弯，圧迫骨折などのある片麻痺者では，本来の身長を測定することが難しい。そこで，日本人ではほぼ身長と等しい指極を測定する。麻痺側の痙性が強く，上肢を伸展できない場合は，図のように非麻痺側のみ伸展し，中指から胸骨中央の距離を2倍して求める。またこの方法は，検者1人で指極を測らないといけない場合にも利用できる。

B 四肢周径

麻痺側では廃用により筋萎縮が生じ，周径が減少する。しかし，麻痺自体による筋緊張低下によ

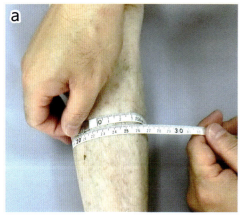
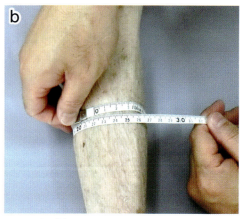

図2. 周径と筋緊張（a：一般的な測定，b：強く締めつけた測定）
通常の強度でメジャーを当て測定したものと（a），メジャーを強く締めつけたものの両方を測定しておくとよい（b）。通常の強度での測定では，麻痺側の廃用の程度が推察できる。強く締めつけた測定では，通常の強度で測定した周径との差から，筋緊張の度合いのおおまかな指標にすることができる。筋緊張が低いとより小さく絞ることができる。

りさらに周径の減少が強調されたり，筋緊張の亢進により周径減少がわかりにくくなったりする場合がある。周径測定と同時に筋自体を触知し筋の硬さも記載しておくとよい（図2）。

　また，理学療法経過中の非麻痺側の周径の変化にも注目する。非麻痺側の周径減少は患者に十分な運動負荷を与えていないため廃用を生じているか，栄養状態が不良であることを示唆している。下肢筋力を維持するためには片麻痺者においても1日最低4千歩の歩行が必要であるといわれている[2,3]。また，入院中の食事に好き嫌いがあり食べ残す場合もある。そうでなくとも病院食はややカロリーが低いことがあり，低栄養になりやすいので注意する。低栄養の評価は，血清アルブミン値と体重の変化を合わせてみるようにする。

ちょっとヒント：理学所見

みなさん，「理学所見」という語をよく目にすると思いますが，何のことかわかりますか？これは「physical examination」の直訳で，「身体所見」とした方が，意味がわかりやすいと思います。視診・触診や血圧など，簡単な検査機器で測定できる所見を指します。

（河村廣幸）

文献

1) 菅原正志：身長，指極，胸腰椎可動度からの老化度の疫学的評価について（第1報）身長・指極比，胸腰椎可動度，年齢の間の統計学的関係．体力科学 30：10-22，1981．
2) 医療体育研究会 編：脳血管障害の体育-片麻痺の体力評価とトレーニング．p69, 70，大修館書店，1994．
3) 田中宏太佳，緒方 甫，蜂須賀研二，他：健常中高年の日常生活の活動性と下肢筋力・筋横断面積-脳卒中片麻痺患者の廃用性筋萎縮に関する研究-．リハ医学 27：459-463，1990．

反射検査

はじめに

　中枢神経疾患では，医師だけではなく理学療法士の間でも種々の神経学的な反射・反応検査がよく行われている。しかし多くの場合，その検査結果を理学療法士としての治療やリスク管理に有効利用しているとは言い難い。もちろん診断の補助として重要で，障害との整合性を確認することや，神経症状の変化を読み取り新たな中枢神経系の障害を早期に判断することは大切である。また，患者に意識障害があっても検査することができ，その客観性も高い。

　さて，反射検査を行う目的を理学療法士に問うた際によく聞くのは，「錐体路の障害かどうか確認するため」という答である。しかし，病院であれば理学療法を開始する際には，多くの場合，既に確定診断がついており，障害部位の判定もMRIやCTの画像からわかる。当然，錐体路あるいは錐体外路疾患であることも理解できているはずである。

　それでは理学療法士にとって，深部反射や病的反射をみる目的は何か。先ほどの，「錐体路の障害かどうか確認する」ということも，とりようによっては実に大切な情報である。錐体路障害は一般的に神経筋促通手技や抑制手技に反応しやすく，錐体外路障害はこれらの手技に反応しにくい。また各反射が強く出現する場合は，種々の動作でその困難さを増す。逆に，反射自体を運動麻痺に対する治療として利用する方法もある。ここでは障害の把握，あるいは治療としての具体例についても，それぞれの検査方法の中でいくつか紹介しておく。

A 伸張反射（深部反射）

　腱反射などとも呼ばれ，筋が急速に引き伸ばされたこと（伸張刺激）に対し，当該筋が短縮する反射である。力強い動作をする場合，例えばボールを投げるときにいったん後方に腕を引くように，無意識あるいは意識的に使用される反射である。また，「膝カックン」されたような状況下では，立位での急激な膝屈曲に対し，大腿四頭筋が収縮し立位を保とうとするなど危険回避にも用いられる。また，正常でも種々の条件で多少は亢進・減弱することがあるが，一側性に変化があれば病的なものと判断する。

1. 目的

　筋の伸張刺激に対し，収縮しようとする反応の敏感さを検査する。相動性の伸張反射が異常に亢進した状態は痙性と呼ばれ，その程度をみることは治療上，大変重要である。

伸張反射が亢進していると，筋が素早く引き伸ばされる度に反対方向に戻されるため，スムーズな運動の遂行ができなくなる。例えば，歩行時に膝を伸ばすとハムストリングが伸ばされるため屈曲方向に引き戻され，完全伸展できなくなる。さらに痙性が強いと，ハムストリングにより下腿を引き戻されたことが大腿四頭筋を刺激し，膝が再度伸展する。このように屈曲⇔伸展という筋収縮を繰り返すため，運動は非常にぎくしゃくしたものとなる。

また，筋が伸張刺激により収縮しやすいということは，筋の短縮を生じやすいということである。さらに強い痙性では，刺激を与えない状態でも筋の強い収縮を認める。

以上のことから，当該筋の，十分なゆっくりとしたストレッチングが重要なことがわかる。また筋力増強については，過去には痙性を増悪させると思われていたが，現在は痙性の抑制と随意運動の制御を改善すると考えられている。

筆者自身も片麻痺者に対し積極的に筋力増強を行っていたが，運動能力の改善こそみられるが，悪化した症例をみたことがない。その他，深部反射の治療への応用については，第Ⅴ章「1 運動療法のために」p190で述べているので，そちらも参照してほしい。

2. 方法

原則的には，患者がリラックスできる姿勢で検査する。したがって，背臥位か座位バランスが安定している際には端座位も用いられる。姿勢反射の影響も受けやすいので，できるだけ体幹・頚部は正中位を維持させる（図1）（逆に考えると，動作上，痙性の程度が姿勢で変化しているように考えるのならば，種々の肢位で検査して，それぞれを比較することも必要である：図2）。

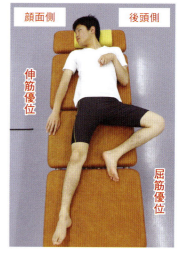

図1. 非対称性緊張性頚反射の影響
頚部がどちらかに回旋していると，顔面側では上下肢の伸筋の，後頭側では屈筋の筋緊張が高くなりやすい。

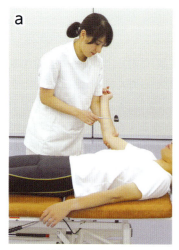
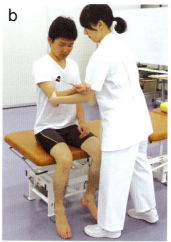
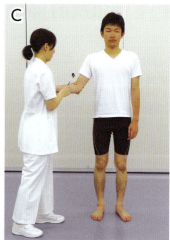

図2. 肢位による深部反射の変化（a：臥位，b：座位，c：立位）
頭部（迷路）に対する重力の方向や姿勢保持に対する不安定さ・心理的な緊張などから筋緊張は変化し，深部反射に影響する。

次に打腱器にて手首のスナップをきかせ，腱または筋自体を叩打し，筋収縮の度合いを判定する。打腱器の扱いが難しい場合や手元にない場合は，検者の指先を使用して叩打する方法もある。こちらの方が，臨床では手軽にいつでも使用できるので勧める（図3）。

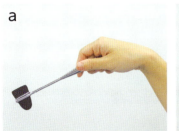
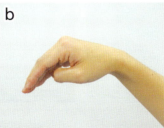
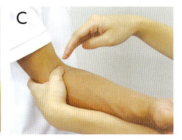

図3．打腱法（a：打腱器，b，c：指尖での叩打）
打腱器で叩打する際，手首は固定せずスナップをきかせて打つ。打腱器の扱いが難しい場合，指尖で叩くように打つとうまくできることも多い。

1 上腕二頭筋反射（biceps brachii tendon reflex）

肘関節を60～70°屈曲位に保持し，上腕二頭筋腱上を母指で軽く圧迫し，母指上を叩打する（図4）。
比較的筋緊張は亢進しやすい。筋力が強いこともあり，上肢を伸展しにくくなり，屈曲拘縮が生じやすくなる。

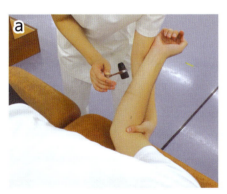
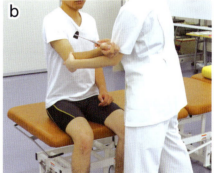

図4．上腕二頭筋反射（a：臥位，b：座位）
肘窩の上腕二頭筋腱を叩打する。検者の指の上から叩打すると微妙な筋収縮も感じやすい。片麻痺ではしばしば亢進する。

2 上腕三頭筋反射（triceps brachii tendon reflex）

肘関節を60°程度屈曲させ，肘頭直上の三頭筋腱を叩打する（図5）。
肘関節の屈筋と比べ，反応しにくい筋である。肘関節の伸筋は抑制されやすい筋であるため，反応があるならそのまま促通手技として利用可能である。筋自体もタッピングに反応しやすいことも示唆される。

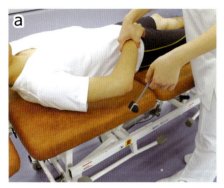
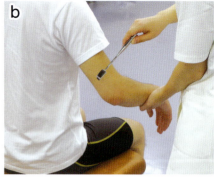

図5. 上腕三頭筋反射（a：臥位，b：座位）
肘頭直上の三頭筋腱を叩打する。比較的反応しにくいことが多いので，検者の指を置かず，打腱器で直接叩打する方が反応が出現しやすい。

❸ 橈骨筋反射（brachioradialis tendon reflex）

肘関節を60°程度屈曲し，橈骨遠位部あるいは橈骨近位部（腕橈骨筋筋腹）を叩打する（図6,7）。
通常は，肘関節の屈曲が誘発されるが，この部位での刺激は複雑な反射を生じやすい。回外筋や回内筋，あるいは前腕伸筋群が誘発されることもある。促通したい筋の反応がある場合には，積極的に活用したい。

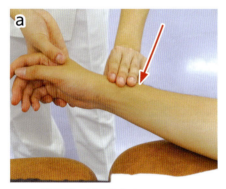
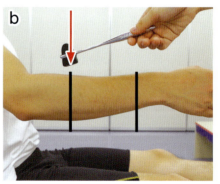

図6. 橈骨筋反射叩打部（a：臥位，b：座位）
腕橈骨筋腱部を刺激する際は，橈骨茎状突起から三横指近位部を叩打する（a）。筋腹自体を刺激したいときは，前腕近位1/3部を叩打する（b）。

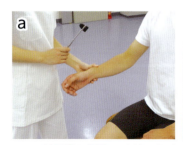
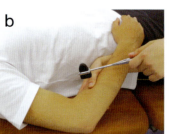
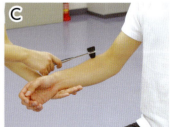

図7. 橈骨筋反射［a：腕橈骨筋腱部（座位），b, c：腕橈骨筋腹部（臥位，座位）］
特に前腕筋腹部は他の手部の伸筋群が刺激されやすく，反射の出現のしかたを注意深くみる必要がある。

5 反射検査

4 膝蓋腱反射（patellar tendon reflex, quadriceps reflex）

大腿四頭筋反射と呼ぶ方が正しい。膝関節を屈曲させ，膝蓋靱帯部を叩打する（図8）。

この筋の痙性が高くなると膝関節のスムーズな屈曲が困難となるため，歩行時に棒足歩行となったり，階段を降りる際に膝が屈曲しなかったり，その後，急に膝屈曲するなど移動の際の弊害が大きい（図9）。

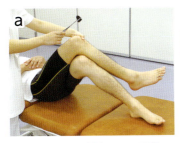 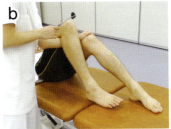 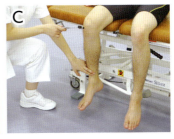

図8．膝蓋腱反射（a，b：臥位，c：座位）
臥位で行う際には膝を組むように対側下肢に乗せたり，対側の膝に検者の手を置き前腕に患者の膝を乗せるなど種々の方法がある（a，b）。座位で行う際は，足を浮かせ，軽く屈曲するよう押さえながら叩打するとわかりやすい（c）。

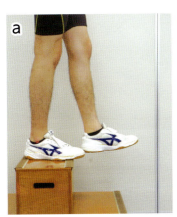 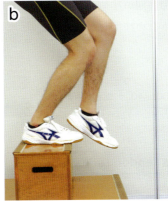 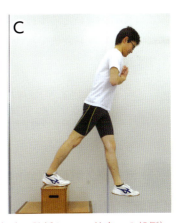

図9．大腿四頭筋の痙性による運動障害（a：膝関節の突っ張り，b：急速な膝折れ，c：前方への転倒）
階段降段時，麻痺側を支持脚とすると膝関節がスムーズに屈曲せず，しばらく突っ張った後（a），急速に膝折れ（b）したり，全く屈曲せず前方へ転倒したりすることがある（c）。

5 下肢内転筋反射（adductor reflex）

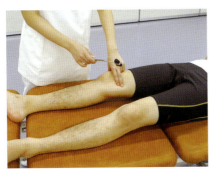

下肢を伸展・股関節を軽度外旋し，内側顆の上方を叩打する。下肢の内旋と内転が生じる（図10）。

この反射が強いと歩行時に下肢を振り出した際，下肢が内転し不安定な二重支持期となり，対側下肢を振り出

図10．下肢内転筋反射
下肢伸展，股関節軽度外旋し，内側顆上方を叩打する。内側ハムストリング反射と混同しやすいので注意する。

95

す際に邪魔になってしまう。また，階段降段時に内転し動作を困難にする(図11)。

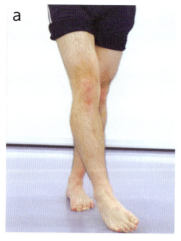
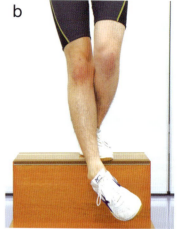

図11．下肢内転筋の痙性による動作障害（a：歩行時，b：階段降段時）
下肢の内転筋の痙性が強いと，いわゆる「はさみ脚歩行」となりやすい(a)。この傾向は，階段の降段時にはより強く出現する(b)。

6 内側ハムストリング反射（internal hamstring tendon reflex）

　股関節を30〜40°外旋，膝関節軽度屈曲し，半腱様筋・半膜様筋腱部を叩打する(図12)。

　この反射が強いと，歩行時遊脚後期の膝伸展がスムーズにできず，膝屈曲位で接地するため膝折れから転倒しやすくなる。

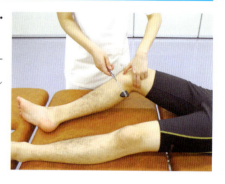

図12．内側ハムストリング反射
膝軽度屈曲，股関節30〜40°外旋し，内側ハムストリング腱を叩打する。

7 アキレス腱反射（achilles tendon reflex）

　膝関節を屈曲させ，検者は前足部を把持し，少し足関節を背屈させた状態でアキレス腱部を叩打する(図13)。

　もともとが力の強い筋で，反射も亢進しやすい。この筋の痙性が強くなると歩行時に内反尖足が生じやすくなる。また，足底で荷重しようとすると，内反尖足位にある足部では前足部から接地してしまい，より反射を促通し，さらに内反尖足が強まり不安定になりやすい。

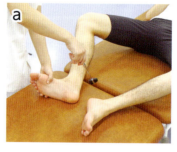
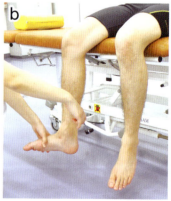

図13．アキレス腱反射（a：臥位，b：座位）
膝関節屈曲，足関節軽度背屈位でアキレス腱部を叩打する。痙性が強度の場合，この肢位をとるだけでクローヌス(後述)が生じる。

B クローヌス（clonus）

　クローヌスは，日本語では「間代」と呼ぶ。筋を急激に伸張し，そのまま伸張位を維持したときに規則的に収縮弛緩を繰り返す反射である。数回で終わるものを偽クローヌス（pseudoclonus）と呼ぶが，臨床的意義はクローヌスと同一に捉えてよい。基本的には，深部反射が亢進したことを示す。一般的には，膝クローヌスと足クローヌスがよく検査される。どちらも出現すると，歩行立脚時に下肢のカクカクした動きがみられ，不安定となる。

1 膝クローヌス（patellar clonus）

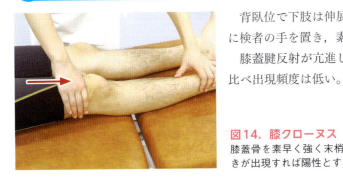

　背臥位で下肢は伸展し，脱力させておく。膝蓋骨上端に検者の手を置き，素早く膝蓋骨を下方に押す（図14）。
　膝蓋腱反射が亢進した状態で，通常，足クローヌスに比べ出現頻度は低い。

図14．膝クローヌス
膝蓋骨を素早く強く末梢方向に押し続ける。膝蓋骨の律動的な動きが出現すれば陽性とする。

2 足クローヌス（foot clonus）

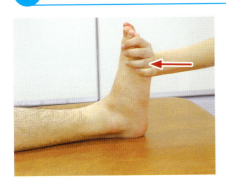

　背臥位で下肢を伸展，あるいはほんの少し膝関節を屈曲し，脱力してもらう。前足部を素早く背屈するように押す（図15）。
　アキレス腱反射が亢進した状態で，車椅子のフットサポートに前足部のみをかけた状態のとき，よくみられる。

図15．足クローヌス
前足部を素早く背屈するように押し，そのまま押し続ける。陽性例では，カクカクと律動的に底背屈を繰り返す。

C 病的反射

　正常では出現しない，あるいは閾値が高く出現しにくい反射である。したがって正常であっても出現する場合があるが，一般に錐体路障害で一側性に出現する。

第Ⅲ章 脳卒中片麻痺治療のための検査・測定

1. 目的

深部反射と合わせて，障害部位の特定に用いられている。これも，筋緊張の高まりやすさを類推するうえで有効である。また，動作時に特定の刺激から異常な運動パターンを誘発することもある。一方，片麻痺が生じると発現しづらい運動を促通するのに活用することもできる。

よく誤解されるところであるが，病的反射が出現するのは何らかの錐体路障害を示唆するが，病的反射を促通することが必ずしも異常な状態を促進するわけではない。

2. 方法

確認したい反射により種々の方法がある。以下に，代表的なものを列挙，説明する。

① 手指屈曲反射

下記の3つの病的反射はすべて手指の屈筋反射である。この反射があるということは，手指屈筋が緊張・短縮しやすいことを示している。

◎ホフマン反射（Hoffmann reflex）……中指のDIP関節を爪側から強く弾くようにする。母指の屈曲・内転が生じた場合，陽性とする（図16）。

◎トレムナー反射（Tromner reflex）……ホフマン反射とは逆に，中指を指腹側から強く弾く。母指の屈曲・内転が生じた場合，陽性とする（図17）。

◎ワルテンベルグ反射（Wartenberg reflex）……軽く伸展した母指以外の手指を検者の指で押さえ，上から叩打する。母指の屈曲・内転が生じた場合，陽性とする（図18）。

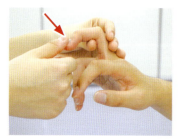

図16. ホフマン反射
手関節を軽く背屈し，中指の爪を検者の母指で素早く屈曲方向に弾く。患者の母指が屈曲・内転すれば陽性とする。

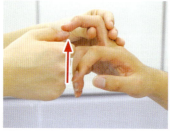

図17. トレムナー反射
手関節を軽く背屈し，中指の指腹側から検者の指で強く弾く。患者の母指が屈曲・内転すれば陽性とする。

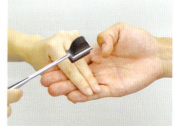

図18. ワルテンベルグ反射
少し回外位にして，軽く第2～5指を伸展し，検者の指を乗せて，打腱器で叩打する。患者の母指が屈曲・内転すれば陽性とする。

② ワルテンベルグ徴候（Wartenberg's sign）

検者と患者の第2～5指を握って引っ張り合う。母指が屈曲・内転すると陽性である（図19）。

比較的軽度の錐体路障害でも出現しやすい，連合反応の一つである。これも手指屈曲反射と同様に手指屈筋が緊張しやすいことを示唆する。

5 反射検査

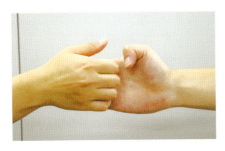

図19. ワルテンベルグ徴候
回外位にして，検者と患者で互いの第2〜5指を引っかけ，引っ張り合う。患者の母指が屈曲・内転すれば陽性とする。

③ 把握反射（grasp reflex）

強制把握反射ともいわれている。手掌部，特に母指球付近の皮膚をこするように刺激すると，手指が屈曲する（図20）。前頭葉の障害で出現する。

たまたま触れたベッド柵から手を離せなくなったり，毛布を強く握りしめて離せなくなるなど，日常生活上の問題は大きい。不用意に周囲の物品に触れないよう注意が必要である。

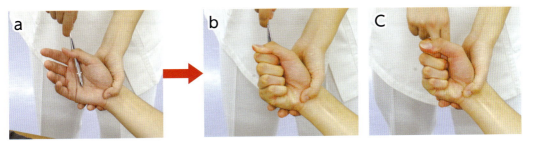

図20. 把握反射
手掌を棒でこすると，手指が屈曲し強く握り込んでしまう（a，b）。cのように検者の指で行ってもよい。指で行う方が，握りの強さは理解しやすい。

④ バビンスキー反射（Babinski reflex）

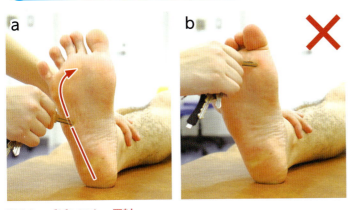

図21. バビンスキー反射
踵から外側を通って前足部中央部まで鍵や爪楊枝の頭でひっかく。aのように足趾が伸展・開排すれば陽性とする。bのように母趾の直下まで刺激すると判定が困難になる。

病的反射として最も有名なものである。足底を踵から外側を通って母趾の方へひっかくことにより，足趾が伸展・開排すると陽性である（図21）。この際，母趾直下までひっかくと，逃げようとして正常でも足趾が伸展してしまうことがあるので，ひっかくのは足部中心程度にとどめる。正常では，足底反射により足趾は屈曲することが多い。

この反射があると，床と足底が接触した際に，足底が正しく床を把持できず不安定になることが考えられる．逆に足底反射が強く出過ぎても，不安定になる(図22)．
　バビンスキー反射は刺激の強い検査のため，患者が嫌がる場合も多い．その際には，バビンスキー反射の変法として以下のような検査を行ってもよい(図23)．出現する反応は，バビンスキー反射と同じく足趾の伸展・開排である．

- ◎チャドック反射(Chaddock reflex)……打腱器の柄で外顆後方から外顆の周囲をゆっくりとこする．
- ◎ゴードン反射(Gordon reflex)……下腿三頭筋とアキレス腱の移行部を強く掴む．
- ◎オッペンハイム反射(Oppenheim reflex)……脛骨内側面の筋のない部分を，検者の親指で強くこする．

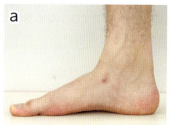 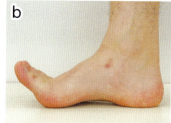 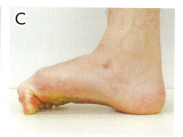

図22. 足底接地とバビンスキー反射・足底反射(a：正常，b：バビンスキー反射陽性，c：足底反射亢進)
足底が接地した際，正常では足底反射により足趾を床面につけ安定した支持が行われる(a)．バビンスキー反射が出現する患者では，足底への刺激で足趾が浮き安定しない場合もある(b)．逆に足底反射が亢進しても，足趾・足部を握り込み不安定となる(c)．

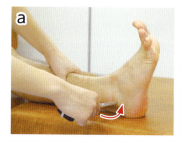 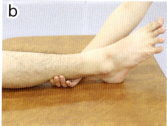 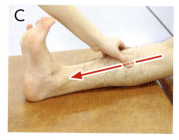

図23. バビンスキー反射の変法(a：チャドック反射，b：ゴードン反射，c：オッペンハイム反射)

5 マリー・フォア反射(Marie-Foix reflex)

　足趾を強く屈曲すると，股関節・膝関節の屈曲，足関節の背屈が生じる(図24)．
　完全麻痺で運動できない際でも，この反射が陽性のことが多い．足関節の背屈を促したり，歩行時遊脚期

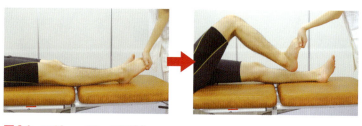

図24. マリー・フォア反射
足趾を他動的に屈曲すると股・膝関節屈曲，足関節背屈が生じる．特に足関節背屈は促通しにくいのだが，この反射は出現しやすいので利用する機会も多い．

5 反射検査

の下肢の動きを学習させるのに利用できる。

6 ストリュンペル脛骨現象（Strümpell's sign）

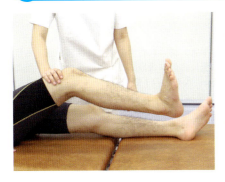

麻痺側下肢を伸展したまま挙上させると，足関節背屈，第1趾の伸展がみられる。抵抗を加えるとより出現しやすい（図25）。

膝伸展位での足関節背屈運動を促すのに使用できる。通常，下肢伸展と足関節底屈・内反が結びつきやすいため，積極的に利用したい。

図25. ストリュンペル脛骨現象
自動SLRの要領で麻痺側下肢を挙上するのに抵抗を加えると足関節背屈が促通される。歩行に直接影響する運動であるため，積極的に活用したい。

D 平衡反応（equilibrium reaction）

運動時，転倒しないように姿勢をコントロールする自動的な正常反応のことをいう。

1. 目的

この反応の減弱・欠如は易転倒性を強く示唆するものである。反応が不十分な場合には，意識下あるいは介助下に再学習させていく。あるいは介助法や移動補助具の選択に活用する。

2. 方法

基本的には，支持基底面から重心を外すことにより出現する反応を確認する。

反応が全く欠如しているのか，閾値が高くなっているのかを確認するために，最初は重心を小さくずらし反応をみる。反応が出現しないようなら，大きくずらしても反応が出現しないのかを確認する。また，基底面に対する重心位置自体がずれている場合もあるので注意深く確認する。

1 パラシュート反応（parachute reaction）

外力により重心が支持基底面から外れそうになったとき，四肢を伸展・外転させる反応である（図26）。座位で側方へ押して反応をみる。速度により反応が異なることもあるので，いくつかの速度で押してみるとよい。片麻痺者では，麻痺側に倒れるように傾くことが多い。

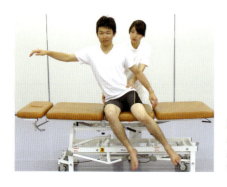

図26．パラシュート反応
座位で体幹を側方に押すと，押された方の上肢は伸展外転する反応で，次に続く保護伸展反応の準備段階である．その際，下肢は外旋，体幹は伸張される．反対側の下肢は内旋する．

2 保護伸展反応（protective reaction）

支持基底面から急速に重心が外れたときに，上下肢を広げ床面を支持する反応．

素早く上下肢を出す最初の相と，床面をしっかりと支持する相の二相を別々に判断するとよい．

◎上肢の保護伸展反応……パラシュート反応をみるときと同様の検査であるが，パラシュート反応で対応できなくなるまで外力を加えると，座面に手を着いて身体を支持する（図27）．

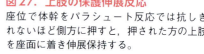

図27．上肢の保護伸展反応
座位で体幹をパラシュート反応では抗しきれないほど側方に押すと，押された方の上肢を座面に着き伸展保持する．

◎ステッピング，足踏み反応……立位をとらせ，前後や側方に重心位置がずれるように力を加える．移動した方向に足を出し身体を支える（図28）．

◎ホッピング，跳び直り反応……片脚立位を維持させているときに，急に側方に身体を押すと「ケンケン」するように支持脚を移動し姿勢を保持する．高齢者では出現しないことが多い（図29）．

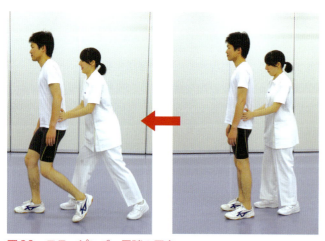

図28．ステッピング，足踏み反応
急な外力により基底面から重心が外れた際，一歩足を出し新たな基底面を作る反応．

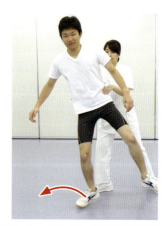

図29．ホッピング，跳び直り反応
片脚立位の際，急な外力により基底面から重心を外すと，支持脚でジャンプして新たな基底面を作ろうとする．

5 反射検査

E 軽度の麻痺の判別

一見，麻痺がないように見える，ごく軽度の片麻痺者の判別検査である．画像で出現しないような，ごく初期の脳梗塞でも検査によりその徴候が出現することがあり，重篤化する前に対応できる．ただし，単純な徒手筋力検査（MMT，「7 筋力検査」参照）では判定できないような筋力低下でも反応が出現するので注意する．

1 上肢バレー徴候（Barré's sign）

非常によく使用される検査である．掌を上に向けて前方に両上肢を伸展する．そのまま閉眼すると，麻痺側の上肢が下垂，手指および肘関節が屈曲する（図30）．

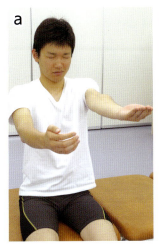
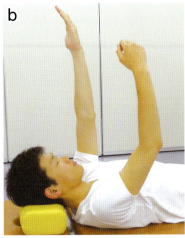

図30．上肢バレー徴候
上肢に軽度の麻痺がある場合，前方挙上・回外・手指伸展保持させ閉眼すると，麻痺側の屈曲・回内・下垂が起こる（a）．bのように臥位にても検査できる．

2 下肢バレー徴候

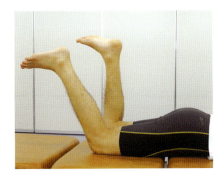

腹臥位となり，膝関節を90°屈曲位にさせる．この際，両下肢が接触しないようにする．麻痺側下腿がゆっくりと落下（膝関節伸展）する（図31）．

図31．下肢バレー徴候
腹臥位にて膝関節90°屈曲位を保持させる．非麻痺側で支えさせないため，両下肢は接触しないようにする．そのまま保持させていると，麻痺側で下腿が下垂する．

3 ミンガッチーニ徴候（Mingazzini sign）

　腹臥位がとりにくい患者ではこちらの検査の方が行いやすい。背臥位で股関節・膝関節を90°屈曲位に保持する。麻痺側下肢がゆっくりと落下する（図32）。

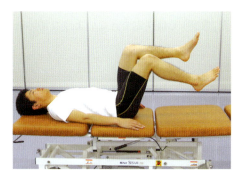

図32. ミンガッチーニ徴候
背臥位にて股・膝関節を90°屈曲位に保持する。閉眼する必要はない。保持していると麻痺側下肢がゆっくりと落下する。

（河村廣幸）

6 関節可動域検査

はじめに

　片麻痺者では，痙縮あるいは廃用による可動域制限が生じたり，弛緩性麻痺（低緊張）により過大な可動域がみられたりする。可動域の狭小は，日常生活動作の困難さを増すだけではなく，運動刺激を入力するための関節運動範囲の減少を意味し，再学習の困難さを増す。過大な可動域は，筋力の低下と相まってわずかな外力が関節を大きく動かしてしまうことにより，関節損傷を誘発する。特に肩関節亜脱臼は特徴的な肩関節痛（肩手症候群）を誘発しやすい。これらの理由のため，関節可動域の把握は片麻痺の治療を行ううえで重要な項目となる。

　関節可動域検査の際に気をつけなくてはいけない点は，低緊張の際に過剰に関節を可動し，関節を損傷させないことである。筋緊張が低いと防御収縮が不十分なことから，最終域の抵抗感が減少するため注意が必要である。

　また，非麻痺側も全体的な活動制限から可動域の制限を生じやすい。麻痺のない側だからと油断せず，四肢・体幹の可動域全体に注意していく。

　本項では，いくつか注意すべきものについて説明する。

A 顎関節

　顎関節は経口摂取や発語の際に重要な関節であるが，そのチェックは忘れられがちなので注意する。検査の際，義歯使用者では必ず着用した状態で判断する。開口制限については，前歯（門歯）の上歯と下歯の距離を測定する（図1）。口を閉じることができるか，奥歯（臼歯）を噛みしめることができるかを確認する。できれば，左右方向への偏位（偏りと可動範囲）も測定しておく。その際は，上歯に対する下歯の中央の左右偏位を測定する。

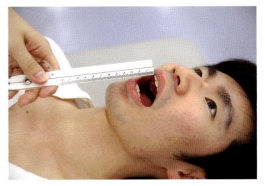

図1．顎関節可動域測定
開口制限や左右への偏位は，直定規を使用して前歯（門歯）の上歯と下歯の距離で計測する。口の開閉は，下顎の方が動いていることに留意し測定する。

第Ⅲ章 脳卒中片麻痺治療のための検査・測定

B 肩関節

　片麻痺者では肩関節亜脱臼が頻発するが，その場合，可動域検査で患肢の扱いを誤ると肩関節の損傷を招くので注意する。肩関節亜脱臼を生じている場合，整復位に保持しつつ可動域検査を行う（図2）。検査の際には，過可動性を把握するため最終域まで関節を動かすことになるが，日々の可動域運動の際は非麻痺側の可動域と同等の角度にとどめておく方が組織損傷を生じにくい。

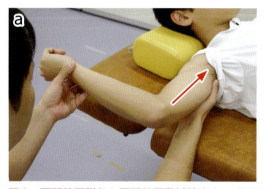 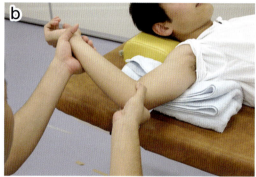

図2．肩関節亜脱臼と肩関節可動域検査（a：骨頭と関節窩の位置関係を確認しながら関節面を押しつけるようにして維持する，b：タオル等を利用し骨頭の位置を保持すると操作しやすい）
亜脱臼位のまま可動域検査を行うと，低緊張なことと相まって肩の損傷を生じやすい。上腕骨骨頭を肩甲骨関節窩に押しつけるようにしながら可動域を測定し，損傷を回避する。

C 足関節

　下肢の麻痺では極めて高頻度に足関節の背屈制限が生じる。背屈可動域検査は，一般的に二関節筋の影響を考慮して膝関節屈曲位で測定する場合が多い。しかし，足関節に関しては，直立二足歩行を行う関係上，膝関節伸展位での可動域も必要となる。脳血管障害に限らず，足関節背屈可動域については膝関節屈曲位と伸展位の両方で測定しておく方が実用的である（図3）。

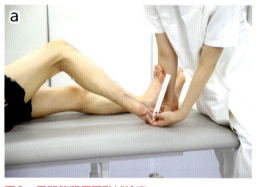 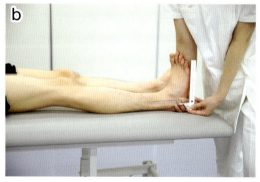

図3．足関節背屈可動域検査
aのように，膝関節を屈曲し腓腹筋の影響を取り除いて測定するのが一般的であるが，立位歩行の際には膝関節伸展位になるので，bのような膝関節伸展位での角度測定も必要である。

D 足趾

　足関節と同様に，足趾も伸展制限が生じやすい。特にMP関節の伸展制限は踏み返しを阻害したり，踏み切りの際の疼痛を誘発するため，見逃さないようにする（図4）。

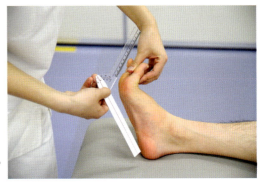

図4. 足趾伸展可動域検査
歩行時の踏み返しに必要な可動域である。特に母趾の背屈は重要である。

E 体幹

　体幹は両側性の神経支配のため，患者にダイナミックな運動を行わせる場合の起点ともなる重要な部位である。そのため，その柔軟性の把握は必須ともいえる。また，全身の筋緊張を整えるときに，体幹の回旋を繰り返し行うと，緊張が低下することもよく経験される。これらのことから，体幹の可動域測定の重要性がわかる。

　しかし，座位バランスが不良な場合も多く，測定の指標がわかりにくいこともあり，検者1人での測定が難しい。この場合，他動的に動かしその範囲と手応えを視診や触診で把握するだけでも十分役立つ（図5）。

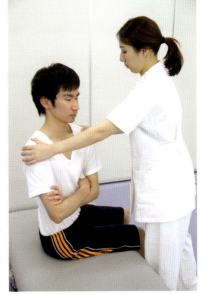

図5. 体幹可動域検査：回旋
体幹の可動域は日常生活動作でも，筋緊張の調整や随意運動の起点としても重要である。ただし可動域の測定は難しいうえ，細かな角度の差はさほど重要ではないので，視診・触診で大雑把にみる程度でも十分役立つ。測定の際は，患者の両膝窩部をベッドの端にぴったりつけておくと骨盤を固定しやすい。

脳卒中片麻痺治療のための
検査・測定

 体軸内回旋

　よく学生のレポートで見るのが，「患者の寝返りの際に体軸内回旋がみられないため……」という記載です。たしかに，小児では寝返りの際に体軸内回旋を使用しているのを観察できます。しかし，健常者でも成人では目立った体軸内回旋はあまり使用せずに寝返っています。体軸内回旋を意識して寝返ってみるとわかりますが，時間がかかり，エネルギーも多く必要な感じがします。運動性を確保するための治療としての体軸内回旋の意義はわかりますが，それを常時使用する寝返りを目標とするのは如何なものでしょう？

　なんば歩きのような省エネルギーの歩行が注目されている中，一度考え直してみるのもよいのではないでしょうか。

（河村廣幸）

7 筋力検査

はじめに

　片麻痺の運動機能障害は質の変化なので，運動機能の量を測定する筋力検査はできない，あるいは意味がないと勘違いされていることがある。印象としては質を測定する検査の方がよいように感じるかもしれないが，力の量（筋力）は大切な能力である。たとえ，いかにきれいに動くことができたとしても，荷重がかかったり，コップを持ったりしたときに支持したり動くことができる筋力がなければ実用にはほど遠い。反対に，病的な共同運動パターンの中であっても力強く動くことができれば，体重を支持したり，物を持ったり押さえつけたりすることができる場合もある（図1）。また，神経学の教科書[1]にも筋力のみかたとして徒手筋力検査（Manual Muscle Test：MMT）が紹介されている。NIHSS，SIAS（「8 総合評価」p114〜117参照）など片麻痺の総合的な機能評価にも，筋力の評価項目が入っている。筋力検査では麻痺側・非麻痺側ともに，力がどのくらいあるかが動作能力の判定や運動負荷量の決定のためにも重要であり（図2），理学療法士だけでなく，医師，看護師，介護士など幅広い領域で必要な検査項目である。特に急性期では，麻痺の進行や回復の指標に使用されるため，理学療法士，医師，看護師が共通の認識で検査・評価できるようにしたい。

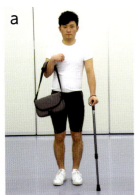
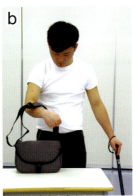
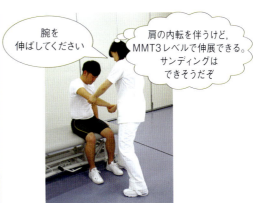

図1．筋力と運動パターン（a：上肢屈曲により手提げバッグを引っかける，b：上肢伸展により手提げバッグを下ろす）
共同運動パターンの中でも，上肢屈曲筋力がMMTで4レベルあれば荷物を運べるであろうし，屈筋の脱力と伸展筋力が2レベルあれば荷物を下ろすこともできる。もちろん，屈曲拘縮を生じないような配慮は必要である。

図2．筋力検査とトレーニング
筋力検査をする中で，病的な共同運動パターンの出現のしかたを把握し，治療方法を考えるための情報とする。

第Ⅲ章 脳卒中片麻痺治療のための検査・測定

A 筋力検査の方法

1 MMT

　MMTは，臨床では理学療法士と医師や看護師間で筋力の判定が異なったり，判定が難しいと相談を受けることも多い。0～5の段階に「＋」「－」をつけるかどうか，抗重力位がとれないときの判断をどうするか，「4」と「5」の抵抗量の加減や判定が難しいなどの問題が生じる。この課題に対する対策として，National Institute of Health Stroke Scale (NIHSS)（「8 総合評価」p117参照）などの運動項目とMMTとの対比表を作成し共通の判定基準をもてるようにすれば，急性期の麻痺の変動にも対応が可能となる。表は，NIHSSをベースに作成したMMTと観察内容との対比表の1例である。

　また，「Brunnstrom Recovery Stage (BRS) テスト（後述）がⅣ以上でないと判定できない」と考えている理学療法士も多いようであるが，それは教科書的な思考から抜け出ていない。筋力検査をすること自体が目的ではなく，筋力を知ることが目的なのである。したがって，「BRSテストⅠ」は「MMT0」であり，「BRSテストⅡ」は「MMT1～2程度」となる。また，各関節の細かい動きではなく，上肢屈曲は「3」，伸展は「2」レベルという大まかな筋力がわかるだけでも患者の状態を把握するための重要な情報となる。

表　MMTと観察内容の対比

MMT段階	観察項目
5	下肢：臥位で下肢伸展挙上30°で10秒以上保持可能 上肢：臥位では45°挙上位で10秒以上保持し，抵抗にも抗すること可
4+	軽度の麻痺検査で検出できる程度［バレー徴候 (Barré's Sign)］
4	下肢：臥位で下肢伸展挙上30°で5秒以上保持可能 上肢：臥位で45°屈曲位を5秒以上保持可能
3	下肢：臥位で下肢伸展挙上可も保持困難（伸筋：膝立て位でお尻上げが可能） 上肢：座位で90°肩屈曲可も保持困難，臥位で肩45°まで挙上可も保持困難
2+	下肢：臥位で自力で膝を立て，膝立て位を保持可能（伸筋：両膝立位でお尻上げが可能） 上肢：座位で肩屈曲45°以上90°未満しか挙上できない
2	下肢：臥位で膝立て位に持っていけば数秒間保持可能，自力で膝屈曲運動は困難 上肢：臥位で90°肩屈曲位に持っていけば保持可能。
2−	下肢：臥位で膝立て位をとろうとし，わずかでも動く 上肢：肩を挙上しようとし，わずかでも動く（30°以下） 疼痛刺激や反射検査で関節運動が生じる
1 0	筋の収縮はあるが運動が生じない 筋収縮がまったく生じない

7 筋力検査

2 機器を用いた筋力テスト

握力計による握力測定やハンドヘルドダイナモメーター（hand held dynamometer：HHD）での大腿四頭筋筋力測定などは，全身体力や移動能力との関連が報告されており，客観的な指標として活用できる（図3）。川渕ら[2]は脳卒中患者の非麻痺側膝伸展筋力について，体重1kgあたり換算で連続歩行自立例では0.55kgf/kg以上，階段昇降自立例では0.80kgf/kg以上であったと報告しており，評価だけでなく目標値としても参考になる。HHDは使用する施設も増えており，軽量で運搬もしやすいことから，病院だけでなく訪問リハビリテーションなどでも使用されることを期待している。握力や片脚立位時間などのデータは，スポーツ庁のホームページで体力・運動能力調査結果を年齢別にみることができる。

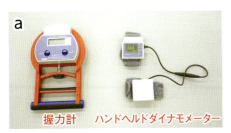
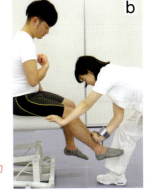

図3．握力計とハンドヘルドダイナモメーター（HHD）
（a：外観，b：ハンドヘルドダイナモメーターを用いた筋力測定）

3 動作からの推測

MMTのように詳細に筋力が検査できない場合でも，特定の動作から筋力の推定は可能である。例えば大殿筋の筋力を例にあげると，片脚でのブリッジが可能なら「3以上」と予測ができる（図4）[3]。この方法は，下肢の伸展運動における，股関節伸展と膝関節屈曲という分離運動において筋力が発揮できているという，運動の質を含んだ総合的な機能を把握するのにも役立っている。

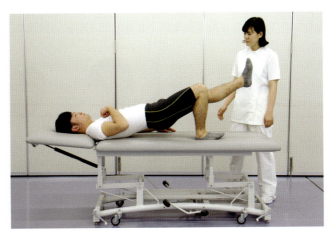

図4．片脚ブリッジ
股関節伸展，膝関節屈曲位保持，足関節中間位という分離運動が行えていることがわかる。

第 III 章 脳卒中片麻痺治療のための検査・測定

また，ベッド上での動作観察から筋力や離床後の動作能力を予測することもあり，下肢伸展挙上（straight leg raising：SLR）保持ができれば移乗や起立時に体重支持が可能（図5），ブリッジが自力でできれば端座位保持が可能，と予測できる．麻痺側でSLRが困難でも，非麻痺側で可能であれば，起立や移乗の介助量は少なくなる．

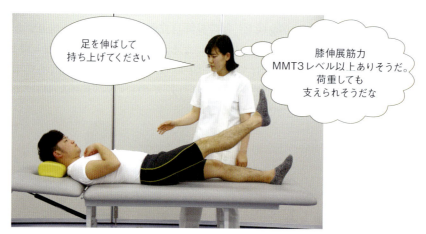

図5．動作観察による筋力推定
筋力を推定しやすい，特定の運動をいくつか考えておくとよい．

B 注意点

健常者でも，運動に際し，多くの反射の影響を受ける．ましてや，錐体路障害を生じている片麻痺者では迷路反射（重力）や緊張性頸反射（顔の向き）の影響が大きい場合があるので，姿勢や肢位には注意する（図6）．また，精神的な緊張から全身の筋緊張が高まることもあり，評価においてより複雑さを増していることは否めない．

痙性との関係から考えると，当該筋の運動が拮抗筋の筋緊張（痙性）により阻害されていたり，当該筋自体が随意的な筋力ではなく痙性により動いていることも多い．その際に痙性の強い部位のストレッチングを行い，できるだけ筋緊張を低下させて動きやすい状態で行う方法と，抑制は

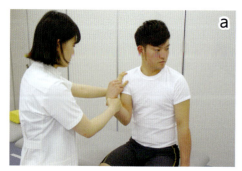 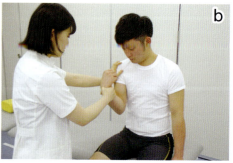

図6．緊張性頸反射の影響（a：肘関節屈曲筋力が強くなる，b：肘関節屈曲筋力が弱くなる）
頸部を回旋した際，後頭側では屈筋が（a），顔面側では伸筋が（b）促通されやすい．そのため，顔の向きは中間位にするなど指定しておいた方がよい．

全く行わず周辺の筋緊張を上げてでも当該筋の最大筋力を測定する方法がある。どちらが良い・悪いではなく，統一された方法で計測を行うことが大切である。

緊張性頸反射

以下のような実験を行うと，健常者でも緊張性頸反射の影響を受けていることがわかります。

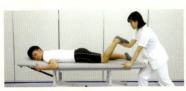

膝関節屈曲筋力が弱くなる

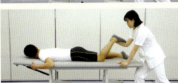

膝関節屈曲筋力が強くなる

膝関節屈曲筋力検査の際，頸部を検査側・対側に向けることにより筋力が変化する。一般的に対側に顔を向けた方が屈筋筋力が上がるが，健常者では視覚の影響（視覚には大脳皮質が関与）で逆の反応が出現する場合もある。この場合は，閉眼するとよい。

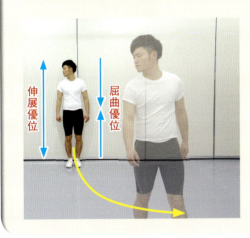

閉眼し，頸部を左右どちらかに十分に回旋してまっすぐ前に歩いてもらうと，多くの場合，後頭側の方向に曲がっていく。これは，顔面側の下肢が十分に伸展し，後頭側の下肢が屈曲しようとすることによって生じる。

（細江さよ子）

文献

1) 田崎義昭, 斎藤佳雄 著, 坂井文彦 改訂：ベッドサイドの神経の診かた 改訂第17版. pp40-56, pp162-165, 南山堂, 2010.
2) 川渕正敬, 山崎裕司, 瀧下あゆみ, 他：脳卒中片麻痺者の非麻痺側膝伸展筋力と移動動作の関連. 高知リハビリテーション学院紀要 12：29-33, 2010.
3) 市橋則明, 池添冬芽, 羽崎 完, 他：各種ブリッジ動作中の股関節周囲筋の筋活動量. 理学療法科学 13：79-83, 1998.

第Ⅲ章 脳卒中片麻痺治療のための検査・測定

8 総合評価

はじめに

　理学療法を行うにあたり，評価は状態の把握，治療効果の判定，予後予測のためにも必ず行うべきものである．評価には汎用され，信頼性・妥当性が検討されている評価尺度を用いることが『脳卒中治療ガイドライン2015』で推奨されている[1]．

　総合評価は種々の障害を総合的に評価する評価セットを指す．本項では，現在国内で多く用いられている評価セットを3つ紹介する．それぞれの評価セットには特徴があり，症例の障害や病期に合わせ，使用を検討する（表1）[2]．

表1　代表的な総合評価セットの特徴

		SIAS	NIHSS	FMA
推奨グレード*		A	A	A
評価項目	意識	×	○	×
	随意運動	○	○**	○
	筋緊張	○	×	×
	関節可動域	○	×	○
	感覚	○	○	○
	疼痛	○	○	○
	視空間認知	○	○	×
	言語機能	○	○	×
	非麻痺側機能	○	×	×

SIAS：Stroke Impairment Assessment Set
NIHSS：National Institute of Health Stroke Scale
FMA：Fugl-Meyer Assessment
* 理学療法診療ガイドライン第1版（2011年）による
** 随意運動とは異なる

A 脳卒中機能評価セット (Stroke Impairment Assessment Set：SIAS)[3]

　日本で開発された評価である．その特徴は，①脳卒中で障害される頻度が高い機能を総合的に評価する総合評価法であること，②信頼性と妥当性が検証済みの検査であること，③どの評価項目も簡便に作成してあるため，繰り返し評価できること，④麻痺側運動項目の評価として，共同

8 総合評価

運動と徒手筋力検査（以下，MMT）の両方の概念を取り入れていることである．特に④のいわゆる運動機能障害の量と質，の両面を一つのセットに組み込んでいることは重要である[1]．

　SIASは麻痺側運動機能，筋緊張，感覚機能，関節可動域，疼痛，体幹機能，視空間認知機能，言語機能，非麻痺側機能の合計9種類の機能障害から分類される22項目から構成され，各項目とも0〜5点の6段階，または0〜3点の4段階で評価される（表2）．点数が高いほど機能的に良好と判断される．評価項目および採点基準は表2に示す．具体的な方法は成書に詳しい．SIASチャートを表3に示す[3]．

表2　SIAS評価項目・得点一覧

分類	項目		得点（点）
1．麻痺側運動機能	上肢近位テスト	膝・口テスト	0〜5
	上肢遠位テスト	手指テスト	0〜5*
	下肢近位テスト	股屈曲テスト	0〜5
		膝伸展テスト	
	下肢遠位テスト	足パットテスト	
2．筋緊張	上肢腱反射（上腕二頭筋・上腕三頭筋）		0〜3**
	下肢腱反射（膝蓋腱・アキレス腱）		0〜3**
	上肢筋緊張		0〜3***
	下肢筋緊張		0〜3***
3．感覚機能	上肢触覚		0〜3
	下肢触覚		
	上肢位置覚		
	下肢位置覚		
4．関節可動域	上肢関節可動域 下肢関節可動域		
5．疼痛	疼痛		
6．体幹機能	腹筋力		
	垂直性テスト		
7．視空間認知	視空間認知		
8．言語機能	言語機能		
9．非麻痺側機能	非麻痺側大腿四頭筋力 非麻痺側握力		
合計			76

（千野直一，椿原彰夫，園田　茂，他　編著：脳卒中の機能評価—SIASとFIM［基礎編］．p42，金原出版，2012．より一部改変）

第Ⅲ章 脳卒中片麻痺治療のための検査・測定

表3 SIASチャート

ID：＿＿＿＿＿＿＿　氏名：＿＿＿＿＿＿＿＿＿＿＿　＿＿＿歳　麻痺側　右・左　発症日：
　　　　　　　　　　　　　　　　　　　　　　　　　　　　　検査日：　　　　検者：

	U/E	L/E					
Knee-Mouth			0：まったく動かず　課題可能でぎこちなさが 3：中等度著明 4：軽度　　5：なし		Pain		0：睡眠を妨げる 2：加療を要しない程度
Finger-Function			1A：わずかな集団屈曲 1B：集団伸展 1C：分離一部 2：分離可能屈伸不十分		Abdom.MMT		45°傾斜 0：起きられない 2：軽い抵抗 3：強い抵抗でも
Hip-Flexion			2：足部が床から離れる		Verticality		0：座位不可 2：指示にて垂直
Knee-Extension			2：足部が床から離れる		Visuo-spat.1	cm	2回測定 患者の左側を基準として実測値を記載
Foot-Pat					Visuo-spat.2	cm	2回のうち中央からのずれが大きい方でscoring
DTR			0：sustained clonus 1A：中等亢進　1B：減弱 2：軽度亢進 3：正常		Visuo-spat. Score		0：15cm以上 1：15cm未満5cm以上 2：5cm未満3cm以上 3：3cm以下
Tone			0：著明亢進 1A：中等亢進　1B：低下 2：軽度亢進 3：正常		Speech		0：全失語 1A：重度感覚（混合） 1B：重度運動 2：軽度
Touch			0：脱失 1：中等 2：軽度 3：正常		Unaffected Quad.		0：重力に抗せず 1：中等低下（MMT4） 2：軽度低下 3：正常
Position			0：動き不明 1：方向不明 2：わずかな動きでも可		Unaffected GP	kg	座位，肘伸展位
ROM（Sh./Ank.）	°	°	0：0～60° 1：60～90° 2：90～150° 3：150～180°	肩	Unaffected GP Score		0：0～3kg 1：3～10kg 2：10～25kg 3：25kg以上
ROM（Sh./Ank.）Score			0：－10°以下 1：－10～0° 2：0～10° 3：10°以上	足	（Affected GP）	kg	参考 （SIAS項目ではない）

（千野直一，椿原彰夫，園田　茂，他 編著：脳卒中の機能評価—SIASとFIM［基礎編］．p71，金原出版，2012．より改変）

B National Institute of Health Stroke Scale (NIHSS)[1,4]

　米国国立衛生研究所で作成された脳卒中の重症度を判定するスケールである．意識，注視，視野，顔面麻痺，四肢の運動機能，運動失調，感覚，言語，構音障害，高次脳機能（言語以外）の神経学的所見を網羅している．急性期に特に汎用されており，血栓溶解療法を実施する際の必須の評価項目にもなっている．NIHSSには最初に紹介された1994年版と2001年に出された改訂NIHSS（Modified NIHSS）があるが，その使い分けは明確にはされていない．

C Fugl-Meyer（フューゲル-マイヤー）Assessment（FMA）[4,5]（表4）

　1975年にFugl-Meyerにより発表された評価法である．運動機能，協調性，バランス，感覚，関節可動域の5つの大項目から構成されており，かねてより欧米では多く用いられている運動機能中心の総合評価である．運動機能検査は，Brunnstrom Recovery Stage（BRS，「9 運動機能評価」p 124参照）と重複する部分がある（表5）[1]．麻痺側運動機能評価でBRSと重複のない手関節の検査部分を表6に示す．

　検査所要時間が約40分と時間がかかることで，日本の理学療法士の間では普及していなかったが，最近は運動項目のみ使用されるなど，論文や学会発表でもよくみかけるようになっている（「9 運動機能評価」p 128参照）．脳卒中の評価では国際的に用いられており，知っておきたい評価法である[2,3]．

表4　Fugl-Meyer評価表

検査日：　　　　　合計　　／226点

上肢				無・不能	不十分	有・十分
A	肩／肘／前腕（　　／36点）					
Ⅰ	反射		上腕二頭筋・指屈筋	0		2
			上腕三頭筋	0		2
Ⅱ	a 屈曲共同運動：座位で麻痺側の耳まで手を挙上	肩	後退	0	1	2
			挙上	0	1	2
			外転	0	1	2：＞90°
			外旋	0	1	2
		肘	屈曲	0	1	2
		前腕	回外	0	1	2
	b 伸展共同運動：座位で非麻痺側の膝に触れる	肩	内転／内旋	0	1	2
		肘	伸展	0	1	2
		前腕	回内	0	1	2

Ⅲ	座位で a 手を腰椎に回す		0	1：上前腸骨棘を越す		2
	b 肘伸展位，前腕中間位での肩屈曲90°		0	1：後半で肘屈曲		2
	c 肩屈曲0°，肘屈曲90°位での前腕回内外		0	1		2
Ⅳ	座位で a 肘伸展位，前腕回内位での肩外転90°		0	1：途中で肘屈曲，前腕回外		2
	b 肘伸展位での肩屈曲180°		0	1：途中で肘屈曲		2
	c 肘伸展位，肩30〜90°位での前腕回内外		0	1		2
Ⅴ	正常反射：Ⅰの反射を検査		0	1：亢進≧1個，軽度亢進≧2個		2

B 手関節（肩と肘の肢位は必要なら介助する）（小計　　/10点）					
肩0°，肘屈曲90°で	手関節15°背屈位保持	0	1：抵抗がなければ可能	2：軽い抵抗に抗して可能
	手関節掌屈/背屈	0	1	2：全可動域で可能
肩軽度屈曲/外転位，肘伸展位，前腕回内位で	手関節15°背屈位保持	0	1：抵抗がなければ可能	2：軽い抵抗に抗して可能
	手関節掌屈/背屈の反復	0	1	2：全可動域で可能
分回し運動		0	1	2：スムーズで可動域十分行える

C 手（必要なら肘90°を保つように介助する）（小計　　/14点）				
集団屈曲	0	1		2
集団伸展	0	1		2
握りa：第2〜5指MP伸展，PIPとDIPの屈曲	0	1：弱い		2：強い抵抗に抗して可能
握りb：母指伸展位で示指MPと紙を挟む	0	1：弱い力で引き抜かれる		2：引き抜かれない
握りc：第1〜2指の指腹で鉛筆をつまむ	0	1：弱い力で引き抜かれる		2：引き抜かれない
握りd：筒握り	0	1：弱い力で引き抜かれる		2：引き抜かれない
握りe：母指対立位でテニスボールを握る	0	1：弱い力で引き抜かれる		2：引き抜かれない

D 協調性/スピード（小計　　/6点）				
開眼で麻痺側示指を鼻につける動作を5回，できるだけ速く繰り返す	振戦	0：顕著	1：軽度	2：無
	測定異常	0：顕著	1：軽度	2：無
	非麻痺側との時間差	0：＞6秒	1：2〜5秒	2：＜2秒

上肢合計	/66点

下肢				無・不能	不十分	有・十分
E	股／膝／足（　　／28点）					
I	反射		膝屈筋	0		2
			膝蓋腱・アキレス腱	0		2
II	背臥位で共同運動を評価する．随意収縮と重力による働きとを鑑別する					
	a 屈曲共同運動：下肢伸展位から開始	股	屈曲	0	1	2
		膝	屈曲	0	1	2
		足	背屈	0	1	2
	b 伸展共同運動：下肢屈曲位から開始	股	伸展	0	1	2
			内転	0	1	2
		膝	伸展	0	1	2
		足	底屈	0	1	2
III	椅子座位で		足を地面につけたまま膝屈曲	0	1：≦90°	2：＞90°
			膝関節屈曲位で足背屈	0	1：	2
IV	立位で		股伸展0°以上での膝屈曲90°	0	1：途中で股屈曲	2
			膝伸展位のまま足背屈	0	1	2
V	正常反射：Iの反射を検査 ＊IVの項目で満点の場合のみ施行			0	1：亢進≧1個，軽度亢進≧2個	2
F	協調性／スピード　（小計　　／6点）					
背臥位で麻痺側踵を非麻痺側膝蓋骨につける動作を5回，できるだけ速く繰り返す			振戦	0：顕著	1：軽度	2：無
			測定異常	0：顕著	1：軽度	2：無
			非麻痺側との時間差	0：＞6秒	1：2〜5秒	2：＜2秒
下肢合計						／34点

G	バランス（　　／14点）		無・不能	不十分	有・十分
座位	支持なし端座位保持		0	1	2：5分以上可能
	閉眼でのパラシュート反応	非麻痺側	0		2：肩外転，肘伸展
		麻痺側	0	1	2：肩外転，肘伸展
立位	介助立位保持		0	1	2：軽介助で1分以上可能
	支持なし立位保持		0	1	2：動揺なく1分以上可能
	非麻痺側片脚立位保持		0	1：4〜9秒	2：＞10秒
	麻痺側片脚立位保持		0	1：4〜9秒	2：＞10秒

H 感覚 (/24点)			脱失	鈍麻	正常
a	触覚	腕	0	1	2
		手掌	0	1	2
		大腿・下腿	0	1	2
		足底	0	1	2
			正解＜3/4	≧3/4	正常
b	位置覚	肩	0	1	2
		肘	0	1	2
		手関節	0	1	2
		母指IP	0	1	2
		股	0	1	2
		膝	0	1	2
		足	0	1	2
		母趾	0	1	2

I 他動関節可動域／J 関節痛		ROM (/44点)			疼痛 (/44点)		
		微動	低下	正常	重度	軽度	無
肩関節	屈曲	0	1	2	0	1	2
	外転90°	0	1	2	0	1	2
	外旋	0	1	2	0	1	2
	内旋	0	1	2	0	1	2
肘関節	屈曲	0	1	2	0	1	2
	伸展	0	1	2	0	1	2
前腕	回内	0	1	2	0	1	2
	回外	0	1	2	0	1	2
手関節	掌屈	0	1	2	0	1	2
	背屈	0	1	2	0	1	2
手指	屈曲	0	1	2	0	1	2
	伸展	0	1	2	0	1	2
股関節	屈曲	0	1	2	0	1	2
	外転	0	1	2	0	1	2
	外旋	0	1	2	0	1	2
	内旋	0	1	2	0	1	2
膝関節	屈曲	0	1	2	0	1	2
	伸展	0	1	2	0	1	2
足部	背屈	0	1	2	0	1	2
	底屈	0	1	2	0	1	2
	回内	0	1	2	0	1	2
	回外	0	1	2	0	1	2

(Fugl-Meyer, Jääkö L, Leyman I, et al：The post-stroke hemiplegic patient. Ⅰ. a method for evaluation of physical performance.Scand J Rehabil Med 7：13-31, 1975. より改変)

8 総合評価

表5 FMA上肢・下肢運動項目とBrunnstrom Recovery Stage（BRS）の関係

	FMA		BRS
上肢	A. 肩/肘/前腕	Ⅰ	―
		Ⅱ	Ⅲ
		Ⅲ	Ⅳ
		Ⅳ	Ⅴ
		Ⅴ	―
	B. 手関節		―
	C. 手	集団屈曲	Ⅲ
		集団伸展	Ⅴ
		握りa	―
		握りb	Ⅳ
		握りc	Ⅴ
		握りd	Ⅴ
		握りe	Ⅵ
	D. 協調性/スピード		―
下肢	E. 股/膝/足	Ⅰ	―
		Ⅱ	Ⅲ
		Ⅲ	Ⅳ
		Ⅳ	Ⅴ
		Ⅴ	―
	F. 協調性/スピード		―

―：対応なし

表6 FMA運動項目：手関節評価

B 手関節（肩と肘の肢位は必要なら介助する）		無	不十分	有・十分
肩0°，肘屈曲90°で	手関節15°背屈位保持	0	1：抵抗がなければ可能	2：軽い抵抗に抗して可能
	手関節掌屈/背屈	0	1	2：全可動域で可能

	手関節15°背屈位保持	0	1：抵抗がなければ可能	2：軽い抵抗に抗して可能
肩軽度屈曲/外転位，肘伸展位，前腕回内位で	手関節掌屈/背屈の反復	0	1	2：全可動域で可能
分回し運動	手関節をぐるぐる回し，分回し運動を行える	0	1	2：スムーズで可動域十分に手関節の分回し運動を行える

D いつ，どの評価を用いるのか？

　脳卒中の評価に必ず総合評価を使用しないといけないわけではない．しかし，脳卒中の障害構造が十分に理解できていないときには，これらの検査を行うことで，脳卒中によって患者にどのような障害が生じているのかを知ることができる．また，検査項目を見てみると，脳卒中によって起こる一次性の機能障害（impairment）にはどのようなものがあるかを知ることができる．

　理学療法士の仕事に最も関連する麻痺側の運動機能を調べる検査という観点で上述の3つの検査を比べると，NIHSSはどちらかというと超急性期の患者に生じた障害の有無を調べる検査法で，診断のための検査の意味が大きいように思う．一方でSIASやFMAは回復期以降，長く使える評価ツールである．脳卒中の運動機能検査にはBrunnstrom Recovery Stageテストがあるが，近年はSIASやFMAを用いた症例報告が増えている．

（松田淳子）

文献
1) 日本脳卒中学会 脳卒中ガイドライン委員会 編：脳卒中治療ガイドライン2015．協和企画，2015．
2) 松田淳子：脳卒中の理学療法診療ガイドライン．理学療法ジャーナル 47：533-540，2013．

3) 千野直一, 椿原彰夫, 園田 茂, 他 編著：脳卒中の機能評価 — SIAS と FIM［基礎編］. 金原出版, 2012.
4) 吉尾雅春：中枢神経疾患・障害に対する評価の進め方（総論）（細田多穂, 柳澤 健 編 理学療法ハンドブック 改訂第 4 版 第 1 巻 理学療法の基礎と評価）. pp795-797, 協同医書出版社, 2010.
5) Fugl-Meyer, Jääkö L, Leyman I, et al : The post-stroke hemiplegic patient. I. a method for evaluation of physical performance. Scand J Rehabil Med 7 : 13-31, 1975.

第Ⅲ章 脳卒中片麻痺治療のための検査・測定

9 運動機能評価

はじめに

脳卒中の運動機能障害は，麻痺側に関していえば主には「随意運動の障害」と考えることができる。そのため，自分で動かそうと思ってもらわないと，そして検査者がどのような運動をしてほしいと考えているかを理解してもらわないと，どれだけ運動機能が発揮できるのか，どのような運動を行うことができるのか，正確に評価を行うことは難しい。

脳卒中の患者は失語症をはじめ，高次脳機能に障害をもっている人も少なくない。どの検査を行う際にも，単に「できる」「できない」を判定するだけではなく，日常生活場面や画像情報などと矛盾が生じていないかを確認することが大切である。

また，臨床場面で必要なのは，判定結果の数字ではなく，患者が「どのように，どこまで動かすことができるのか」「どこが十分に動かせないのか」を知ることである。以下の検査を利用しながら，丁寧に患者の動きを「観察する」視点が大切である。

A Brunnstrom Recovery Stage (BRS)[1,2]

Brunnstrom Recovery Stage (BRS) は日本で最もよく用いられている麻痺側上下肢の随意運動検査である。Stage Ⅰ～Ⅵの6段階に分かれ，弛緩性麻痺であるStage Ⅰから自由な随意運動が可能なStage Ⅵまでを評価する。上肢・下肢・手指に分かれるが，各肢とも基準は曖昧なところがあり，「回復段階検査」ともいわれるが，Stage間に一貫性はなく，必ずしもStageに沿って回復するわけでもないため，随意運動の自由度を評価するツールとしての役割が強い。評価項目を表1に示す。

表1 Brunnstrom Recovery Stage (BRS) の評価項目

Stageと基本概念		上肢	下肢	手指
Ⅰ	随意運動がみられない	弛緩。随意運動なし	弛緩。随意運動なし	弛緩。随意運動なし
Ⅱ	共同運動がわずかに出現。連合反応が誘発される	わずかな ①屈曲共同運動 ②伸展共同運動 ③非麻痺側上肢の抵抗運動による連合反応の出現	わずかな ①屈曲共同運動 ②伸展共同運動 ③非麻痺側股関節内転の抵抗運動による連合反応の出現[レイミステ(Raimiste)現象]	全指屈曲がわずかに出現

9 運動機能評価

Ⅲ	随意運動の出現。十分な共同運動	明らかな関節運動を伴う ①屈曲共同運動, ②伸展共同運動が可能	明らかな関節運動を伴う ①屈曲共同運動, ②伸展共同運動が可能	全指屈曲が可能だが,伸展はできない
Ⅳ	分離運動が部分的に可能	①腰の後ろに手を持っていく ②肘伸展位で肩屈曲90° ③肘屈曲90°での前腕回内外	①(座)踵接地での足背屈 ②(座)踵を床から離さず膝屈曲90°以上になるまで足を後方に滑らす	①不十分な全指伸展 ②横つまみが可能で母指の動きで離せる
Ⅴ	さらに分離運動が進展した状態。一部の動作に努力必要	①肘伸展回内位で肩外転90° ②肘伸展位で頭上まで肩屈曲 ③肘伸展位,肩屈曲90°位で前腕回内外	①(立)踵接地での足背屈 ②(立)股関節伸展位での膝屈曲	①対向つまみ ②随意的指伸展に続く円柱または球握り ③全可動域の全指伸展
Ⅵ	分離運動が自由にできる。やや巧緻性に欠ける	StageⅤまでの課題をある程度の速度をもってスムーズに行える	①(立)股関節外転 ②(座)下腿内外旋が足の内がえし,外がえしを伴って可能	StageⅤまでの課題すべてと個別の手指運動が可能

判定は,1つ以上課題遂行が可能な最も高いStageを採用する。
(立)は立位,(座)は座位で検査を行うことを示す。立位での検査は立位保持のための上肢支持を可とする。

1. 検査の手順

BRSは,随意性を見る検査であるため,検査は対象者の能動的な上下肢の運動を見ることから始める。「麻痺している手を持ち上げることはできますか?」「足を曲げることはできますか?」「指をグーパーすることはできますか?」と問い,その反応から,該当するStageを予測し,詳しくStageテストを行っていく(図1,2)。

2. Stage Ⅲのテスト施行時の注意

StageⅢの検査をする際に,わざわざ病的共同運動の関節運動を再現させる理学療法士がいるが,これは誤りである。上肢・下肢のStageⅢは,上肢,あるいは下肢の屈曲運動を能動的に行ってもらった結果,画一的な病的共同運動でしか動かせない場合に「Ⅲ」と判断する。

また,伸展共同運動には「肩関節伸展」「股関節伸展」という用語が使用されているが,これは屈曲位から伸展方向に運動ができることを指している。いわゆる関節可動域測定の際の中間位を越えての伸展という意味ではないので注意が必要である。

第Ⅲ章 脳卒中片麻痺治療のための検査・測定

図1 上肢のStageテスト（右片麻痺を例に）

手を上に上げることはできますか？

動かせません。

▶「自分で動かせない：StageⅠまたはⅡ」

▶「かろうじて随意的に肩屈曲は可能だが、同時に外転を伴ってしまい、肘伸展位での挙上ができない：StageⅢ」

▶「肘関節伸展位のまま、90°以上、上肢の挙上が可能。」

▶「[左の肘を私の邪魔に負けないよう曲げてください]」
理学療法士が非麻痺側に抵抗を加えながら肘関節屈曲を行わせる。この時の麻痺側大胸筋の収縮の有無を確認する。

▶「肘を伸ばしたまま腕を上げてみましょう」

▶「肘を伸ばしたまま腕を天井に向けて上げてください」（肘関節伸展位で90°以上、肩屈曲可能）

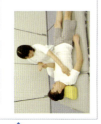

そのほかこのような方法も…
▶（座位で）「一緒に腕を上げてみましょう」
麻痺側上肢を理学療法士が介助し、自動介助運動を行う。症例の追随する動きや筋の収縮をチェックする。
▶（座位で）「手を落とさないように止めてください」
理学療法士が上肢を肩関節90°屈曲位まで挙上し、保持するよう指示し、筋の収縮や随意運動を観察する。

▶「腕を体側につけたまま、肘を直角に曲げて手のひらを上に向けたり下に向けたりを繰り返してください」

体幹側屈の代償に注意する。

▶「手を腰の後ろに回してください」
理学療法士は肩の痛みが出現しないように注意する。

▶ 筋収縮、あるいはわずかな関節運動あり：StageⅡ
▶ 筋収縮も見出せず：StageⅠ
▶ その他の原因？（「ちょっとヒント」参照）

▶ StageⅣの検査は実施できず：StageⅢ
▶ StageⅣの検査が1つ以上実施可能：StageⅣ

1つ以上実施可能：StageⅣ、1つも実施できない：StageⅢもしくはⅠ、Ⅱ

上の検査が1つ以上実施できたらStageⅤの検査へ

▶「肘を伸ばしたまま手のひらを上に向けたり下に向けたりを繰り返してください」

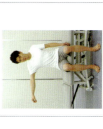

体幹側屈の代償に注意する。

▶「肘を伸ばしたまま腕を横に広げてください」

▶ 1つ以上実施可能：StageⅤ
課題をスムーズに実施可能：StageⅥ

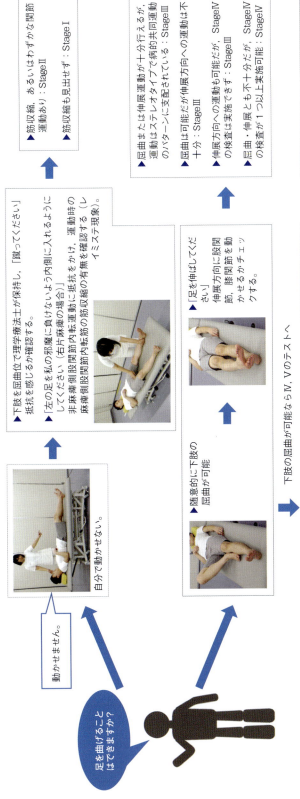

図2 下肢のStageテスト（右片麻痺を例に）

BRSを測定する前に（動作からStageを推察する）

Brunnstrom Recovery Stage（BRS）検査は，各Stageにどのような運動機能が要求されるかを知っておくことで，検査前にある程度のStage把握を行うことが可能です。動作時の麻痺側の動きからStageを予測するのです。

例えば，図のように車椅子からベッドへの移乗時，立ち上がりの際に無意識に麻痺側の上腕二頭筋や大胸筋，手指屈筋群などに収縮やそれに伴う関節運動がみられたら，「麻痺側上肢に連合反応がみられているからStageは少なくともⅡ以上はある」と考えます。下肢であれば起立後の方向転換時の麻痺側下肢の動きをみます。観察ポイントは足関節の動きと支持に動作参加が得られるかどうかで，車椅子からベッドへの移乗の方向転換時に足部を下垂した

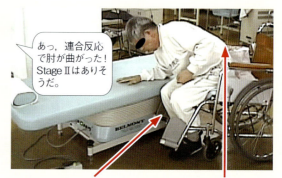

あっ，連合反応で肘が曲がった！ StageⅡはありそうだ。

立ち上がりを頑張る　　努力性の立ち上がりによる連合反応で，左上肢の屈曲が強まる

まま引きずっているようなら，「立位での足関節背屈が難しい可能性が高く，Stageは高くてもⅣどまりかもしれない」と見積もり，その後のStageテストに臨みます。もちろん，一次性の機能障害として感覚障害や高次脳機能障害が併存している可能性はあり，検査時にそれまでの観察とは異なる運動機能を発揮する例もありますが，検査前の観察ができていることで検査肢位の決定や運動機能と現在使用できている機能のギャップを知ることができるなど，多くのメリットがあります。

観察によるStage予測ができるためのポイントは「BRS検査の内容を覚えておくこと」です。他の検査も同様ですが，特に患者さんの能動性を求めるパフォーマンステストにおいては，実施者である理学療法士がどれだけ検査の内容（動作）と要求される運動機能を理解しているかが大切です。

B FMA 運動項目 [2,3]

総合評価で紹介したFMAの麻痺側随意運動検査部分。検査所要時間がかかることから日本では普及していなかったが，この数年，介入効果の指標として，運動機能評価やバランス機能評価のみが部分的に使用されることが増えている（「8 総合評価」p117参照）。

C SIAS麻痺側運動機能テスト [2,3]

FMA同様，総合評価の一つであるSIASの麻痺側運動機能テスト部分。Brunnstrom Recovery Stageテストを用いず，SIAS評価のみを運動機能の指標にする施設，報告も増えている（「8 総合評価」p114参照）。

9 運動機能評価

D Motricity Index[3,4]

　脳血管障害用に開発された運動機能テストである。0～5の6段階に評定し，重みづけがされた評価ルールに従い点数換算する（表2）。対象の運動は上肢は肩関節外転，肘関節屈曲，下肢は足関節背屈，膝関節伸展，股関節屈曲である。「徒手筋力検査法」の判定がベースになっており，粗大筋力の判定方法として用いることができる。

表2　Motricity IndexとMMTの関係

MMT	Motricity Index 上下肢 weight	定義
0	0	筋収縮を認めない
1	22	筋の収縮はあるが動かせない
2	42	重力を除けば全可動域動かせる
3	56	重力に抗して全可動域動かせる
4	74	抵抗に抗して全可動域動かせるが正常ではない
5	100	正常

"動かせない"＝運動障害？

　運動機能検査で「患者さんが課題を遂行できない」と思った際，Stage判断をする前に確認しておきたいことがあります。①課題に関わる関節の関節可動域，②運動課題が理解できているか，③高次脳機能障害の影響を考える，の3点です。

①課題に関わる関節の関節可動域

　患者さんの運動機能をみる際に，運動課題を遂行できる関節可動域があるか，運動内容を理解しているかを確認することは脳卒中の患者さんのみならず，すべての患者さんの評価において非常に大切なことです。特に回復期以降の脳卒中の患者さんは，重度であればあるほど1日の大半を麻痺側が不動に近い状態で過ごしています。当然，関節可動域制限が起こるリスクは高まります。可動域制限は上肢により強い傾向が認められます。下肢は起立着座や立位歩行，移乗動作など日常生活活動の中で動かす機会が比較的多く，可動域が維持されやすいためです。

②運動課題は理解されているのか

　初学者の検査場面をみていると，「指示の伝え方が良くないな」と思うことが時々あります。患者さんが理解できているか，表情を確認することもなく，検査部位だけをにらみながら，「こうしてください」「ああしてください」と口頭だけで指示したり，課題の一部始終を素早く自身が行って「こんな風にしてください」と指示していることがあります。患者さんにとっては初めて行う検査です。失語症などで言葉の理解に障害をもつ例もあります。図のように運動が理解

されているか非麻痺側で確認する，理学療法士が運動を徒手的に誘導しながら運動が理解されているか確認するなどの工夫が大切です。

③高次脳機能障害の影響を考える

　脳卒中は多くの高次脳機能障害も引き起こします。例えば自発的には運動ができるのに指示や模倣による運動を行うことができない失行や，麻痺側の上肢・下肢を無視してしまう半側身体失認など，運動機能に問題がないにも関わらず生じる運動障害を合併していることもあります。こうした症例には，検査場面ではなく，能動的な身体運動が生じる動作場面をセッティングしたり，日常生活活動場面での麻痺側上下肢の参加を観察するなどの工夫が必要です。

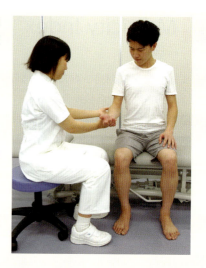

（松田淳子）

文献

1) Brunnstrom S：Movement therapy in hemiplegia. Harper & Row Publishers, New York, 1970.
2) 吉尾雅春：中枢神経疾患・障害に対する評価の進め方（総論）．理学療法ハンドブック 改訂第4版 第1巻 理学療法の基礎と評価（細田多穂，柳澤　健 編）．pp787-852，協同医書出版社，2010.
3) 髙見彰淑：運動機能評価．脳卒中理学療法の理論と技術（原　寛美，吉尾雅春 編）．p215, 216，メジカルビュー社，2013.
4) Demeurisse G, Demol O, Robaye E：Motor evaluation in vascular hemiplegia. Eur Neurol 19：382-389, 1980.

10 筋緊張検査

はじめに

脳卒中では筋緊張に異常を呈する。筋緊張の異常は運動障害を随伴することが多いが，臨床的には他動運動や受動抵抗などから評価することが一般的である。また，深部腱反射の亢進や間代（クローヌス）の出現も筋緊張亢進の指標に用いられる。

評価スケールは，以下の2つが知られている。

Modified Ashworth Scale (MAS)[1]（表）

現在のところ，国内外で最も多く用いられている筋緊張検査法である。この検査は筋緊張の病的な亢進状態を評価する。筋緊張低下や弛緩に関しては評価できないので注意が必要である。「筋緊張の亢進なし」の0から，「患部の可動性が失われている状態」の4に筋緊張亢進の状態を分けているが，Modified Ashworth Scale（MAS）は，1を1と1＋の2段階に分けており，合計6段階に分類する。

検査は，対象筋の被動抵抗で判断する（図）。脳卒中の場合，筋緊張の亢進の多くは「痙縮」を認めるため，他動運動の際にはある程度の「速さ」をもって対象筋の伸張を行うことで誘発できる。特に0と1，1＋のレベルの筋緊張評価には必要な操作である。さらに，痙縮が強い場合には，速い関節運動を行うことで伸張反射がより強く出現し，最終可動域の判断を誤ることがある。また筋緊張低下を認める筋は，速いスピードで他動運動を行うことにより，軟部組織の損傷を引き

表 Modified Ashworth Scale

0	筋緊張の亢進なし
1	軽度の筋緊張の亢進を認める。引っかかりと消失があるか，もしくは可動域の最終域で若干の抵抗を認める
1＋	軽度の筋緊張の亢進を認める。明らかな引っかかりがあり，可動域の1/2以下の範囲で若干の抵抗を認める
2	ほぼ全可動域を通して筋緊張の亢進を認めるが，容易に他動運動ができる
3	かなりの筋緊張の亢進を認め，他動運動が困難である
4	関節が固定され，他動運動での関節運動ができない状態

（Bohannon RW, Smith MB：Interrater Reliability of a Modified Ashworth Scale of Muscle Spasticity. Phys Ther 67：206-207, 1987. を著者訳，一部改変）

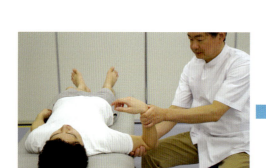 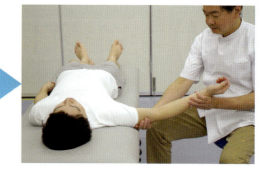

図．MAS の検査場面

上腕二頭筋を対象とした検査場面。最初は他動的な肘関節伸展屈曲運動をゆっくりと行い，関節可動域や抵抗感を感じた後，少しスピードをつけて肘関節伸展を他動的に行う。その際の抵抗感や可動範囲で判定を行う。

起こすこともある。そのため検査を実際に行う際には，対象筋の大まかな状態を把握し，他動運動のスピードに配慮する必要がある。

国際的に多く用いられている検査法ではあるが，検者間信頼性や筋緊張の本質を評価できているかなど，課題も合わせもつ検査法である[2]。

ちょっとヒント　筋緊張の評価

本文の文末でも述べましたが，MAS は純粋に筋緊張の亢進状態だけを検査できているわけではありません。脳卒中はその後遺障害が完治することが難しい疾患です。発症からの時間の経過とともに，麻痺の残った上肢・下肢の筋は柔軟性の低下や短縮もみられてきます。検査者にはそれらも他動運動の中では「硬さ」や「抵抗感」として感じられます。筋緊張の亢進状態，不動や努力性運動反復の結果である特定の筋の短縮や柔軟性の低下，MAS はこれらをまとめてみています。臨床で筋緊張の検査を行う際には，腱反射やクローヌス，病的反射，動作時に出現する連合反応や普段の姿勢，さまざまな指標を総合して筋緊張の状態をみていく必要があると思います。

標準化された筋緊張検査には，MAS のほかに Modified Tardieu Scale（MTS）があります。MTS は関節可動域と筋の反応の質を測定する項目があり，測定肢位と筋の伸張速度が規定されている特徴があります[3, 4]。MAS よりも痙縮の評価として臨床的な有用性が高いとする報告もあり，日本の文献でも紹介されることが多くなっています。

（松田淳子）

文献

1) Bohannon RW, Smith MB: Interrater Reliability of a Modified Ashworth Scale of Muscle Spasticity. Phys Ther 67：206-207, 1987.
2) 日本理学療法士協会 編：理学療法診療ガイドライン 6. 脳卒中. http://www.japanpt.or.jp/upload/jspt/obj/files/guideline/12_apoplexy.pdf，2011

3) Boyd RN, Ada L : Physiotherapy management of spasticity. In : Barnes MP, Johnson GR ed, Upper Motor Neurone Syndrome and Spasticity－Clinical Management and Neurophysiology. Cambridge Univ. Press, pp96-121, 2001.
4) 竹内伸行, 田中栄里, 桑原岳哉, 他：Modified Tardieu Scale の臨床的有用性の検討. 理学療法学 33：53-61, 2006.

第 III 章 脳卒中片麻痺治療のための検査・測定

11 活動評価

はじめに

脳卒中による障害は，運動障害，感覚障害など一次性の身体機能障害だけではなく，空間認知や記憶，失語症などの高次脳機能障害やうつなどの精神・心理障害をもつことが多い。また，発症からの経過時間とともに，活動性が下がったことによる，二次的な廃用性の身体機能低下を抱えることも少なくない。日常生活活動評価は，単に「できる」「できない」，あるいは点数評価に終始するのではなく，日常生活活動の制限や非効率性の背景にこれらがどのように影響しているかを常に分析しながら評価する必要がある。

A 機能的自立度評価（FIM）

1. FIMの概要と注意点

　機能的自立度評価法（Functional Independence Measure：FIM）[1]は，Barthel Indexと並び，国内で最もよく用いられている日常生活活動評価ツールの一つである。

　FIMは，運動項目13項目，認知項目5項目の計18項目で構成され，それぞれを自立の7点から全介助の1点まで7段階に分類評価するようになっている（表1, 2）。

　このツールの視点は「介助量」であり，「日常生活」の中で，「どれだけ介助が必要か」を評価する。原則，患者の「しているADL」を評価するツールで，患者の最高能力を評価するツールではないことに注意が必要である。

　ただし，移動項目の「階段」（表3）に関しては，「している状態」でなく意図的に「行わせて」評価してよいとされており，階段がない場合は，リハビリテーション室にある練習用階段の昇降を繰り返し12〜14段にしてもかまわないとされている[1]。

　また，同じ移動項目の「歩行・車椅子」に関しては，退院時に予定している移動手段で評価することが推奨されている[1]。施設によっては実用的に用いている手段での評価のみ行っているところもあるが，両方評価し，記録することを徹底してほしい。特に歩行は，医療機関や施設の安全管理の目的で介助や見守りで歩行が可能な場合も，生活場面では車椅子の使用が求められていることが少なくない。歩行が自立するまでのプロセスを記録しておくことは大切である（表4）[1]。

11 活動評価

表1　FIMの評価項目

大項目	中項目	小項目
運動項目	セルフケア	①食事 ②整容 ③清拭（入浴） ④更衣（上半身） ⑤更衣（下半身） ⑥トイレ動作
運動項目	排泄コントロール	⑦排尿管理 ⑧排便管理
運動項目	移乗	⑨ベッド・椅子・車椅子 ⑩トイレ ⑪浴槽・シャワー
運動項目	移動	⑫歩行・車椅子 ⑬階段
認知項目	コミュニケーション	⑭理解 ⑮表出
認知項目	社会的認知	⑯社会的交流 ⑰問題解決 ⑱記憶

（千野直一，椿原彰夫，園田　茂，他 編:脳卒中の機能評価—SIASとFIM［基礎編］. p83, 金原出版, 2012.より改変）

表2　FIMの採点基準

得点	運動項目	認知項目	介助量の表現 原文	介助量の表現 和訳
7	自立	自立	complete independence	完全自立
6	修正自立（用具の使用，安全性の配慮，時間がかかる）	軽度の困難，または補助具の使用	modified independence	修正自立
5	監視・準備・促しが必要	90％以上自分で行う	supervision	監視・準備
4	75％以上，100％未満自分で行う	75％以上，100％未満自分で行う	minimal assistance	最小介助
3	50％以上，75％未満自分で行う	50％以上，75％未満自分で行う	moderate assistance	中等度介助
2	25％以上，50％未満自分で行う	25％以上，50％未満自分で行う	maximal assistance	最大介助
1	25％未満しかしていない	25％未満しかしていない	total assistance	全介助

（千野直一，椿原彰夫，園田　茂，他 編:脳卒中の機能評価—SIASとFIM［基礎編］. p84,85, 金原出版, 2012.より改変）

表3 移動（階段）

点数	12〜14 段の階段昇降が可能	4〜6 段の階段昇降であれば可能
7	補装具，杖，手すりなどの使用，安全性の配慮を必要とせず，12〜14 段の階段昇降が可能。	
6	12〜14 段の階段昇降に，補装具，杖，手すりの使用，安全性への配慮が必要。	
5	12〜14 段の階段昇降に，6点の条件に加えて見守りが必要。	4〜6 段の階段昇降であれば，自立して行うことが可能。
4	12〜14 段の階段昇降を，3/4 以上自力で行う。	
3	12〜14 段の階段昇降を，1/2 以上自力で行う。	
2	介助があっても，12〜14 段の階段昇降はできない。	4〜6 段の階段昇降であれば，介助があれば昇降可能（1/4 以上自力で行う）。
1	介助があっても，階段昇降不可。	介助があっても，階段昇降不可。

（千野直一，椿原彰夫，園田 茂，他 編：脳卒中の機能評価—SIAS と FIM［基礎編］．p119,120，金原出版，2012. より改変）

表4 移動（歩行）

点数	50m 以上歩ける	15m 程度は歩ける
6	補装具，杖などを使用すれば，50m 以上歩行が自立。補装具，杖などを使用しなくても，通常の3倍以上の時間をかけて歩く場合や，安全のために人が多い場所や時間帯を避けて歩くように言われている場合は6点と評価。	
5	見守り，指示または準備があれば 50m 以上歩行自立。	15m であれば自立した歩行が可能。
4	軽い介助があれば 50m 以上歩行可能（3/4 以上患者が行う）。	
3	中等度の介助（支えてもらう，足を出してもらう）があれば 50m 以上歩行が可能（1/2 以上患者が行う）。	
2	50m 歩行することはできないが，右の欄の条件をクリアする場合。	15m を移動するのに見守りまたは介助が必要（1/4 以上患者が行う）。
1	15m の歩行にも中等度以上の介助が必要な場合。歩行不可または歩行を実施していない場合。	15m 歩行するのに「2点」以上の介助が必要な場合。歩行不可または歩行を実施していない場合。

（千野直一，椿原彰夫，園田 茂，他 編：脳卒中の機能評価—SIAS と FIM［基礎編］．p116,117，金原出版，2012. より改変）

11 活動評価

FIMを生かした評価のコツ

▶評価とともに階段昇降は積極的に練習に取り入れよう

本文でも述べたように，階段昇降はFIMの中では唯一，「できる」能力を評価しますが，臨床場面では，「歩行もできないのだから」と非実施で「1」がつけられていることが少なくないように思います。実際に行ってみるとわかりますが，手すりと適切な介助があれば，階段昇降は患者さんにとって「意外に」実現できる項目です。FIMの場合，リハビリテーション室の練習用階段を用いてもよいというルールもあり，評価という機会を活用して，ぜひ実際に試してみてください。

階段昇降は平地歩行に比べると下肢筋力も必要とされ，筋力強化練習としても利用することができます。また，「階段が昇れた」という事実は，たとえ介助を要したとしても，患者さんの自己効力感にプラスに働きます。

階段昇降の日常生活活動以外の「効用」を知り，評価の実践と運動療法への活用を考えてほしいと思います。

▶歩行未自立例への歩行能力評価としての活用

私たちが日常用いる歩行評価には，10m歩行スピードの測定，Timed Up and Go Test（TUG）などさまざまなものがありますが，これらはすべて歩行補助具を用いても「一人で歩行ができる」人（FIM 5点以上）を対象にした評価です。FIMは介助量と歩行可能距離を評価することができ，歩行未自立例の歩行能力評価ツールとして用いることができます。

本文でも述べているように，FIMの一項目としてだけではなく，歩行能力評価ツールとしても活用できたらよいと思います。

2. さらなる学習のために

その他の項目にもそれぞれ採点基準を具体化した記述があるが，本項では大枠の記載にとどめた。FIMの評価法の詳細に関しては，慶應義塾大学医学部リハビリテーション医学教室や兵庫医科大学リハビリテーション医学教室などで公式の講習会が開催され，解説書も刊行されている[1]ので，ぜひ目を通してほしい。

B modified Rankin Scale (mRS)[2,3]

ADLのより簡略な指標である。脳卒中患者の社会的不利益と行動制限を「まったく症候なし（Grade 0）」「症候はあっても明らかな障害はない（Grade 1）」「軽度の障害（Grade 2）」「中等度の障害（Grade 3）」「中等度から重度の障害（Grade 4）」「重度の障害（Grade 5）」「死亡（Grade 6）」の7段階に分類した評価法である。特徴は，項目に「死亡」までを含んでいることである。

非常に簡便に対象者の能力が表現できる検査として，国内外の帰結調査の評価項目として取り上げられている。理学療法の日常診療の中で用いることはほとんどないが，論文を読む際にも役立つので知っておきたい。

（松田淳子）

文 献

1) 千野直一，椿原彰夫，園田 茂，他 編著：脳卒中の機能評価－SIAS と FIM［基礎編］. p115,118, 金原出版, 2012.
2) 日本脳卒中学会脳卒中ガイドライン委員会 編：脳卒中治療ガイドライン 2015. pp 272-274, p328, 2015.
3) 篠原幸人，峰松一夫，天野隆弘，他：modified Rankin Scale の信頼性に関する研究－日本語版判定基準書および問診表の紹介. 脳卒中 29：6-13, 2007.

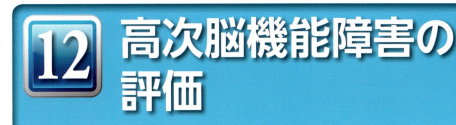

12 高次脳機能障害の評価

はじめに

高次脳機能は，「高次脳」と略されることもある，いわゆるレベルの高い大脳の機能のことである。高次脳機能障害は，運動麻痺などとは違い，性格の変容や記憶障害，認知障害など行動自体の障害といえる。高次脳機能障害の中でも，全般的障害として意識レベルの障害・認知症が挙げられ，部分的障害（巣症状）として失行，失認，記憶障害などがある。ここでは，全般的障害として主として意識レベルの障害と認知障害について述べる。

A 意識レベル

意識レベルの評価にはGlasgow Coma Scale（GCS）あるいはJapan Coma Scale（JCS）が主に用いられる。意識レベルは，予後予測にも重要な役割をもっているので，どちらかの評価を用いて適宜記載しておくようにする。これらの評価は一般的に観察から開始し，軽い声かけ，大声やゆさぶりのように徐々に強い刺激を加え，その最良の反応から判断する。意識がないからといって，最初から痛覚刺激を与えるようなことはしない。

1 Glasgow Coma Scale（GCS）

意識障害について世界で最もよく使用されている評価で，数値が大きいほど意識レベルが高いことを示す。昏睡状態では3点，正常では15点になる。

開眼反応（E：4点），最良言語反応（V：5点），最良運動反応（M：6点）の合計点で示されることが多いが，「GCS E2，V2，M3」と表記される場合もある。

2 Japan Coma Scale（JCS）：3－3－9度方式（表）

日本で開発された評価で，数値が小さいほど意識レベルが高いことを示す。この点はGCSとは逆の関係になるので注意する。

通常，「JCS Ⅱ-20」と表記されるが，単に「JCS 20」「JCSで二桁（この場合Ⅱ-10〜30）」と略される場合も多い。不隠（restlessness）や失禁（incontinence），自発性消失（apallic state, akinetic）を伴う場合，それらを表す記号を数字のあとに追加し，「JCS Ⅱ-20-R」「JCS 20-I」などのように使用する。

表　Japan Coma Scale（JCS）
Ⅰ．刺激しないでも覚醒している状態
1．意識清明とはいえない
2．見当識障害がある
3．自分の名前，生年月日が言えない
Ⅱ．刺激すると覚醒する状態
1．普通の呼びかけで容易に開眼する
2．大きな声または身体を揺さぶることにより開眼する
3．痛み刺激を加えつつ呼びかけを繰り返すとかろうじて開眼する
Ⅲ．刺激しても覚醒しない状態
1．痛み刺激に対し，払いのけるような動作をする
2．痛み刺激で少し手足を動かしたり顔をしかめる
3．痛み刺激に全く反応しない

（太田富雄，和賀志郎，半田　肇，他：急性期意識障害の新しいgradingとその表現法（いわゆる3-3-9度方式）．第3回脳卒中の外科研究会講演集，pp61-69, 1975. より）

B 認知機能

　高齢者が対象となる場合，特に学生が評価する際，まず認知機能を検査することが多いように思えるが，これは初対面の人に，「あなたは認知症ですか？」と聞いているようなものである。いくら治療のためとはいえ失礼な話である。人によっては，この時点で検査を拒否する可能性もある（図）。そもそも理学療法を行ううえで問題となるような認知機能レベルであれば，会話や他の検査をしている間にわかるはずである。今後プログラムを進めるうえで問題がありそうなら，客観的指標として後述する検査をするくらいでよいのではないだろうか。また，検査をするにしても多くは普通の会話の中で調べることが十分可能である。例えば，「あれ，今日は何日だったかな？」「お若く見えますが，おいくつでしたっけ」「病院の食事は美味しいですか。今日の朝はどうでした」など，いくら

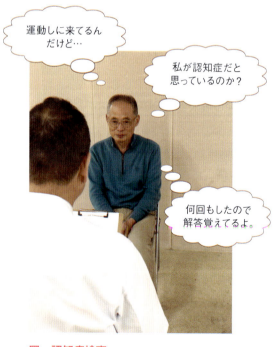

図．認知症検査
自身が行っている検査が，患者にどう思われているかを十分考えながら検査を行う。

12 高次脳機能障害の評価

でも聞きようがある。検査時間の短縮にもなるため，一度考えてみてはどうだろうか。

ただし，認知機能の改善に運動療法は効果があるとされており，その変化を見るために検査をすることには意味がある[1]。

さて，認知機能のチェックには，Mini-Mental State Examination（MMSE）と改訂長谷川式簡易知能評価スケール（Hasegawa Dementia Rating Scale：HDS-R）がよく用いられる。どちらも簡単に調べることができるが，検査自体は言語性の課題が中心で，失語症があると点数が低くなり過ぎる場合がある。

1 Mini-Mental State Examination（MMSE）

認知機能の簡単なスクリーニング検査で，大まかな認知機能の把握に役立つ。本来はここで引っかかった内容について，さらに詳しく検査するのだが，理学療法を行ううえでは活動内容から把握していくようにした方がよい。

この検査は15分ほどの短時間で簡単に施行でき，かつ定量化されているもので，世界で最も広く使用されている。

11項目，30点満点で，23点以下で認知障害を疑う。これは，日本語版も英語版も同じである。

ただし，手引きを見ず，記録用紙のみで安易に行われていることが多く，検査自体の間違いを指摘されることもある。

2 改訂長谷川式簡易知能評価スケール（Hasegawa Dementia Rating Scale：HDS-R）

国内で最もよく使用されている検査であるが，海外では使用されていないため，国外の情報と比較することができないので使用には注意する。

30点満点で，20点以下をカットオフ値としている。認知症判定の精度はMMSEより高いとされている。

模写や書字による検査は認知症患者には拒否されてしまうことが多いので，あえて除いている言語性の検査である。そのため，視空間の障害については判断しにくい。また，意外に難易度の高い項目もあり，認知症ではないのにできないことで「自分は認知症なんだ」と落ち込む人もいるので注意する。

C 前頭葉機能

前頭葉機能は，自発性や意欲に関連する機能，欲求や情動の制御など，人の行動全体にかかわる機能を有する。検査には種々のものがあり，上述のHDS-Rなどにも前頭葉機能をみる項目がある。

1 前頭葉簡易機能検査(Frontal Assessment Battery：FAB)

簡易かつ総合的な前頭葉機能の評価で，類似性の理解，語の流暢性，運動系列（運動のプログラミング），葛藤指示，Go／No／Go課題（抑制コントロール），把握行動をそれぞれ0～3点の4段階(18点満点)で得点化するものである。

20分ほどで行える検査で，65歳以上では11点以下をカットオフ値としている。ただし，健常な高齢者でも難易度が高く，低い得点となる場合がある。

2 かなひろいテスト

特に注意障害の検査に使用される。漢字を含まない仮名文を2分間で読みとりながら，特定の文字を拾い出すテスト。60歳台では10以上の正答数が基準値となる。

（河村廣幸）

文献
1) Smith PJ, Blumenthal JA, Hoffman BM, et al：Aerobic Exercise and Neurocognitive Performance：a Meta-Analytic Review of Randomized Controlled Trials. Psychosom Med 72：239-252, 2010.

13 意欲の評価

はじめに

　何事においても，物事を前向きに進めていくために「意欲」は欠かせない。脳卒中のリハビリテーションにおいてもそれは同じである。やる気のある人の方が物事に積極的に取り組める。リハビリテーション専門職は，患者の意欲を引き出すことも大切な仕事であると考えながら，日々プログラムを組んでいく。

　ところが，脳卒中後遺症者の一部に，その「意欲」の低下を認める人がいる。片麻痺や失語症といった後遺障害をもったことによる心理的な落ち込みに端を発する意欲の低下は想像しやすいところであるが，それ以外にも要因はある。

A 脳卒中後，意欲低下を引き起こす原因

　上述した心理的な悲嘆のほかに，意欲を低下させる要因としては，軽度の意識障害，認知症，高次脳機能障害，うつ，apathy（アパシー）などが，一般に挙げられる。

　脳卒中後の患者に意欲の低下を感じた時には，簡単に「ああ，落ち込んでおられるのだな」と判断してしまわず，上に挙げた要因の影響を丁寧に調べることが大切である。これはもちろん，理学療法士だけで判断できるものではなく，医師や看護師，作業療法士や言語聴覚士といったチームでの評価が大切である。背景になる疾患の治療を行うことで意欲に変化がみられることもある。

B apathyとは

　ところで，意欲の低下を引き起こす要因の中に，「apathy」という聞き慣れない言葉がある。apathyを最初に定義したMarinは，「apathyは意識障害，認知障害，感情障害によらない動機付けの減弱」と定義し，「意識レベルの低下，認知障害，感情的な悲嘆によるものではない」とした[1〜3]。その後，議論が重ねられ，現在は「目的に向けられた随意的で意図的な行動の量的な減少」と捉えられている[2]。理学療法の介入目的の大きな柱の一つは，対象者が目的とする動作を自分自身で能動的に行えるようにすることであり，apathyは目標達成の大きな阻害因子になる。

　Levyらは，apathyの発生機序を3つの型に分類している（表1）[3]。表1をみると，apathyは脳の機能障害と関係しており，脳卒中をはじめとする中枢神経疾患では合併し得る症状であることがわかる。

表1　LevyとDuboisによるapathy3型の発生機序

	機序	特徴	障害部位
情動感情処置障害による apathy	情緒的・感情的な情報による行動制御の障害	感情鈍麻，興味消失	眼窩部・内側前頭前野
認知処理障害による apathy	行動計画を立てるのに必要な認知機能の障害	遂行機能障害	背外側前頭前野，尾状核背側部
自己賦活障害による apathy	行動完遂に必要な思考や行動の自己賦活の障害によるapathy	自己賦活は低下しているが，外的刺激による反応は良好	両側尾状核，両側淡蒼球内側部，視床背内側部，背内側前頭前野，帯状回前部，前頭葉深部白質

(蜂須賀研二：リハビリテーション医療におけるアパシーとその対策．高次脳機能研究34：184-192, 2014.より一部改変)

C 意欲の評価

　意欲の低下は日常生活のさまざまな場面で観察できる。丁寧に生活状況を観察すること，理学療法場面でも表情の豊かさや，反応の良し悪し，プログラムへの積極性などで評価する。うつや意識障害など，意欲の低下を引き起こす基礎疾患の存在の確認も大切な評価項目である。観察を助ける評価ツールを以下に示す。

1. 全般的な意欲の評価

① 標準意欲評価法（CAS）[4)]

　日本高次脳機能障害学会が開発した，広く「自発性の障害」を対象とした検査法である。「面接による意欲評価スケール」「質問紙法による意欲評価スケール」「日常生活行動の意欲評価スケール」「自由時間の日常行動観察」「臨床的総合評価」の5つの検査から構成されている。

② Vitality Index（VI）[5)]（表2）

　日常生活動作に関連した「意欲」についての評価法である。もともとは鳥羽らにより虚弱高齢者を対象として開発されたものであるが，脳卒中者の評価にも適応する。

13 意欲の評価

表2 Vitality Index

1）起床 （Wake up）	・いつも定時に起きている ・起こさないと起床しないことがある ・自分から起床することがない	2 1 0
2）意思疎通 （Communication）	・自分から挨拶する，話しかける ・挨拶，呼びかけに対して返答や笑顔がみられる ・反応がない	2 1 0
3）食事 （Feeding）	・自分から進んで食べようとする ・促されると食べようとする ・食事に関心がない，全く食べようとしない	2 1 0
4）排泄 （On and off toilet）	・いつも自ら便意尿意を伝える，あるいは自分で排尿，排便を行う ・時々，尿意便意を伝える ・排泄にまったく関心を示さない	2 1 0
5）リハビリ，活動 （Rehabilitation, Activity）	・自らリハビリに向かう，活動を求める ・促されて向かう ・拒否，無関心	2 1 0

除外規定：意識障害，高度の臓器障害，急性疾患（肺炎など発熱）
判定上の注意：
1) 薬剤の影響（睡眠薬など）を除外。起座できない場合，開眼し覚醒していれば2点。
2) 失語の合併がある場合，言語以外の表現でよい。
3) 器質的消化器疾患を除外。麻痺で食事の介助が必要な場合，介助により摂取意欲があれば2点（口から運んでやった場合も積極的に食べようとすれば2点）。
4) 失禁の有無は問わない。尿意不明の場合，失禁後にいつでも不快を伝えれば2点。
5) リハビリでなくても散歩やレクリエーション，テレビでもよい。寝たきりの場合，受動的な運動に対する反応で判定する。

（鳥羽研二，他：高齢者総合的機能評価ガイドライン（鳥羽研二 監）．厚生科学研究所，pp3-225, 2003. より）

2. apathyの評価

1 Apathy Rating Scale（日本語版：やる気スコア，表3）

apathyを提唱したMarinが作成したApathy Evaluation Scaleを簡略化し，本人評価のみにしたもので[6]，日本では「やる気スコア」として知られている[7]。

過去2～4週間の状態について，14項目，0～3点の点数をつけるものである。点数が高いほどapahtyの状態と捉えられ，満点が42点である。カットオフ値が設定されており，原版[6]は14点であるが，日本語版[7]では16点となっている。

表3　やる気スコア（Apathy Rating Scale）

		全くない	少し	かなり	まさに
1	新しいことを学びたいと思いますか？	3	2	1	0
2	何か興味を持っていることがありますか？	3	2	1	0
3	健康状態に関心がありますか？	3	2	1	0
4	物事に打ち込めていますか？	3	2	1	0
5	いつも何かしたいと思っていますか？	3	2	1	0
6	将来のことについての計画や目標をもっていますか？	3	2	1	0
7	何かやろうという意欲はありますか？	3	2	1	0
8	毎日張り切って過ごしていますか？	3	2	1	0
		全く違う	少し	かなり	まさに
9	毎日何をしたらよいか誰かに言ってもらわなければなりませんか？	0	1	2	3
10	何事にも無関心ですか？	0	1	2	3
11	関心をひかれるものなど何もありませんか？	0	1	2	3
12	誰かに言われないと何もしませんか？	0	1	2	3
13	楽しくもなく，悲しくもなく，その中間位の気持ちですか？	0	1	2	3
14	自分自身にやる気がないと思いますか？	0	1	2	3
		合	計		点

日本語版「やる気スコア」では16点以上をapathyありと評価。

（岡田和悟，小林祥泰，青木　耕，他：やる気スコアを用いた脳卒中後の意欲低下の評価．脳卒中20：318-323, 1998.より）

2 Apathy Evaluation Scale

　apathyを提唱したMarinが作成・報告したapathyの評価尺度[1]で，18項目からなり，本人評価，介護者評価，医療者評価の3つの版がある。いずれも質問項目自体は同じであり，疾患など条件によって使い分けることが推奨されている。過去4週間以内の状態について，1〜4点の点数をつけるものであり，最低点が18点，最高点は72点である。得点が高いほどapathyが強い。

　日本語版は，介護者評価版を，葛西らが翻訳・作成し，報告している（表4）[8]。

表4　Apathy Evaluation Scale（AES）介護者評価　日本語版（AEJ-I-J）

質問ごとに，過去4週間の対象者の気持ちや行動について最もあてはまる答えに○をつけてください。

		全くあてはまらない（全くない）	ややあてはまる（わずかにある）	多少あてはまる（多少ある）	とてもよくあてはまる（たくさんある）
	配点	4点	3点	2点	1点
1	興味を持っていることがある				
2	その日の仕事(家事も含む)をその日のうちに済ませている				
3	自分から何かを始めることは，大切なことである				
4	新しい体験をすることに興味がある				
5	新しい物事を学ぶことに興味がある				
6	何をするのにもあまり努力をしない				
7	一生懸命に人生を過ごしている				
8	何かの物事をはじめから終わりまで見届けることを大切に思っている				
9	興味のあることに時間を使っている				
10	毎日するべきことを，誰かが言う必要がある				
11	自分の問題(病気など)に関して，あまり気にかけていない				
12	友人がいる				
13	友人と一緒に集まることを大切にしている				
14	何か良いことが起こるときに，わくわくした気持ちになる				
15	自分が抱えている問題を正しく理解している				
16	その日の仕事(家事を含む)をその日のうちに済ませることを大切にしている				
17	自主性がある				
18	やる気がある				
			合　計		点

得点は4段階（4，3，2，1）で，18項目72点満点である．高得点ほどapathyが重度であることを示す．逆転項目は6，10，11の3カ所である．

（葛西真理，目黒謙一，中村　馨：Apathy Evaluation Scale介護者評価の日本語版（AES-I-J）作成．日老医誌 51：445-452，2014．より一部改変）

D 脳卒中における意欲低下の発生頻度と予後

　小林らが調査した脳梗塞245症例の分析では，うつ病を単独で呈するのは12%，うつとapathyの合併が24%，apathy単独が21%であり，脳卒中後の感情・行動障害としてapathyが重要であるとしている[9]。また，蜂須賀らによる外来通院中の維持期脳卒中患者105例の調査でも，うつ14.6%，apathy42.3%であり，臨床的に注意すべき病態としている[2]。

　apathyは，日常生活や社会生活の自立や，認知機能障害に負の影響を与えることが報告されているが，その症状を呈したら予後不良とは一概には言い切れない。筆者らが行った外来通院中の維持期脳卒中患者を対象としたやる気スコア(Apathy Rating Scale)を用いた調査では，apathyと関連する項目に年齢，日常生活活動レベル，家庭・社会での役割が挙げられた[10]。apathyの存在が影響を与えた側面もあるかもしれないが，早期からこれらの項目に対する対策を講じることにより，apathyの状態に陥らせることを未然に防ぐことも可能かもしれない，ともいえる。急性期，回復期，生活期(維持期)で継続して評価を行い，その器質的な要因と合わせて，経過，介入方法の影響等を理学療法士の視点からも調査をする必要がある。

(松田淳子)

文献

1) Marin RS : Differential diagnosis and classification of apathy. Am J Psychiatry 147 : 22-30, 1990.
2) 上田敬太，村井俊哉：行動変化．高次脳機能障害の考えかたと画像診断（武田克彦，他 編著），pp242-254，中外医学社，2016.
3) 蜂須賀研二：リハビリテーション医療におけるアパシーとその対策．高次脳機能研究 34：184-192, 2014.
4) 加藤元一郎：標準注意検査法（CAT）と標準意欲評価法（CAS）の開発とその経過．高次脳機能研究 26：310-319, 2006.
5) 鳥羽研二，他：高齢者総合的機能評価ガイドライン（鳥羽研二 監），pp3-225，厚生科学研究所，2003.
6) Starkstein SE, Robinson RG, Price TR : Apathy following cerebrovascular lesions. Stroke 24 : 1625-1630, 1993.
7) 岡田和悟，小林祥泰，青木 耕，他：やる気スコアを用いた脳卒中後の意欲低下の評価．脳卒中 20：318-323, 1998.
8) 葛西真理，目黒謙一，中村 馨：Apathy Evaluation Scale 介護者評価の日本語版（AES-I-J）作成．日老医誌 51：445-452, 2014.
9) 小林祥泰：脳血管障害における脳血管性うつ状態の診断．脳血管性うつ状態の病態と診断（小林祥泰 編著），メジカルビュー社，2001.
10) 松田淳子，西田順子，松本亜矢子，他：外来脳卒中患者のapathyの状態と影響を与える因子．理学療法学 28（suppl 2）：100, 2001.

第Ⅳ章

理学療法士が知っておくべき装具・杖・車椅子の知識

●本章のここがポイント！

▶装具や杖・車椅子などは身近な存在であるからこそ，かえって基本的な構造や使用方法，調整方法などがあまり知られていないように感じます。

▶また，理学療法室で，長下肢装具を患者さんに装着するのに手間取っていたり，患者さんが自身で短下肢装具を装着する方法をうまく指導することができなかったりすることがよく見受けられます。

▶第Ⅳ章では他書ではあまり語られることのない，これら補助具の使用方法や調整方法にポイントをあてて理学療法士の目線から述べています。

▶さらに，車椅子の駆動方法として，片手片足駆動についても言及しています。片手片足駆動については第Ⅴ章「治療介入」でも述べていますが，駆動方法を誤るとかえって異常な動きを助長させてしまいます。

▶また，片手片足駆動ができる患者さんは，ほとんどの場合，杖や装具の使用はあるにしても歩行可能なことも知っておいた方がよいでしょう。

第 IV 章　理学療法士が知っておくべき装具・杖・車椅子の知識

1 装具の知識

はじめに

『脳卒中治療ガイドライン2015』[1)]によると急性期リハビリテーションでは廃用症候群を予防し，早期のADL向上と社会復帰を図るために，十分なリスク管理のもとにできるだけ発症後早期から積極的にリハビリテーションを行うことが強く勧められている（グレードA）。その内容には，早期座位・立位，装具を用いた早期歩行練習，摂食・嚥下訓練，セルフケア訓練などが含まれる。

歩行障害に対するリハビリテーションでは，歩行や関連する下肢トレーニングの量を多くすることは，歩行能力の改善のために強く勧められる（グレードA）。脳卒中片麻痺で内反尖足がある患者には，歩行の改善のために短下肢装具を用いることが勧められる（グレードB）。このように，装具療法は歩行練習において重要な役割をもつ。

そこで本項では，理学療法を行ううえで必要な下肢装具の紹介・装着の手順や調整方法などについて説明する。

A　長下肢装具（KAFO）

1. 適応について

早期装具療法として，長下肢装具（knee ankle foot orthosis：KAFO）を用いた運動療法が浸透しつつある。長下肢装具は，下肢の支持性不足などにより，短下肢装具では困難な全身のアライメントを整えた歩行練習に適応する。これは，重度片麻痺者の膝関節伸展位固定で膝折れを予防し，荷重入力と正しい姿勢をとりやすくする。また，体幹と下肢の筋収縮を促すことが期待でき，アライメントを直立に保つ準備や，短下肢装具ではできない歩行練習が可能となる。最近では，油圧式足継手（ゲイトソリューション：以下GS）を用いて，

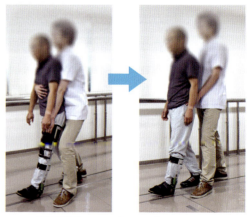

図1．長下肢装具から短下肢装具への移行
（パシフィックサプライ株式会社ゲイトソリューションシリーズカタログより）

足関節を固定せずに足関節の底屈位から背屈位へと十分に可動させて，股関節の支持性を向上させる練習が行われている。

1 装具の知識

　長下肢装具は，歩行練習が進んで立脚期での下肢の支持性が得られるようになってから，短下肢装具へと移行する（図1）。短下肢装具への移行の際には，支持性が得られるまでは長下肢装具と短下肢装具とを併用するようにする。

1 長下肢装具の継手の組み合わせ例

◎足継手……外側にGS，内側にダブルクレンザックを使用したタイプ（図2b）。
　内側にダブルクレンザックを使用することで，足関節の可動域が調整できる。足関節のより高度な安定性が必要な場合は，底背屈の固定もできる。
◎膝継手……リングロックを使用したタイプ。最大伸展位で固定ができ，屈曲はフリーになる（図2c）。

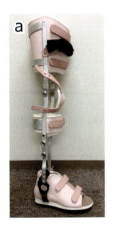 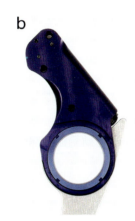 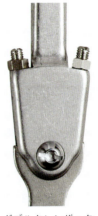 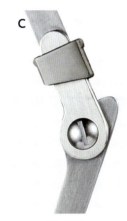

GS　　　　ダブルクレンザック　　　リングロック

図2．長下肢装具（膝継手リングロック・GS）（a：外観，b：足継手，c：膝継手）
（b，c：川村義肢株式会社下肢装具カタログより）

◎足継手……ダブルクレンザックを使用したタイプ（図3b）。
◎膝継手……ダイヤルロックを使用したタイプ（図3c）。膝関節が可動域制限により完全に伸展しない場合，最大に伸展したい角度で膝関節を固定できる。

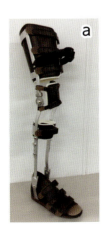 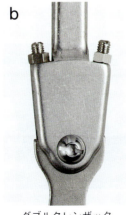 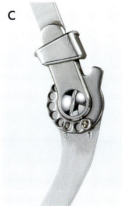

ダブルクレンザック　　　ダイヤルロック

図3．長下肢装具（膝継手ダイヤルロック・足継手ダブルクレンザック）（a：外観，b：足継手，c：膝継手）
（b，c：川村義肢株式会社下肢装具カタログより）

第IV章 理学療法士が知っておくべき装具・杖・車椅子の知識

2 足継手の選定

　歩行再建や運動機能の改善を目的にする場合は，足継手は足関節を固定せずGSの底屈制動機構を使用する（図2b）．GSと理学療法士後方介助による，前型歩行のトレーニングに有用で，立脚初期のヒールロッカーを改善し**倒立振子運動**[注]の再現が期待できる．

　高次機能・認知機能障害などにより足関節制御が困難で，立位の安定や下肢への荷重を目的にする場合は，足関節を安定させるため足継手が底背屈制限できるダブルクレンザック継手を使用する（図3b）．

3 膝継手の選定

　膝完全伸展位が確保できればリングロック継手を使用するが（図2c），膝関節に伸展制限があればダイヤルロック継手を使用するとよい（図3c）．

2. 継手の調整方法

1 足継手（ダブルクレンザック継手の足関節可動範囲の調整方法）（図4）

　ナットを緩め，継手のネジをマイナスドライバーで，底背屈の可動範囲を調整する．
　調整が終わったら緩めたナットを最後に締める．

　　　　　　　　　　◎底屈方向可動範囲の調整（図5）……後ろのネジを締めると底屈方向可動範囲が減少する．

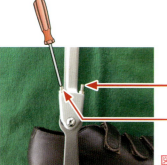

締めると背屈方向への可動範囲が減少（背屈制限ができる）
締めると底屈方向への可動範囲が減少（底屈制限ができる）

図4．足継手（ダブルクレンザック継手）の調整

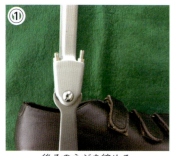 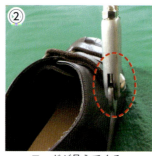 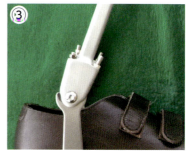

① 後ろのネジを締める．　　② ロッドが見えてくる．　　③ 支柱が前方に傾く．

図5．底屈方向可動範囲の調整

1 装具の知識

◎背屈方向可動範囲の調整（図6, 7）……前のネジを締めると背屈方向可動範囲が減少する。

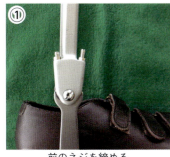
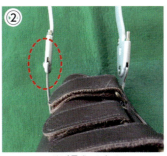
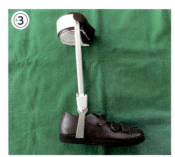

前のネジを締める。　　　　　　ロッドが見えてくる。　　　　　支柱が後方に傾く。

図6. 背屈方向可動範囲の調整

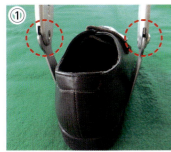
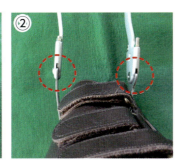

締めつけた内側・外側のロッドを同じ長さにする。

図7. 調整後の確認

2 膝継手（ダイヤルロック継手の調整）（図8）

必要な膝伸展角度の位置にネジを留めることで，膝関節の可動域を制限してロックができる。

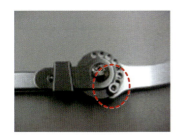
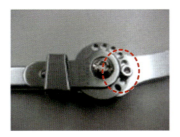
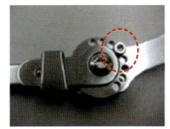

図8. 膝継手（ダイヤルロック継手）の調整

3 高さ調整（図9）

高さ調節ネジを外して高さを調整する。また，ネジを外すことで長下肢装具から短下肢装具に変更できる（図9①〜③参照）。

第Ⅳ章 理学療法士が知っておくべき装具・杖・車椅子の知識

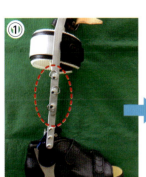
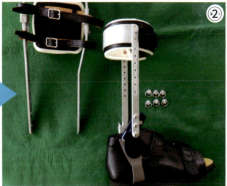
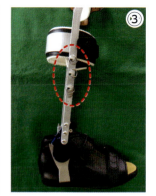

高さ調整のネジを外す。ネジを外すことで短下肢装具に変更できる。　　　1段高さを上げた状態。

図9．下腿部の高さ調整

3. 長下肢装具の装着方法（図10）

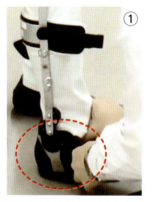
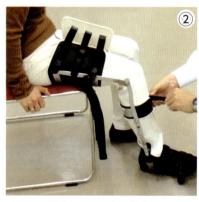

足部の踵と患者の踵を合わせる。　　　下腿カフのベルトを締める。

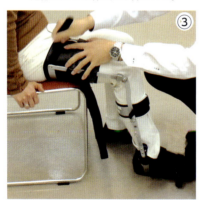
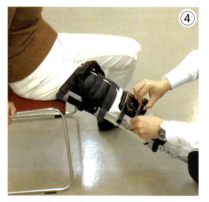

大腿カフのベルトを締める。　　　膝を伸展し膝当て部分を合わせる。

図10．長下肢装具の装着方法
最初に足部の踵に患者の踵をしっかりと合わせる。その後，足首ベルト，前足部ベルトの順に締める。患者の踵が足部の踵に収まっていることを確認する。

1 装具の知識

4. 装着・適合の注意点（図11）

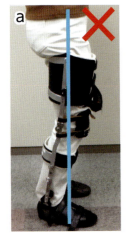 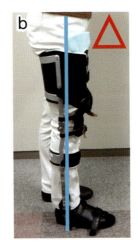 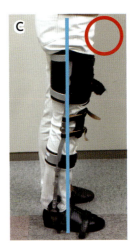

図11．装着・適合の注意点（a：不適合，b：タオルを詰めた状態，c：しっかりと適合した状態）

施設に備品として置かれている練習用装具のサイズが大きい場合，アライメントが崩れて不適合になる．その場合はタオルを詰めるなどしてできるだけ適合させる．できれば早急に患者自身に合わせた装具を作製して，適合した状態で練習した方がよい．

5. 長下肢装具での介助歩行について（図12，13）

立脚期非麻痺側から歩行を開始し，以下のポイントを念頭に介助歩行を行う．
① 後方介助することで立脚初期のヒールロッカーを十分に働かせて，倒立振子運動の初速を再現し重心を上昇させる（図12 ②→③）．
② 立脚中期では，膝関節伸展固定で膝折れを防止し，後方に重心が残らないよう十分に荷重させる（図12 ③）．
③ 立脚中期〜立脚終期に前型歩行を行うことで，麻痺側股関節を伸展させ腸腰筋を伸張する．それに伴って足関節背屈運動を行わせる（図12 ④）．

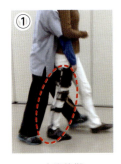 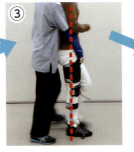 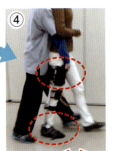

立脚終期　　立脚初期　　立脚中期　　立脚終期

図12．長下肢装具での介助歩行の周期とポイント

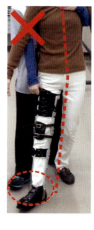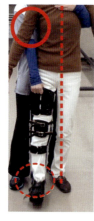

図13. 長下肢装具での介助歩行の注意点
外旋歩行にならないようにして、体幹のアライメントを整える。介助する理学療法士は、正面に鏡を置いて、麻痺側下肢に荷重がかかるように、また、振り出し状況を確認しながら歩行練習を行うとよい（○）。麻痺側下肢の外旋は、足関節の底屈運動から背屈運動への妨げとなり、股関節伸展も不十分になるので注意する（×）。

④十分な股関節伸展により振り出しの準備が可能となる。
⑤非麻痺側・麻痺側とも同じ歩幅にして、リズム良く歩行させる。

6. 長下肢装具でのより良い歩行練習のための歩行補助具

1 介助ループ（図14）

介助ループは、麻痺側下肢の振り出しを補助するベルトである。

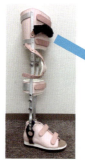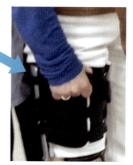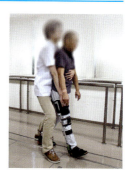

図14. 介助ループの使用例
（右図：パシフィックサプライ株式会社ゲイトソリューションシリーズカタログより）

2 T-Support（図15）

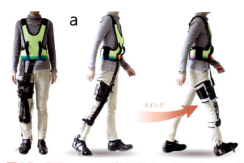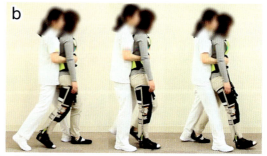

図15. T-Supportの使用例（a：全体像，b：実際の使用例）
麻痺側下肢を伸展させることでゴムが引き伸ばされ、振り出しの補助につながる（b）。（a：パシフィックサプライ株式会社T-Support製品案内より，b：同社ホームページ動画「T-Supportの使い方」より編集）

1 装具の知識

　T-Supportは，脳卒中片麻痺者の下肢装具を用いた歩行トレーニング時に併用することで，より効果的かつ安心・安全に歩行トレーニングができる新しい歩行補助具である。体幹機能をサポートするベストと，そこに取りつける弾性バンドからできており，これにより立脚期では下肢の支持性を向上させ，遊脚期ではスイングを補助する。

　自力歩行可能な脳卒中片麻痺者の歩行時に装着することで，立脚後期の下腿三頭筋の筋活動量が増大し，歩行速度が向上することを示す研究もある[2]。

7. 短下肢装具への移行（図16）

　長下肢装具（治療用装具）を使用して膝継手のロックを外した状態で股関節・膝関節の支持性が確保できるようになれば，短下肢装具（生活用装具）への移行を検討する。

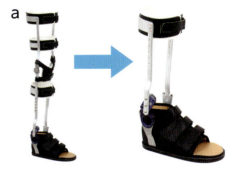

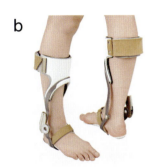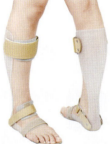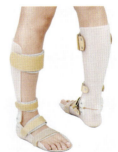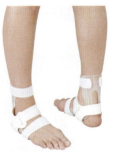

図16．短下肢装具への移行（a：治療用装具，b：生活用装具）
（川村義肢株式会社下肢装具カタログより）

B 短下肢装具（AFO）

1. 適応について（短下肢装具を選定するポイント）

① 短下肢装具（ankle foot orthosis：AFO，両側支柱）（図17～19）

　「歩行の安定」を得る目的で選定する。反張膝傾向が強い場合，足内反の緊張が強い場合に使用する。内反が強い時は，T・Yストラップで矯正する（図18）。シューホンブレースでは矯正が困難で，変形や浮腫の増減が大きく予想される場合に適応となる。どの場面で使用するかにより，足部のタイプを選定する（図19）。

157

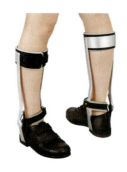
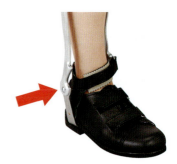

図17. 短下肢装具両側支柱
内反の場合は外側から反対側支柱に引きつけ，内側に矯正する（矢印）。
（川村義肢株式会社下肢装具カタログより）

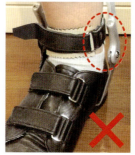
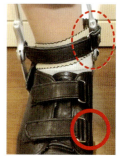

図18. T・Yストラップ
果部をストラップで反対側支柱に引きつけ，内反・外反を矯正する。

支柱の内側では，単に足を締めつけるだけである。

支柱の外側にかけることで内反の矯正ができる。

a
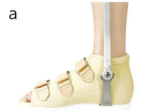

b
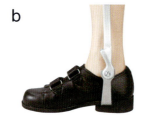

c
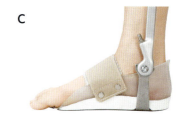

図19. 足部のタイプ［a：足部覆いタイプ，b：靴型タイプ，c：モールド（プラスチック）タイプ］
aは治療用長下肢装具に使用される場合が多い。装着性が良く，主に屋内で使用される。bは主に屋外で使用される。cは屋内外兼用で使用できる。市販靴に入れて使用される。（川村義肢株式会社下肢装具カタログより）

❷ シューホンブレース（図20）

安定した歩行を必要とする場合，足関節の背屈ができない場合，立脚期に膝の過度な屈曲がある場合に適応となる。

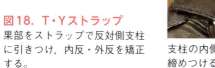

図20. シューホンブレース
（川村義肢株式会社下肢装具カタログより）

1 装具の知識

❸ 足継手付きプラスチック短下肢装具（タマラック足継手とジレット足継手）（図21）

立脚中期から後期にかけて足関節の背屈ができる場合や，ゲイトソリューションデザイン（図23a参照）を試し，踵接地時に底屈ができない，また立脚中期で膝の過度な伸展が抑えられない場合に適応となる。

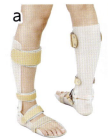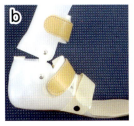

図21．タマラック足継手（a）とジレット足継手（b）
タマラック足継手とジレット足継手は同様の構造であるが，タマラック足継手はウレタンゴムの内部が繊維により補強され，劣化による破断を防止している。（a：川村義肢株式会社下肢装具カタログより）

❹ プラスチック短下肢装具の工夫（図22）

内反尖足が強い場合，足首のベルトは装具の内側からベルトを取り付け，外側から内側に矯正できるベルトにする。また，尖足には踵部に補高を追加する。足部内反により装具が外側に倒れる場合は，踵部外側を広くして重心が中央を通るようにする（外側フレアヒール）。歩行時に足趾過屈曲する場合，つま先の疼痛緩和に趾枕（ゆびまくら）を取り付ける。

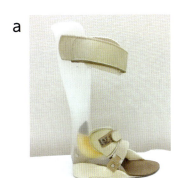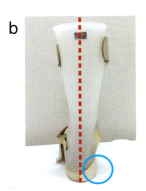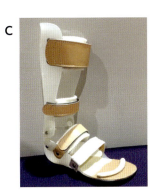

図22．プラスチック短下肢装具の工夫（a：内反矯正用ベルトと踵部補高，b：踵部外側フレアヒール，c：趾枕）
aでは内反尖足傾向のため矯正用の足ベルトと補高を追加している。bでは足部内反により外側に装具が倒れないように安定させる。cは足趾過屈曲する場合，つま先の疼痛緩和に用いる。

❺ GS付き短下肢装具（図23, 24）

歩行能力が高い場合で，「歩行の効率性（正常歩行に近づける）」を得る目的で選定する。立脚初期に踵接地ができ，さらに底屈もできる。また，トゥクリアランスを確保でき，前型歩行もできる。

なお，「歩行の安定（自立歩行）」を得る目的で選定する場合，また体幹アライメントが後方重心になる場合，過度な膝関節伸展位や屈曲位になる場合，さらに揃い型歩行には不適応と思われる。

第 Ⅳ 章　理学療法士が知っておくべき装具・杖・車椅子の知識

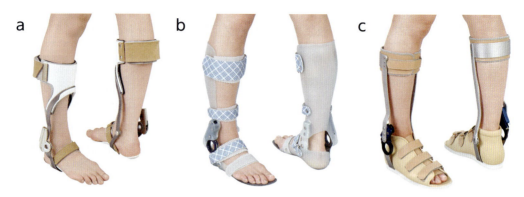

図23．GS付き短下肢装具［a：ゲイトソリューションデザイン（GSD），b：プラスチックタイプ，c：金属支柱タイプ］（川村義肢株式会社下肢装具カタログより）

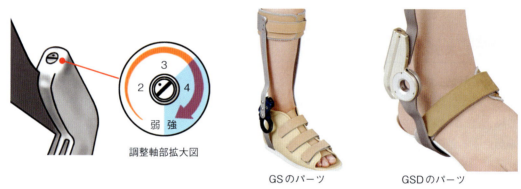

調整軸部拡大図　　　　　　　　　GSのパーツ　　　　　　　　GSDのパーツ

図24．GSDの油圧設定の目安[3]（川村義肢株式会社下肢装具カタログより一部改変）
油圧2.5の設定の目安は重心が後方に残らず正しい踵接地ができる場合とする。油圧3の設定の目安は後方に重心や反張膝の傾向が残っている場合とする。上記のような目安で，ヒールロッカーに必要な力を引き出すようにする。また，体重や活動度に合わせて歩容を確認しながら調整を行う必要がある。基本的には回復に合わせて油圧を下げ，装具の制動力を小さくしていく。油圧1の設定は制動がない状態，油圧4はほぼ固定の状態である。油圧制動力は設定値3.5以上（図のハッチングの範囲）では，破損の原因になるため使用しない（GSとGSDは形状が違うため，GSの油圧2.5とGSDの油圧3が同等の力になると考えるとよい）。

◎GS付き短下肢装具の効果的な利用のためのポイント……立位での正しいアライメントを整える（図25）。

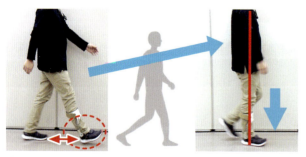 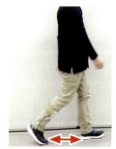

①踵接地の改善（立脚初期）
・踵から接地して底屈運動させる。その時に両側の膝は伸展位になるように注意する。

②足関節の背屈運動を伴いながら足底に荷重（立脚中期）
・全足底接地までに「股関節が足関節の真上」に位置するように誘導する。
・麻痺側に荷重し，重心を上げる。

③蹴り出し（立脚後期）
・前型歩行（歩幅は小さくてもよいので，左右同じ幅にする）
・リズム良く蹴り出しを行う。

図25．GS付き短下肢装具の効果的な利用のためのポイント

1 装具の知識

6 オルトップAFO（図26）

歩行時に膝関節の過度な伸展・屈曲位にならず，トゥクリアランスが確保できる場合に適応となる。

オルトップAFOは制動力が弱いため退院後の状態変化も十分に考慮して選定する。

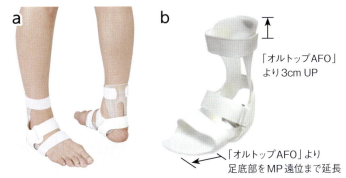

図26．オルトップAFO（a：オルトップAFO，b：オルトップAFO LH）
オルトップAFO LH（b）は，オルトップAFO（a）より下腿部の高さが3cm高く，足底部はMP遠位までに設定している。
（パシフィックサプライ株式会社装具カタログより）

2. 短下肢装具の装着方法

1 シューホンブレースの装着方法（図27）

踵を十分に奥まで入れる。踵が入りにくい場合は，膝を屈曲した状態で足関節を90°にすると入りやすくなる。

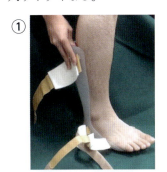
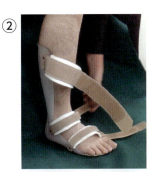
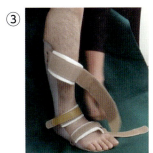
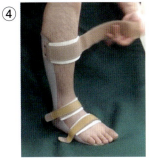
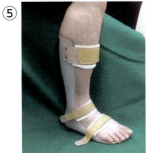
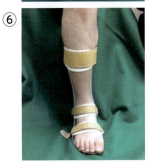

図27．装着時のポイント
最初に足首のベルトをしっかりと締める。次に前足部ベルトを締めて下腿部ベルトを締める。最後に足首のベルトを留め直すことで踵がしっかりと締まる。踵が奥まで十分に入っているか最後にもう一度確認する。

第Ⅳ章 理学療法士が知っておくべき装具・杖・車椅子の知識

2 オルトップAFOの装着方法

◎**理学療法士による装着方法**（図28）……図28に示すように，オルトップAFOにおいてもシューホンブレースと同様に足首部分のリングストラップから締め，足の位置を定めた後に下腿部・足背部のベルトを締めていく。

①
両ファスナー同士を貼り合わせる

たるませたリングストラップに本体を通し，内側にある面ファスナー同士を貼り合わせ，固定する。

②

本体に取り付けたリングストラップベルトに足を通す。

③

リングストラップベルトを締め込み，足と本体を固定する。

④

下腿部ベルトと足背部ベルトにて，本体を足に固定する（下腿部・足背部ベルトが長すぎる場合はカットする）。

⑤

各部のベルトが適切な締め込み量に調節されていることを確認する。

図28．オルトップAFOの装着方法
（パシフィックサプライ株式会社製品カタログ：オルトップAFO・オルトップLHより改変）

◎**患者自身での装着方法**（図29）……患者自身での装着においても足首部分のリングストラップから締め，足の位置を定めた後に下腿部・足背部のベルトを締めていく。最後に荷重をかけて不具合がないか確認する。

①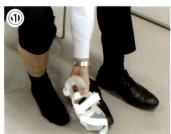
足関節のリングストラップに足を通す。

②
踵をしっかりと合わせて，リングストラップを留める。

③

④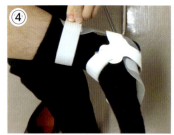
下腿部ベルトを留める。

⑤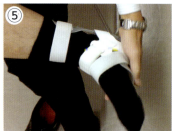
MPベルトを留める。

⑥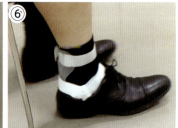
荷重をかけて不具合がないか確認する。

図29．患者自身での装着方法

◎靴べらを使用した患者自身での靴の装着方法(図30)……靴べらを使用することにより患者自身で靴が履きやすくなる。

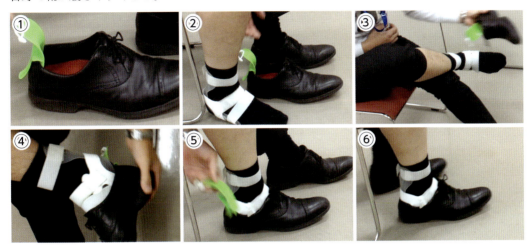

図30. 靴べらを使用した患者自身での靴の装着方法

C 装具のチェックアウト

1. 装具の修理・装着前のチェック

ベルトや底材は消耗品のため定期的な修理が必要である。
また、ヒビが入り割れることもあるので、装着前にチェックをする(図31)。

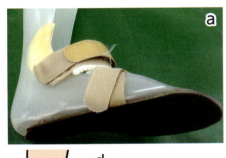
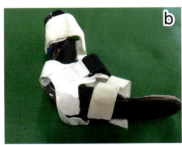
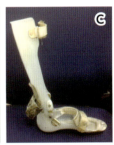
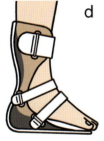
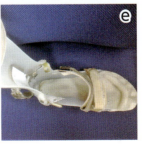

踵部にほこりが付着している場合、踵が奥まで入っていないと考えられる。

図31. 不十分な装着例(a:底材の消耗・剥離、b:ベルトのほつれ・傷み、c:継手の破損、d:踵が奥まで入らない、e:踵部のほこり)
(d:川村義肢株式会社ホームページ http://www.kawamura-gishi.co.jp/d_catalog/leaflets/anshin_201703.pdfより)

第 IV 章 理学療法士が知っておくべき装具・杖・車椅子の知識

2. 適合の確認

装着の仕方が適切でないと，歩きにくかったり，足を傷つけてしまうことがある。装具は正しく装着するように指導する必要がある（図32）。

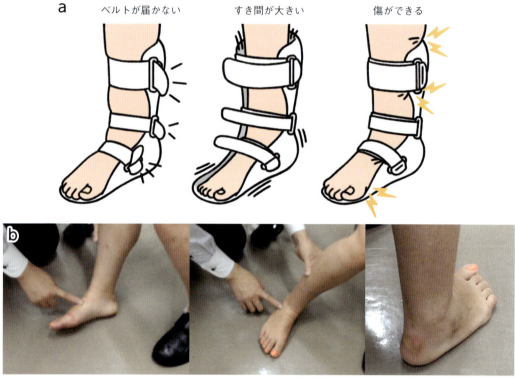

図32．装具の適合の確認（a：不適合例，b：確認の様子）
装具は身体に適合していることが大切である。体重の増減や足首の可動範囲が変化すると装具と身体が合わなくなってくる。無理に使用を続けていると足を傷つけたり，歩きにくくなり転倒の危険性が高くなる（a）。装具を外した時に傷ができていないか，赤くなっていないか確認する（b）。
（a：川村義肢株式会社ホームページ http://www.kawamura-gishi.co.jp/d_catalog/leaflets/anshin_201703.pdf より）

（藤本康浩）

注）**倒立振子運動**：健常歩行の重心は単脚支持期で高く両脚支持期で低くなる。これは前方への推進力を位置エネルギーとして蓄え，その位置エネルギーを運動エネルギーとして解放することで重力を利用した効率的な歩行を可能にしている。

文献

1) 日本脳卒中学会 脳卒中ガイドライン委員会：脳卒中治療ガイドライン 2015. p277, 288, 協和企画, 2015.
2) 中谷知生, 他：歩行補助具 T-Support の装着が脳卒中片麻痺者の歩行動作に及ぼす影響. 日本義肢装具学会誌 34巻3号掲載予定.
3) 安井 匡：【シリーズ：パーツ紹介】Gait Solution Design. PO アカデミージャーナル Vol.19, No.4：277-288, 2012. より編集

2 杖の知識

はじめに

片麻痺者が使用する歩行補助用具としての杖は、身体の支持や体重の免荷、バランスの補助、歩行パターンの矯正、歩行スピードと持久性の向上を目的として導入される。
以下に、片麻痺者に多く使用されている杖を中心に紹介する。

A 杖の種類（図1）

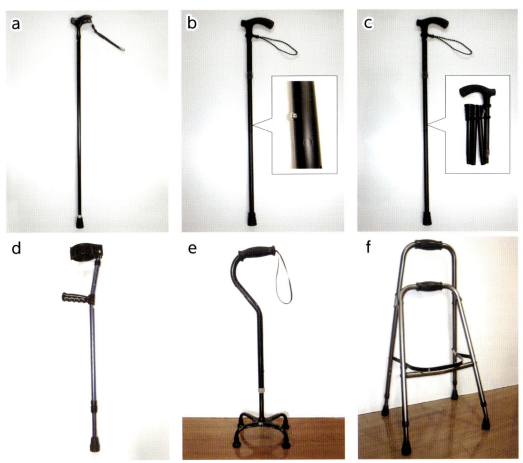

図1. 杖の種類（a：単脚杖，b：単脚杖（伸縮型），c：単脚杖（折りたたみ型），d：ロフストランドクラッチ，e：多点杖，f：サイドケイン）

第Ⅳ章 理学療法士が知っておくべき装具・杖・車椅子の知識

1. 単脚杖（伸縮杖・折りたたみ杖も含む）

　見た目通り，グリップと杖先ゴム間が1本の支柱のみで構成されているため，単脚杖と呼ばれている。歩行の補助的役割が強く，歩行の主は二足歩行である。屋内は杖なし，屋外のみ単脚杖使用といった使い方をされる場合も多い。単脚杖の主なグリップは，握り部分を支柱と直交させたT字型，手掌全体でグリップを握れるようにしたファンクショナル型がある（図2）。

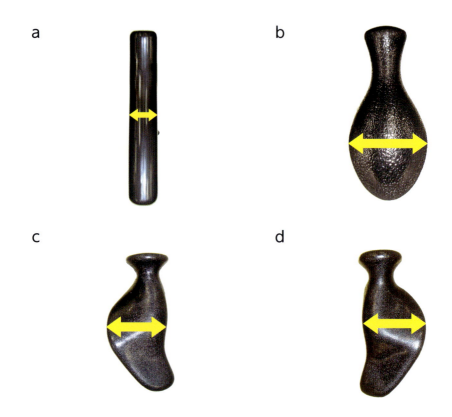

図2．グリップの種類（a：T字型，b：ファンクショナル型，c：右手用，d：左手用）

　T字型グリップは，グリップがスリム形状であり従来型といえよう。杖にかける荷重が少ない患者や一時的にしか使用しない患者にはよいが，手掌との接触面積が狭いため長時間使用し続けると圧痛が出現するおそれがある。

　一方，ファンクショナル型グリップや右手用・左手用グリップは，手掌に馴染む形状であり，手掌部との接触面積も大きいため，グリップをしっかりと握ることができる。そのため，歩行時における杖の前方運びや杖先ゴムの接地位置のコントロールがしやすい。

2 杖の知識

単脚杖の便利な機能

▶グリップ形状の最新型

現在の単脚杖はグリップ形状がさまざまあり、数年前に比べると格段に握りやすくなっています。例えば、図のように示指と中指間のグリップの根元幅を細くすることで、より握り込みやすくなっています。

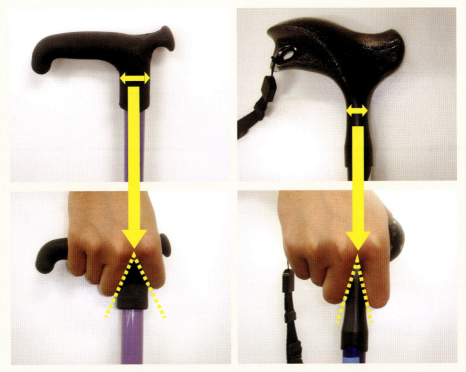

グリップの握りやすさの違い。左図は指間腔が広いため握り込みにくく、右図は指間腔が狭いためしっかりと握れます。

▶手首を守る紐

万が一、転倒した際に杖の紐が食い込んで手首を骨折しないよう、図のように25ニュートン（約2.5kg）以上の負荷がかかると紐の途中が外れる構造になっているものもあります。

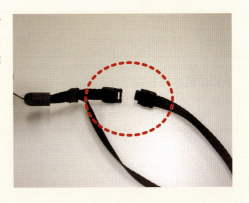

2. ロフストランドクラッチ

単脚杖の支柱と握り，腕を支える前腕カフを備えた杖である。手指が荷重支持を，前腕カフが側方安定性を受けもつため，手関節のコントロールが不良な場合や大きな荷重がかかった際に安定して支えることができる。握力や手関節の支持性が弱く，振り出しが不安定など，単脚杖では不安定な場合に用いる。

グリップの形状

グリップの形状は，どのメーカーも類似していますが，筆者の印象では海外メーカー製はグリップが太くて固いため，図のような国内メーカー製の方が握りやすく滑りにくいようです。

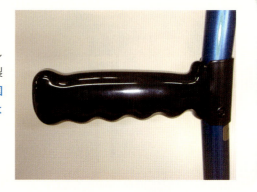

3. 多点杖

単脚杖などの先端部分が3〜4本に分岐したもので脚の数により，三点杖，四点杖と呼ぶ。片麻痺者が杖で歩行を開始したときや，歩行が不安定で単脚杖より大きな支持が必要な場合に用いる。原則として，杖を前方に，先端ゴムがすべて接地するよう置いてから，一歩一歩踏み出すように使用する。三点杖よりも四点杖の方が安定性に優れているが，四点杖は重いというデメリットがあった。しかし，カーボン素材やマグネシウム素材の四点杖が登場したことで，最新の四点杖は重量が劇的に軽くなっている。

多点杖の特徴・その他のタイプ

▶脚の広さにも種類がある

四点杖の脚の大きさはどれも同じというわけではありません。図のように脚の間隔も大小があるので，片麻痺者の歩行安定性や練習内容に応じて使い分けることもできます。

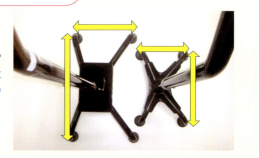

2 杖の知識

▶単脚杖と多点杖の利点を合わせた杖の登場

杖を前方に接地する歩行パターンの場合や，多点杖から単脚杖へ移行する場合に，すべての杖先ゴムが接地しやすいよう，図のような支柱先端部が可動するタイプの多点杖があります。また，脚の広さが狭いため，基本型の多点杖に比べ安定性には劣りますが，狭い場所・混雑する場所などでは利便性が高いと考えます。

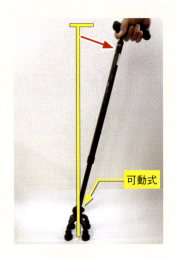

4. サイドケイン

四点杖を大きくしたような形状で，安定性を高めたものである。四点杖同様に平行棒内から独立歩行への移行期，歩行バランスの悪い場合や，歩行器では生活上，不都合な場合に用いられる。杖の中で最も支持基底面の大きい杖であるため，狭い屋内や段差の多い場所では不向きである。

B 杖の基準高

杖の種類は違ってもグリップの基準高は共通している。腕を垂直に下ろした際の尺骨茎状突起の高さや大転子の高さ，あるいは杖先ゴムを足先の15cm前・外側についたとき肘関節が30°屈曲位になる高さである。円背があり，高さが決めにくい場合は，高さ調整式の杖でシミュレーションして決めるのも一つである。

> **ちょっとヒント**
>
> **足元を見よう**
>
> 杖の高さを決める際，患者さんが杖を①屋内で使用するのか，屋外で使用するのか，②普段はどのような靴を履いているのかを確認したうえで高さを決めると間違いが少なくなります。

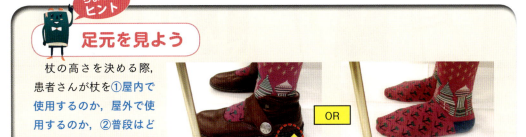

靴底の厚みを考慮する（左図：屋外で使用する場合，右図：屋内で使用する場合）。

C 杖の誤った使用方法

1. 多点杖およびサイドケイン

多点杖およびサイドケインには内外側が存在する。脚部の出幅が支柱を基準にして小さい方が内側，出幅が大きい方が外側である（図3）。

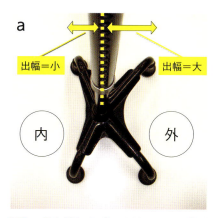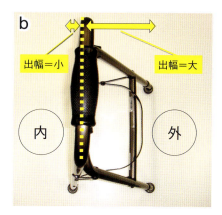

図3．多点杖およびサイドケインの内側・外側の見分け方（a：多点杖，b：サイドケイン）

理由としては，①片麻痺者は麻痺のない半身側の手で杖を把持し，麻痺側にかかる荷重を軽減するため杖の外側に力が加わりやすく，②下肢の振り出しの際，足部と杖の脚部が接触し転倒につながるのを防ぐためである（図4）。

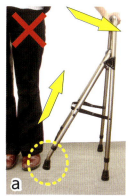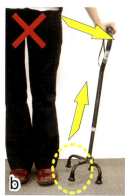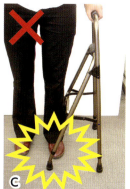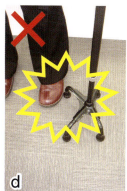

図4．内外側を誤った場合
出幅の小さい側に荷重が加わると，外側に倒れやすく危険である（a, b）。足部が杖脚部に引っかかったり，杖脚部を踏んだりすると，転倒するおそれがある（c, d）。

多点杖やサイドケインは，段差のある場所で接地すると，支柱が傾き，転倒するおそれがあるため，必ず平坦な場所で使用するようにする（図5）。

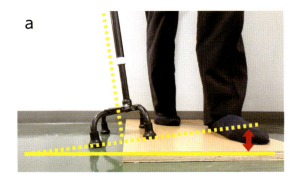
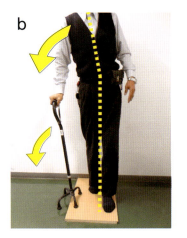

図5. 段差に接地した場合
杖先ゴムすべてが同一平面状に接地しなければ，杖支柱や身体が傾き危険である。

2. 単脚杖のグリップの握り方

単脚杖のグリップを反対向きに握っているのを稀に見かけるが，力の方向がずれてしまううえに，杖をコントロールしにくい（図6）。

そのため，杖をコントロールしやすいようグリップの握り方には注意する。

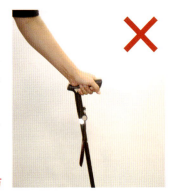

図6. 誤ったグリップの握り方

3. ロフストランドクラッチの前腕カフの高さ

ロフストランドクラッチの前腕カフの高さは，高過ぎると肘関節の屈曲が行えず，低過ぎると側方支持性が低下する。適切な高さは，肘頭の2横指下に前腕カフの上端が位置する程度である（図7）。

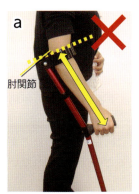
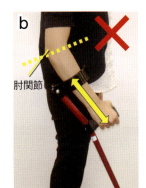
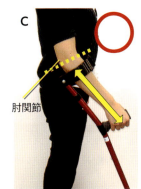

図7. 前腕カフの高さ（a：高過ぎる場合，b：低過ぎる場合，c：適切な高さ）

D 杖の先ゴム

杖の先端に取り付けるゴムにもいくつかの種類があるので紹介したい。現在，市場に出回っている杖先ゴムは，ほとんどが吸着可塑性型と呼ばれているもので，杖をついたときに外周のゴムのたわみで滑りにくくなるようにしたものである（図8）。

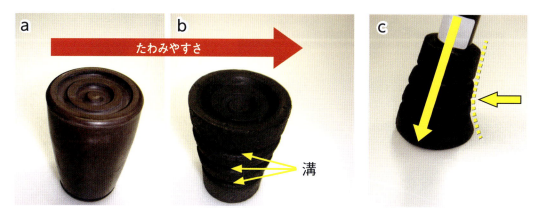

図8．杖先ゴムの種類（a：通常の杖先ゴム，b：溝があり，たわみやすい杖先ゴム，c：杖先ゴムのたわんだ状態）

杖先ゴムの交換時期

多くの場合，杖先ゴムの底面が磨り減った場合が交換時期と考えられていますが，それは自動車のタイヤの概念です。杖は先ゴムのしなやかさによってグリップ力が生まれており，弾力性が失われると形状に問題がなくても滑りやすくなります。よって，しなやかさがなくなった時期が交換時期であり，買い溜めは控えるべきです。

E 杖の便利グッズ

片麻痺者が地面にある杖を拾い上げる行為は，身体バランスが失調しやすく転倒につながるおそれがある。そのため，杖が倒れたり，落ちたりしないようにするいくつかの便利なグッズがある（図9）。

台に固定するものや，杖支柱自体に固定するもの，車椅子などに固定するものなどがある。生活スタイルや場面によって使い分けられているが，共通していえることは杖が倒れないようにすることである。

（玉野明博）

2 杖の知識

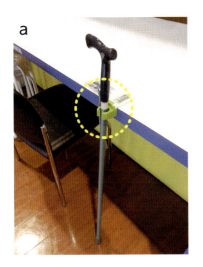
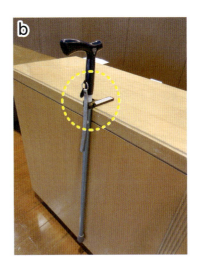
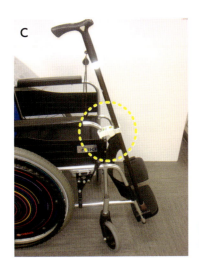

図9. 杖の便利グッズ（a：台に固定するグッズ，b：杖支柱に固定するグッズ，c：車椅子に固定するグッズ）

第Ⅳ章 理学療法士が知っておくべき装具・杖・車椅子の知識

3 車椅子の知識

はじめに

車椅子を自走する人にとって駆動のしやすさは重要な要素で，杖や歩行器などの移動補助具とは異なり，移動機能だけでなく長時間座る「椅子」としての役割も十分に考慮する必要がある．快適に座るため，使用者の姿勢を意識することが大切となる(表1)．

表1 車椅子に求められる機能と考慮すべき要素

求められる機能	考慮すべき要素
移動のための用具として	駆動
座るための用具(椅子)として	姿勢

A 車椅子の種類と適応

1. 自走用

使用者自らが駆動して使用することを主目的とした車椅子(図1)．駆動輪の外側のハンドリムを手で回して操作する．さらに駆動方法で分類すると，両上肢駆動，片手駆動，片手片足駆動，下肢駆動があり，脳卒中片麻痺者の駆動方法では，片手片足駆動が多い(後述)．

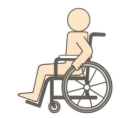

図1．自走用車椅子

2. 介助用

使用者自らは駆動せず，介助者が操作することを主目的とした車椅子(図2)．後輪が小さくハンドリムは装備していない．介助負担の軽減や収納スペースにも配慮して，軽量・コンパクトな製品が多い．

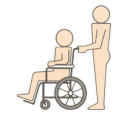

図2．介助用車椅子

3. 座位変換型

安定した座位姿勢の保持や，姿勢変換を主目的とした車椅子．背もたれを後方に倒すことができるリクライニング機構や，座面と背もたれの角度が一定のまま倒すことができるティルト機構

などが備わっている（図3）。

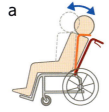
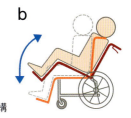

図3．座位変換型車椅子
　　リクライニング機構　　　　　　　ティルト機構

B 車椅子の選定と適合・調整

1. 選定ポイント

　車椅子を選定する段階で，使用者や家族から「車椅子はどれも同じ」「座っているだけなので安価なものでよい」「軽量だと操作が楽だ」「座幅さえ合っていればよい」「見た目を優先する」といった否定的な話をよく聞く。
　このような考えをもつその根底には「車椅子生活になってしまう」という失望感があるが，それは誤りであり，車椅子さえあれば，自由にどこへでも出かけることができる。そのための大切な1台をこれから決めようというのだ。車椅子選定に携わる者は，これら意見のひとつだけに縛られず，使用者にとって最適な車椅子を選ぶのだという気構えが必要である。
　車椅子の仕様を絞り込むために最低限おさえておきたい，基本的なチェックポイントを表2に示す。

表2　車椅子の仕様の絞り込みのための基本的チェックポイント

- ○車椅子を使用するのはどのような時か？
- ○車椅子を使用する場所は屋外か？　屋内か？
- ○使用者はもちろん，介助者の体格や年齢は考慮されているか？
- ○座位は可能か？　支えがどの程度必要か？
- ○車椅子への移乗方法は？　どの程度，介助が必要か？

　これらを踏まえて，車椅子の仕様がある程度絞り込めたら，表3のチェックが必要となる。

表3　障害や将来性を考慮した車椅子選定のための総合的チェックポイント

チェックポイント	チェックの目的
身体サイズに合っているか？	二次障害防止・疲労の軽減
姿勢が考慮されているか？	
クッションの選定は適切か？	体圧分散・振動吸収
使用目的（時・場所を含む）に合っているか？	使い勝手・身体機能の低下防止・介助負担の軽減
自立度・介護度に合っているか？	
移乗方法を考慮しているか？	安全性の確保
他の福祉用具との組み合わせを確認したか？	同時使用の可否
将来性（これから先の生活）を考慮しているか？	

2. 身体サイズとの適合

　長時間・長期間車椅子を日常的に使用する人にとって，車椅子の適合は非常に大切である。身体に適合していない車椅子は，残存機能を低下させ，車椅子の不適合による二次障害発生の危険性を高める。二次障害を予防し残存機能を最大限に発揮できる車椅子を選定する。身体サイズとの適合チェックポイントについて図4に示す。

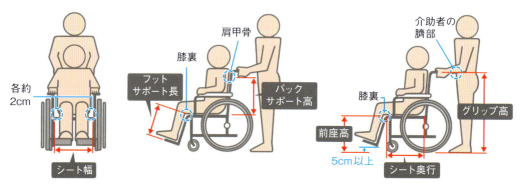

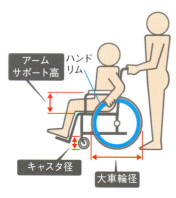

シート幅	座った時にサイドガード(側板)と殿部との間に左右各約2cmの隙間があるようにします。
フットサポート長	膝裏から足裏までの長さに合わせます。
バックサポート高	「自走用」の場合は，肩甲骨の動きを妨げない高さに。「介助用」の場合は，使用者の楽な高さに設定します。
前座高	移乗しやすい高さに。ただし，フットサポートと地面の隙間が5cm以上空くようにします。下肢駆動時の前座高は，片手片足駆動時，大腿部がシートや座面のクッションでしっかり支えられた状態で，足底が無理なく床につく高さを目安とします。
シート奥行	座った時に，膝裏が当たらない長さにします。
グリップ高	介助者の臍部の高さが一番押しやすい高さです。
アームサポート高	肘をのせた時，肩の圧迫がなく，両肩が水平になる高さに設定します。
大車輪径	「自走式」の場合は，ハンドリムへの手の届きやすさ・こぎやすさを目安にします。「介助用」で横移乗が必要な場合は，20インチ以下のサイズにします。
キャスタ径	屋外や段差の多い場所では，大きめのサイズを，フラットな室内では，小さなサイズを選択します。

※クッションを使用する場合は，クッションの厚みを考慮します。

図4. 各部採寸のポイント
(川村義肢株式会社：生活サポート用品カタログより改変)

3. 不良姿勢と車椅子の調整

1 不良姿勢の原因と車椅子との関係

　図5に不良姿勢の原因と，車椅子の見直し箇所のポイントを示した。車椅子使用者の姿勢に問題を見出した際，「○○さんはきちんと座れないから…」と使用者にその理由を求めてしまいがちである。しかし，図5のように不良姿勢は車椅子に起因することが多々ある。人と器具との関係

3 車椅子の知識

使用者の状態（外観）		このままだと…	考えられる主な原因	チェックポイント
膝窩部と シートの隙間	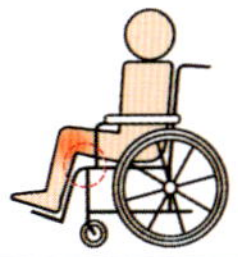	○大腿部で受けるべき圧が他の部分（坐骨部など）に集中	○フットサポート長の不適合	○フットサポート長の調整 ○床面～フットサポートのスペース
すべり座り （骨盤が後傾）	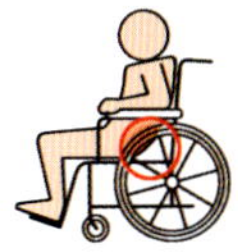	○殿部の痛み ○円背の進行 ○腹部の圧迫 ○呼吸・嚥下機能の低下 ○コミュニケーションの低下	○シート奥行が長い ○足駆動時の前方滑り ○殿部の痛みによる姿勢の崩れ ○股関節可動域制限	○座り直し ○クッションの選択 ○股関節可動域制限と車椅子の背座角 ○バックサポート張り調整
肩関節の外転	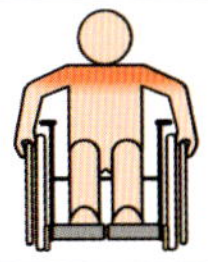	○駆動効率が悪く疲れる ○側弯など体幹の変形	○シート幅の不適合	○車椅子の見直し （シート幅の選択）
横倒れ	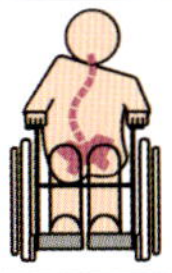	○側弯など体幹の変形	○アームサポート高の不適合 ○クッションの座位保持力の不適合	○座り直し ○クッションの調整／見直し ○アームサポート高の調整 ○骨盤・体側の支持
骨盤の回旋	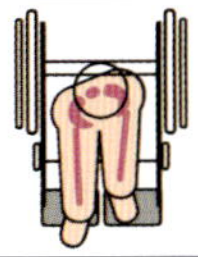	○側弯など体幹の変形	○足駆動 ○股関節の亜脱臼	○座り直し ○クッションの選択 ○左右の膝位置を合わせる

図5．不良姿勢の原因と車椅子との関係
（川村義肢株式会社：生活サポート用品カタログより改変）

性にもっと目を向ける必要がある。

現在使用している車椅子があれば，さらに確認しやすい．図5を参考に，使用者の状態から使用している車椅子の不適合な部分を確認し，その部分を改善していく．これにより不良姿勢が改善されれば，車椅子の不適合による不良姿勢であったことが明確になる．

2 不良姿勢と二次障害の予防

座位では立位と違い，骨盤が後傾し，前方滑りを生じやすくなる．そのような不良姿勢での生活が長時間・長期間続くと表4のようなリスクが発生する．

表4　不良姿勢によるリスク
○胸部～腹部の圧迫による呼吸・循環・消化機能の制限．
○摂食・嚥下機能の低下．
○仙骨など骨突起部の褥瘡．
○脊柱や関節などの変形・拘縮．
○上肢が姿勢保持に参加してしまい，上肢本来の機能が果たせない．
○視線が下を向きやすくなり，生活意欲が低下する．

不良姿勢による二次障害を防ぐためにも，脊柱の生理的な弯曲を保った姿勢をなるべく保つことが基本となる．

第Ⅳ章 理学療法士が知っておくべき装具・杖・車椅子の知識

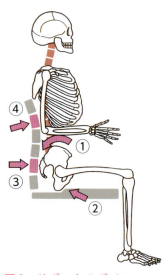

図6. サポートのポイント

骨盤の傾きと脊柱の弯曲は関連しており，骨盤が後傾すると脊柱は後弯し，骨盤が前傾すると脊柱はS字カーブを保つ（図7参照）。骨盤は体幹・頭部との位置関係から，坐骨結節を支点として，図6①の方向に倒れようとする。機能的な姿勢を保つにはアンカーサポート（図6②），仙骨・骨盤サポート（図6③）と下部胸郭サポート（図6④）が有効である。モールド形状にしたり，各部にパッドを当てたり，座面やバックサポート（背もたれ）の張り調整を行うなどの方法がある。

◎アンカーサポート（図6②）……座面クッションの形状を，坐骨結節の凸部に合わせて前方を盛り上げることにより，坐骨結節の前方滑りを防ぐ。アンカー（anchor）は「錨（いかり）」を意味し，滑らないための支えともいえる。

◎仙骨・骨盤サポート（図6③）……骨盤が後傾すると，仙骨部はバックサポート下部を圧迫する。この力に対応する支持面を作り，アンカーサポートとともに後傾を防止する。

◎下部胸郭サポート（図6④）……体幹上部から頭部にかけての保持は胸郭下部を斜め下から支える。また，体幹上部（肩甲帯）の伸展スペースが骨盤〜頭頚部のアライメントの重要なポイントでもある。

C 片麻痺者の片手片足駆動

片麻痺者が行う片手片足駆動は坐骨の前方滑りが生じやすい。骨盤後傾位でバックサポートにもたれて下肢駆動すると，坐骨が前方へ滑りやすい（図7a）。バックサポートにもたれず，少し

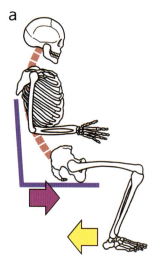
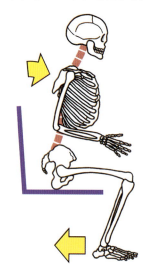

図7. 片麻痺者の片手片足駆動
バックサポートにもたれた状態での下肢駆動。坐骨は前方へ滑りやすい（a）。体幹前傾位での下肢駆動。坐骨は前方へ滑りにくい（b）。

体幹を前傾させて下肢駆動を行うと坐骨の前方滑りは生じにくくなる(図7b)。

体幹の麻痺などによってできない場合もあるが，直立位↔前傾位という体幹の前後運動を利用することで坐骨が前方滑りしにくい下肢駆動が可能である。

D 車椅子のフットサポート操作

車椅子のフットサポートの上げ下ろしについては，使用者だけでなく理学療法士も行いがちであるが，上げ下ろしを手で行っているところをよく見受ける。フットサポートは靴底を乗せる部分であるので不潔になりやすく，感染予防のためにも手で触るのは避けたい。行儀良くは見えないが，足で操作することを勧める(図8)。

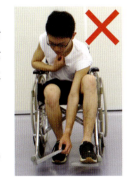

図8. 手での上げ下ろしは不可
フットサポートの上げ下ろしを手で行うのは不潔である。足で行うようにする。これは理学療法士も同様である。

1. 足を下ろす

麻痺側から後方に引いて下ろしてもよいが，かなり膝を屈曲しなければならない。また，体格の大きな使用者ではかなり窮屈な状態となる。

非麻痺側を先に下ろし，フットサポートを上げてから，麻痺側足部を横にずらす方が容易に下ろすことができる(図9)。

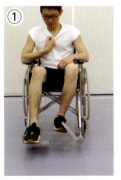
① 非麻痺側のフットサポートを非麻痺側の足で上げる。

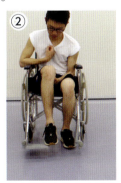
② 麻痺下肢を非麻痺側上肢を使用してフットサポートから下ろす。

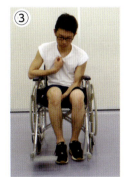
③

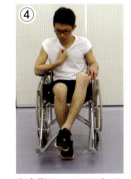
④ 麻痺側のフットサポートを非麻痺側の足で上げる。

図9. フットサポートから足を下ろす

2. 足を乗せる

足を乗せる際，簡単にできるからと非麻痺側から上げると，下ろしたフットサポートが邪魔になり麻痺側を乗せにくくなる。特に短下肢装具を使用している場合は，難易度が上がる。

第Ⅳ章 理学療法士が知っておくべき装具・杖・車椅子の知識

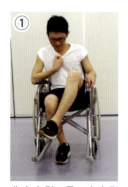
①非麻痺側の足で麻痺側のフットサポートを下ろす。

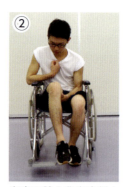
②麻痺下肢を非麻痺側上肢を使用してフットサポートに乗せる。

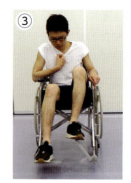
③非麻痺側のフットサポートを非麻痺側の足で下ろして、足を乗せる。

図10. フットサポートに足を乗せる

まず、麻痺側のフットサポートを下ろし、横から麻痺側の足を持ち上げ乗せる。次に非麻痺側を乗せると容易である（図10）。

また、理学療法士自身も安易に手で触れずに、自身の足（靴）で操作するようにした方がよい。使用者の下肢を介助して上記の方法でフットサポートを操作する方法もある。失礼に見えるかもしれないが、使用者自身ができるようになるための練習と考えてもらえば納得できよう。

ちょっとヒント 段差昇降を車椅子介助で行う際の方法と車椅子の移動方法

段差の昇降を車椅子介助で行う場合に、誤った介助方法をしている場合が多くみられます。安全な介助方法を習得しましょう。

▶段の上がり方（良い例）

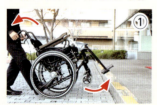
①ティッピングレバーを踏みながらグリップを手前に引く。てこの作用を使ってキャスタを上げる。

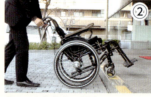
②キャスタを段上に置く。

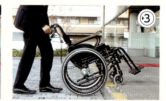
③駆動輪が段に接するまで前進する。

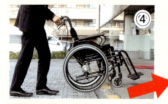
④駆動輪が段から離れないように乗り上げる。

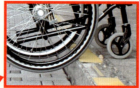
拡大図

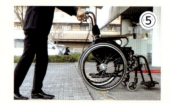
⑤安全に段差を乗り越えた。

3 車椅子の知識

▶段の上がり方（悪い例）

　駆動輪を段に接触させず，グリップのみを持ち上げて強引に乗り越えようとする介助者が見受けられます。この方法だと接地部分がキャスタのみとなり，回旋したはずみで思わぬ方向へ進んでしまう危険があります。また，グリップ周辺のフレームに強い力がかかり，がたつきや破損の原因となります。

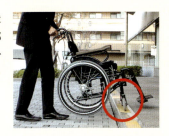

▶段の降り方

　基本的に「段の上がり方」を逆に行います。ただし，後方へ進むので使用者にとっては進行方向が見えず，より不安な状態となります。声をかけるなど，安心してもらえる工夫が必要になります。

▶車椅子の移動

　停めてあった車椅子を少し移動させるとき，その都度ブレーキを外すのは時間の無駄です。特に素早く使用者のもとに車椅子を持っていかなければならないようなときには，わずかな時間でもロスを減らすべきです。
　ホイールを少し持ち上げると，楽に素早く移動させることができます。
　ただし，患者さんが乗っている場合にこのような操作を行うと車椅子の破損を生じる可能性がありますので，きちんとブレーキを外してから移動しましょう。

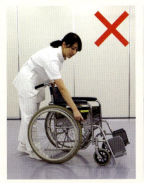 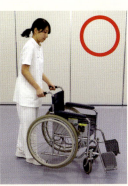

ほんの少し車椅子を移動するなら，その都度ブレーキを外さず，ホイールを少し持ち上げると素早く移動できる。

（北村雅俊）

第 V 章

治療介入

●本章のここがポイント！

▶第Ⅴ章ではいよいよ治療について述べることになります。ここまでの章を読んでわかるかとは思いますが，実際のところ，この章以外にも治療のヒントは数多くちりばめられています。

▶「評価＝治療」とよく言われているかと思いますが，実際に数々の評価が治療に直接結びつくことは既に感じてもらえたかと思います。

▶そこで，この章では脳卒中片麻痺の運動療法を組み立てるにあたり，知っておいた方がよい患者さんの反応を「運動療法のために」で説明しています。

▶また，最近の運動療法の書籍では意外に軽視されている「関節可動域運動」を，他動運動だけでなく自己他動運動も含め詳細に説明し，初学者でも自信をもって行えるように説明しています。

▶最後の「ADLと直結する運動療法」は，脳卒中片麻痺者に慣れていない初学者にもとっつきやすく記載しています。

▶他の章の知識を含め患者さんの反射反応を考え，一つひとつ丁寧に治療を行っていけば自信をもって治療できるようになるかと思います。

第Ⅴ章 治療介入

1 運動療法のために

はじめに

　経験の少ない理学療法士や学生が脳卒中片麻痺者を目の前にして一番悩むのが，治療として何をどう行えばよいのかということである。先輩に聞くと，「アライメントを整えなさい」「分離運動を促しなさい」などと言われるが，何をどうすればよいのか，さらにはそれらの用語の意味さえわからないことがある。また検査・測定内容がどのように役立つかは，多くの書籍では述べられておらず，臨床で説明してくれる指導者も少ないように思える。本書では，第Ⅲ章「5 反射検査」で腱反射も病的反射も治療に利用できることを述べたが，このことも従来の書籍では述べられておらず，評価と治療が分離されているように思える。
　そこで本項では，実際に運動療法を始める前に知っていると治療法を具体的に考えやすくなる，あるいは他の書籍を読んだ際にもより理解が深まるよう，基本的な考え方を説明する。

A 運動療法の考え方

　片麻痺に対する運動療法の考え方は，運動感覚を脳に入力して動作を思い出してもらう，あるいは新しく学習してもらうことにある。

　片麻痺を生じる以前は「大脳→筋の動き→関節運動」という順序で運動が行われてきた。これを，「関節運動→筋の動き→大脳」という順序で損傷した脳へ感覚入力することにより，再学習を促す（図1）。

　したがって，感覚障害，特に深部感覚に重度の障害がある場合，運動の再学習はかなり困難となる。

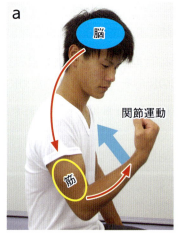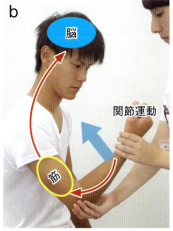

図1．随意運動のための感覚入力
脳に障害が起こる前は，aのように大脳が発信する命令により筋が収縮し，関節が動いていた。動かなくなった四肢に対する治療は，bのように関節の他動運動や筋への刺激から脳へ働きかける感覚入力が必要となる。

B 「アライメントを整える」とは

臨床の場でよく「アライメントを整えて」と言われることがある。しかし，「アライメントを整える」とはどういうことかは説明してもらっていないことが多くみられる。

アライメントとは，体幹・股関節・膝関節などの各部の位置関係を表す。「アライメントを整える」とは，身体各部をこれから行われる運動に適切な配置になるように指示，あるいは他動的に動かして再配置することをいう（図2）。例えば，体幹，股関節，膝関節，足部が鉛直線上に正しく配置されれば，体重を下肢に正しくかけることが可能となり，支持を行うための陽性支持反応が促通される。椅子から立ち上がる際には，体幹の前傾に伴い重心が基底面に入りやすいように足部を引くような操作を「アライメントを整える」と表現する。

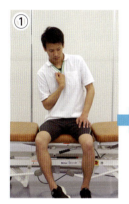
① 体幹が患側へ傾斜している。

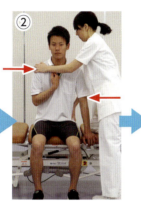
② 各部の配置が正常となるように，他動的に整える。

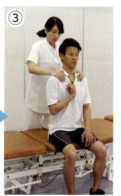
③ さらに体幹を加圧することにより，正常な配置の感覚を入力する。

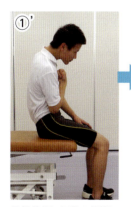
①' 骨盤後傾・円背の状態にある。

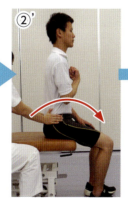
②' 骨盤の後傾を矯正する。そのまま直立姿勢になればよいが…。

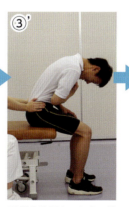
③' 骨盤を前傾させた分，体幹が前方に倒れ込むことが多い。

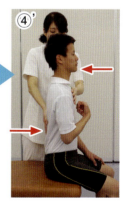
④' 体幹伸展を加え正常なアライメントに整える。ここで，①〜③同様に，垂直方向に圧を加える。

図2. アライメントの整え方の1例
アライメントを整える方法は，反射反応を利用する方法や他動的に矯正する方法などがある。ここでは比較的容易にできる他動的矯正を用いたものを記載した。

第Ⅴ章　治療介入

C 「分離運動を促す」とは

　学生からしばしば治療目標として「分離運動を促します」「分離運動を行います」という趣旨の説明を受ける。筆者はこれに対し「何と何を分離させるの」という問いを返すが、たいていの場合、学生は返答に窮している。これは、分離運動というものを漠然と捉え、目的をもった運動の分離として捉えていないことが原因と思われる。

　例えば、下肢の伸展共同運動パターンは「伸展・内転・内旋」の組み合わせとされている(表1)。このような状態では、患側下肢を伸展しようとすると非麻痺側の前に患側が来てしまうため、はさみ足様になり歩行が困難となる。

　そこで、「伸展・内外転中間位・外旋」や「伸展・外転・内外旋中間位」など、下肢伸展と股関節内旋あるいは内転との結びつきを分ける(分離する)ような運動ができるように再学習させることを「分離運動を促す」と表現する(図3)。

表1　基本的な共同運動パターン（上肢・下肢）*

部位	屈曲共同運動	伸展共同運動
肩甲帯	retraction（挙上・後退）	protraction（前方突出）
肩関節	屈曲・外転・外旋	伸展・内転・内旋
肘関節	屈曲	伸展
前腕	回外	回内
手関節	掌屈	背屈
手指	わずかに伸展	屈曲
股関節	屈曲・外転・外旋	伸展・内転・内旋
膝関節	屈曲	伸展
足関節・足部**	背屈・内反	底屈・内反
足趾	伸展	屈曲

* 片麻痺回復初期にみられる意志によって引き起こされる一定の固定したパターンの運動。特定のパターンの運動しかできず、他の運動の形態をとることが困難な状態。
** 足部外反が生じることはない。

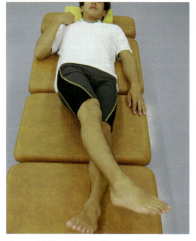

右の下肢伸展共同運動パターンに支配されている運動。

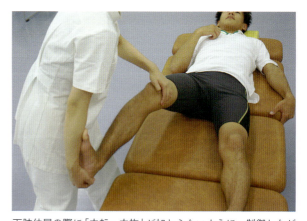

下肢伸展の際に「内転・内旋」が加わらないように、制御しながら下肢伸展運動を自動介助下に行う。この際、足関節は軽度背屈させるようにする。スムーズに伸展できるようになったら、抵抗運動へと進める。

図3．分離運動の再学習例
下肢の伸展共同運動パターンは「伸展・内転・内旋」の複合運動である。そこで、比較的分離しやすそうな運動を試みて、介助下に運動可能であれば、繰り返し運動を強化していく。

1 運動療法のために

> **ちょっとヒント**
> **片麻痺者の動作についての考え方**
>
> 健常者と片麻痺者の運動との大きな差は，運動の自由度ということができます。健常者は片麻痺者の動作を真似できますが，片麻痺者は特定の動作しかできません。**片麻痺治療は，その特定の動作をきっかけとして，異なる動作を学習していく（レパートリーを広げる）と考えることが重要**ではないでしょうか。

D 促通手技と抑制手技

以前はルードやフェイなどの種々のファシリテーションテクニック（促通手技）がよく使用されていた。その後の検証により，一般的な運動療法と比べ優位な点が認められないことから，現在ではほとんどみられない手技となっている。しかし，それらの刺激に対する反応は，若い理学療法士にも一見してほしいものがある。

ここでは，特定の手技に偏らず，比較的現在でもよく用いられており，なじみやすいものをいくつか挙げることとした。また，これらの手技は単独で用いられるばかりではなく，いくつかを組み合わせて用いられたり，1つの手技がいくつかの原則と重なっていたりすることも多い。

1. 促通手技

◎**関節に対する圧迫と牽引**……関節に圧迫を加えると安定性が増し，牽引を加えると運動性が増す。これは，物を持ったときの状態に例えられている。生物の運動として考えれば，物を持ったとき下肢には荷重が長軸方向に加わり，下肢の各関節の安定性が促通される。同時に上肢は物の重さによる牽引力が加わり，物を投げたり振り回したりするような運動性が促通される（図4）。この促通の原理を利用し，麻痺側肢の長軸方向に沿って荷重を加えると，肢の安定性・支持性が向上する（図5）。この方法は，比較的よく用いられており，同時に陽性支持反応も促通される。四肢のみではなく，体幹あるいは全身の安定性を促通するのにも広く用いられている（図6, 7）。

また，関節に牽引を加えると運動性が向上する。運動を開始する直前に，関節に対し軽度の牽引をごく短い時間加えると，その直後の運動が比較的スムーズに行われることがわかる（図8）。

◎**陽性支持反応**……足底を床につけ，荷重を加えると当該肢の伸筋の緊張が増す反応（図6, 7）。足底の足内筋が伸張されることにより伸筋の緊張が高まる（図9）。

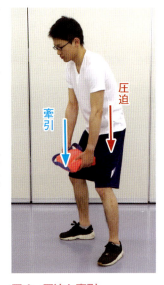

図4．圧迫と牽引
物を持った状態では，下肢の関節は圧迫を受け安定性が，上肢では物の重さで牽引を受け運動性が，それぞれ促通される。

第 V 章 治療介入

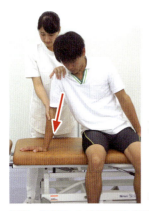
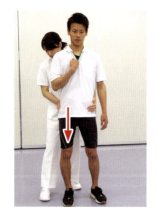

肩甲帯→肩→肘→手掌とまっすぐ荷重が加わるようにして，肩甲帯から手掌に向かい加重し患側上肢全体と肩甲帯の安定を図る。

骨盤→股→膝→足とまっすぐ荷重が加わるようにして，骨盤から足に向かい加重することにより患側下肢伸筋の安定を図る。

図5．圧迫による促通法（四肢）
四肢を通した荷重は，同時に陽性支持反応も促通する。よく用いられる手技である。

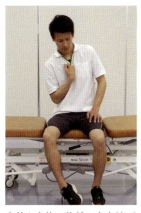
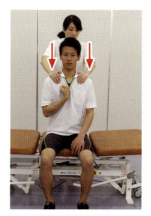
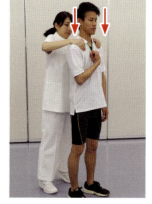

座位や立位で体幹の安定性がなく，姿勢が崩れてしまう場合。

アライメントを整えた後，肩口から脊柱を垂直に骨盤～坐骨（立位なら下肢）に向かって押し込むように律動的に圧迫を加えると，徐々に自力で体幹を保つ力が促通される。

図6．圧迫による促通法（体幹）

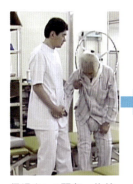
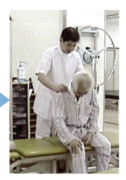
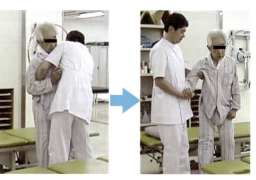

促通なし：頸部，体幹，下肢の支持性に欠け，かなりの介助を要する。

座位にて肩甲帯から体幹に，立位で骨盤から下肢にそれぞれ圧迫を加える。

促通後：ほんの数分の刺激でも，支持性が向上する。

図7．圧迫による促通法（体幹・骨盤周囲：症例）
体幹や骨盤のアライメントを整え，長軸方向に荷重を加えると，反応の良い症例では律動的に圧迫を加える度に身体の支持性が向上することが感じられる。

1 運動療法のために

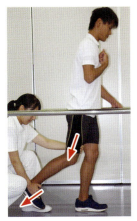

下肢を振り出す直前にわずかに牽引を加え、運動を促通する。

図8. 牽引による促通法
関節が動き出す直前に、関節に素早く牽引を加えたり、運動と逆方向に素早く牽引し伸張反射を利用する方法もある。

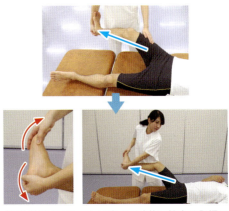

他動的に足底筋を伸張する。　より強く下肢伸展筋力を発揮できる。

図9. 下肢伸展抵抗運動
単純に足底に抵抗を加えるだけでなく、足底筋を引き伸ばすように力を加えると、より伸展力が促通される。

◎**皮膚・筋への圧迫・タッピング**……筋腹に対し筋線維に垂直方向に軽く圧迫を加えると、当該筋の収縮力が向上する。筋紡錘への刺激が筋収縮を促す刺激となる。反応の良い場合は、軽い力で皮膚を触っているだけでも当該筋が促通され、目的とする動作が行いやすくなることが経験される。また、皮膚への刺激は理学療法士の手だけではなくブラシや刷毛などを使用し、皮膚をこすることによっても促通される。

タッピングを同部位に行うことも同様の刺激となる。タッピングは、収縮させたい筋の筋腹に対し理学療法士の手掌・指尖・手指背面を使用しパタパタと軽い力で叩くようにして刺激する手法である。リズムや強度はさまざまに試してみて、反応しやすい刺激を探す。ただし、強い力で叩けばより反応するわけではないことに留意する。

その他、筋腹を中央に引き寄せ、筋収縮を再学習させる方法もある（図10）。

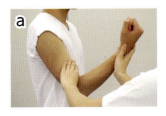
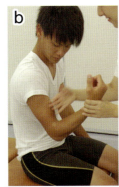
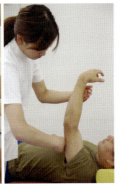
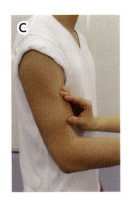

図10. 皮膚・筋への徒手による刺激（a：皮膚への接触、b：タッピング、c：筋腹の引き寄せ）
運動に際し、目的とする筋の表面皮膚を筋線維に垂直方向に触れたり、タッピングを行い刺激する。

◎**連合反応**……片麻痺に伴う病的な共同運動の原因に連合反応が取り上げられるようになり、あたかも連合反応自体が悪いものであるかのような扱いを受けている節があるが、この反応自体は健

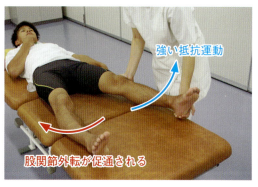

常者でもみられる。例えば，握力計を右手で力強く握ると，左手も自然と握っているのもその一つである。この反応を利用すれば，片麻痺において緊張が低下しやすく反応しにくい中殿筋なども比較的促通しやすいので，治療として非常に重要な反応である（図11）。

図11．連合反応の利用
非麻痺側股関節に強い外転抵抗運動を行うと，麻痺側股関節の中殿筋の収縮が出現しやすくなる。

◎クイック・ストレッチング……運動を開始する直前に，当該筋が素早く伸張されるように関節を目的の運動方向と逆方向にストレッチする（図12）。伸張反射を利用したもので，関節を介して刺激を加えている。おそらく牽引による促通も，この要素があると思われる。促通手技としてだけではなく，抑制手技としても用いられる。

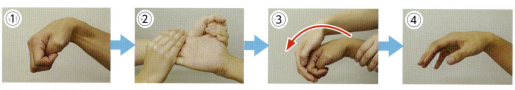

図12．クイック・ストレッチング（手指伸展の促通）
あらかじめスタティック・ストレッチングで手指・手関節を伸展させておくと反応が良い。握り込んで伸展できない手指に対し，握り込む方向に素早くなでつけるように手指を屈曲させる。その後，自動伸展をさせると伸展しやすくなる。

◎その他……昔から，経験的に種々の方法が促通あるいは抑制の手技として使用されている。例えば，上肢を水平位より挙上した状態に置くと手指の伸筋が促通されやすくなるし，椅子座位で患者の体幹を自力で前傾させるとハムストリングが促通される。このように，一見関係ないような動きや肢位の中に，運動を再学習してもらうヒントが隠されている。さまざまな肢位や刺激の変化を与えつつ，その反応を十分に捉えることが有効なハンドリングといえる。また，日頃の何気ない動作から好ましい反応が生じることもあるので，日々の観察は重要である。

伸張反射や原始反射を利用した促通法については，第Ⅲ章「5 反射検査」で詳細に述べている。

2. 抑制手技

◎スタティック・ストレッチング……筋緊張抑制の最も基本的な手技といえる。持続的な伸張により，伸張反射が抑制され筋緊張が緩むことが期待される。また，拘縮が存在すると組織が硬くなるため筋への刺激が直接，筋紡錘に伝わりやすくなり，伸張反射がより亢進する。

通常，ストレッチングは伸張反射が抑制される15秒以上が望ましいといわれているが，片麻

痺者ではより時間がかかる場合も多い。長めに伸張し，明らかな筋緊張低下が生じるまで持続する。

◎**クイック・ストレッチング**……前述の持続的なストレッチングと異なり，筋に細かな振動を与えるようなストレッチングである（図13）。スタティック・ストレッチングを続けていても反応が良くない場合に試みるとよい。頻回にストレッチングを繰り返すことにより反応が脱感作される。

◎**起始・停止を近づける**……麻痺側筋緊張の亢進の主体は，痙性である。痙性は伸張反射の亢進なので，筋を伸張しようとすればするほどかえって緊張が亢進してしまう場合がある。そのような場合，当該筋の起始・停止を近づけ30秒〜2分程度保持してみるとよい。一見，ウェルニッケマン

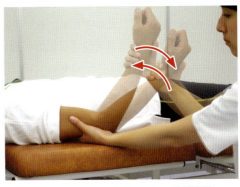

図13．クイック・ストレッチング（抑制）
素早くかつ小範囲で関節の屈伸を繰り返し，目的の方向に徐々に動かしていく手技。

肢位や内反尖足を強調する動作になるので違和感があろうかと思うが，多くの場合，当該筋の伸張がかなり行いやすくなることがわかる（図14）。

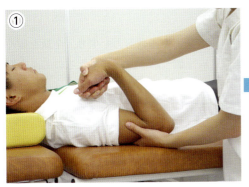

当該筋の起始・停止が接近するようにして，30秒以上保持する。

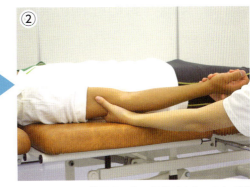

次にゆっくりと伸張すると，抵抗が少ないことが感じられる。

図14．起始・停止を近づけることによる抑制

◎**相反抑制**……緊張を緩めたい筋の拮抗筋を促通することにより，当該筋の緊張を抑制する。拮抗筋の促通には前述の促通手技が用いられる。

◎**Ib抑制**……筋紡錘とは異なり，腱受容器は刺激を受けると当該筋の緊張を低下させる。腱に対し垂直方向に持続圧迫を加えると，筋緊張の低下が生じる。

E 筋力増強運動は悪か

筋力増強運動が，片麻痺治療に悪影響を与えるかのごとくいわれることがある。しかしながら，筆者らの臨床経験上，筋力増強運動が片麻痺に対し悪影響を与えた事例はみられない。筋力増強

運動はやみくもに負荷を与えて病的な共同運動パターンを強調しているわけではない。また、そのような手法は筋力増強運動としても誤っている。種々の筋力増強運動に関する書籍にもある通り、個々の筋力増強法は分離運動を促している。片麻痺者に筋力増強運動を行うことが治療に悪影響を与えているというならば、その手法はたとえ運動器疾患に用いたとしても誤っている。

多くの場合、筋力増強運動は肯定的に捉えられている。例えば大腿四頭筋の筋緊張抑制には、スクワット運動が推奨されている。

まずは筋力増強運動を恐れず、患者の能動的な動きを促通することを考え、能動的な動きの促通後、分離運動を意識し当該筋の筋力を強化していくことを考えてほしい。

F 片麻痺と転倒

片麻痺者の転倒は最もよくみられるリスク因子である。また、その際に骨折を伴うことも多い。そのため、なぜ転倒するのか、どう防ぐのかについては、ごく初期の段階から家庭復帰あるいはそれ以後の長い経過の中で考慮すべき問題である。

1. 片麻痺者の転倒の特徴

片麻痺者では、バランスを崩した際にその恐怖心から連合反応や過剰努力を生じ、全身を硬くし、無防備な姿勢で転倒してしまう。転倒方向は9割方、麻痺側〜麻痺側後方になるので、介助する際には麻痺側側方かやや後方に位置する。

2. 転倒要因

多くはトイレ動作に関連して発生し、夜間に多い。トイレに急ぐあまり、過剰努力から動きが悪くなり転倒しやすくなる。表2に転倒要因となる事項を列挙する。

表2 転倒要因

因子		特徴・注意点
患者因子	運動麻痺	
	高次脳機能障害	特に左片麻痺者では注意する 劣位半球の頭頂葉・後頭葉の障害では注意障害・身体失認・半側空間無視などが生じやすい
	Pusher現象に代表される体軸傾斜	
	感覚障害（特に下肢の深部感覚障害）	
	筋緊張異常	筋緊張が高くても低くても転倒要因となる
	平衡機能障害	
	起立性低血圧	トイレに急ぐことによる焦りなど
環境因子	周囲の照明が暗い	
	夜間にトイレのために起床する際に、装具を装着していない	
	スリッパなどの簡易な履き物を履いてしまうなど	

3. 片麻痺と骨折

片麻痺者が転倒すると，その5％が骨折するといわれている。そのほとんどが，患側の大腿骨頸部骨折か上腕骨近位部骨折である。稀に，非麻痺側の大腿骨頸部骨折が生じることがあるが，その場合には主たる荷重肢が機能しなくなるために，後の運動療法に難渋することが多い。

片麻痺者では患側下肢に十分な荷重が加わりにくいため，骨萎縮が生じやすい。そのため，積極的な荷重練習，歩行練習により骨の脆弱化を予防する努力が重要となる。

G 介助時の注意

1. ズボンは介助用具ではない

臨床でよく見かける介助法として，ズボンを持ち上げて介助する方法がある（図15）。しかし，この方法は仙骨に強い力が加わり，褥瘡を誘発するので避けるべき介助法である。また，褥瘡は治癒後も皮膚が脆弱な状態が極めて長期に及ぶので，仙骨部褥瘡を生じている，あるいは生じていた患者では絶対に行うべきではない。

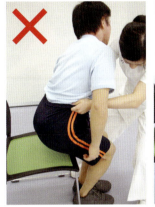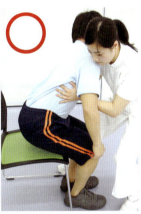

図15．ズボンを支持しての介助
立ち上がりや歩行介助の際，ついズボンを持ってしまいがちだが，皮膚の脆弱な高齢者では褥瘡を誘発する危険な介助法である。

2. もし歩行中，立位が困難になったら

歩行介助中，疲労や気分不良で動けなくなったとき，周囲のスタッフにすぐに車椅子などを持ってきてもらえる環境にないことがある。そのような場合，理学療法士が立て膝をして椅子代わりに膝に座ってもらう方法がある（図16）。

また，座位も困難であればあえて床に下ろす方が危険を回避するのにはよい。

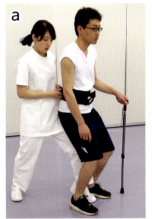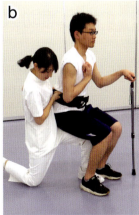

図16．立位が困難になったら
理学療法士の大腿に座らせると，その場しのぎにはなる（a）。完全に座らせるときは，理学療法士の下腿を床に垂直になるように立てると，さほど力を入れなくとも支持できる（b）。

第 V 章　治療介入

3. 階段昇降

　最も危険な転倒は階段で下段側に落ちることである。理学療法士は常に下段側に位置するのが望ましいが，降段練習の最終段階では患者が高さに慣れる必要もあり，必ずしも患者の下段側に位置しているわけではない。また理学療法士側の足場も悪いために，患者が転倒しそうになったときにステップして介助しやすいように回り込むことも困難である。そのため，理学療法士が手すりを握っておくのも，理学療法士自身が身体を安定させるのに有効である（図17）。

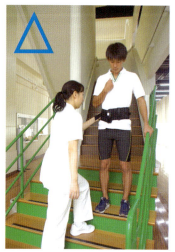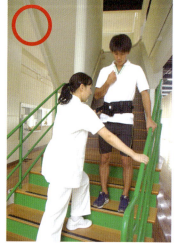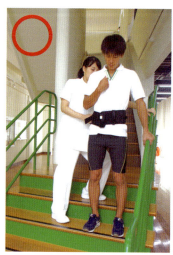

図17．階段介助
階段では理学療法士自身も不安定になるため，支持点として理学療法士自身が手すりを握るとよい。患者の下段側に位置する際には，前方への転倒を防ぐ柵としての効果もある。後方に位置するときも，手すりを握っておくと，転倒した際に患者を引き上げる支持点となる。

H 歩行補助具

　杖や歩行器などの歩行補助具は使用方法を誤っていたり，雑に扱われたりしていることが意外に多い。不適切な使用は歩行時の疲労度が高くなり，事故にも直結するので注意して扱ってほしい。

1. 杖の長さ

　T字杖の長さを合わせる場合に，大転子の高さで合わせる人が多い。多くの場合，それでも問題はないのだが，円背や椎間板変性などで脊柱の高さが低くなっている場合には，大転子の高さで合わせると杖の高さが高くなり過ぎることとなる。下垂した手の橈骨茎状突起の高さに合わせるか，足先から15cmほど前方に杖をついた状態で肘関節が30°屈曲した高さで調整するとよい。

2. 歩行器の高さ

歩行器を片手で操作しなくてはならないことが多い片麻痺者では,低い位置での操作は難しい。直立位でちょうど肘関節の高さにおくと,操作しやすい(図18)。

(河村廣幸)

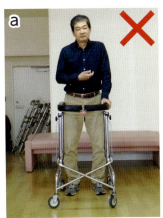
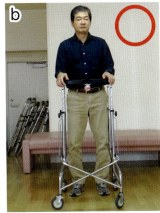

図18. 歩行器の高さ
一側上肢機能が拙劣である片麻痺者では,片手支持で歩行器を使用するのは困難である(a)。歩行器のアームサポートを肘関節の高さまで上げ,肘で支えるようにして操作すると比較的操作しやすくなる(b)。

第 Ⅴ 章　治療介入

関節可動域運動

はじめに

関節可動域運動は，ベーシックな運動療法であるが，最近は詳細に説明している書籍も少なくなっているように思える。また，家族に指導する必要もあるため，ここでは詳細に述べていくこととする。

A　運動の進め方のポイント ▶ 原則，進行方向

　実際に行ううえでのポイントは，まず非麻痺側から行う。この点は特に運動療法を最初に行う際には気をつけたい。その理由は，急に動かなくなった手足を触ることで，患者にこれから何が行われるのかわからないことによる不安や緊張を与えないように，比較的感覚や運動性が良い非麻痺側から行い，患者に運動を理解してもらうことにある。また，患者自身も麻痺側と非麻痺側の感覚の違いを理解し，理学療法士に微妙な感覚の違いを伝えやすい。さらには，活動性が低下していることもあり，非麻痺側といえども可動域制限や筋力低下など廃用が進行しやすい点も理由として挙げられる。

　また，可動域運動は患者の身体の上から下に進むように心がけたい。具体的には(顎→頚部→)上肢→下肢へと進めていく。一般的な感覚として上肢よりも下肢の方が汚れていると感じている。だれしもが，足の裏を触った手でそのまま握手をしても平気とは思わないはずである。

　ここでは対象は可動域制限がないか，あっても軽度なものとする。また，臨床での行いやすさから背臥位での他動運動を中心に説明していく。運動学習として感覚入力を行うためにも念入りに行いたい。

治療ベッドの高さ

　せっかく高さが変えられる治療ベッドを使用しているにもかかわらず，低いまま使用していて腰痛が起きないか心配になる治療風景をよく見ます。

　私の経験ですが，治療ベッドの高さは，図のように，**まっすぐ立って腕を下に伸ばした状態でMP関節の高さくらい**を中心に調整すると使いやすいです。

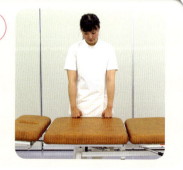

2 関節可動域運動

B 運動の手順① ▶ 背臥位での他動運動を中心に

1. 顎関節

可動域運動を忘れがちな関節である。特に発症初期に対応を忘れると，歩行が自立できたのに食物を満足に咀嚼することができないという事態が生じる。特に閉口ができなくなることが多いのでしっかり歯を噛み合わせられるように行う（図1）。

① 開口・閉口（図2）

下顎を持ち，口を大きく開いたり，しっかり噛み合わせたりを繰り返す。

下顎が後方に落ち込み，うまく噛み合わないときは，前方に引き出しながら閉口する。

② 下顎の左右・すり合わせ運動（図3）

摂食する際には，臼歯のすり合わせ運動が必要となる。そのため，下顎を左右に動かす，あるいはすり合わせるような回転運動を行う。

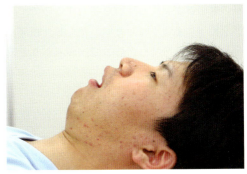

図1．下顎の後退
臥床を強いられている高齢者ではしばしば下顎の後退と閉口制限がみられる。

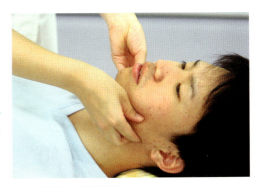

図2．開口・閉口運動
下顎骨の下顎角に指をかけ前方に引き出すようにしながら，臼歯を軽くカチカチと合わせるように正しく開口・閉口することを繰り返す。

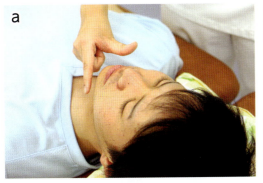
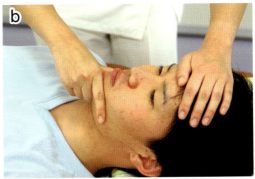

図3．下顎のすり合わせ運動
理学療法士の母指と示指で下顎を挟み，折り曲げた中指で下顎下方を支える（a）。対側の手で頭部が動かないように固定し，臼歯ですり合わせ運動をするように下顎を動かす（b）。

2. 頸部

ここも忘れられがちな部分である。頸部周囲筋の緊張は緊張性頸反射を誘発するので，柔軟性を獲得するようにしたい。ただし，頸部は損傷しやすい部分でもあるので，ゆっくりと慎重に行う。

① 前屈・後屈（図4, 5）

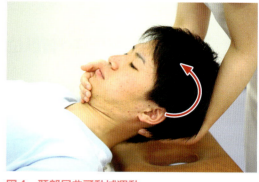

図4．頸部屈曲可動域運動
後頭部を持ち上げるというより，頭部を回転させるように動かす。

後頭骨と下顎を把持し，前屈あるいは後屈する。後屈の際，前頸部の伸張性が低下していると開口してしまう。下顎をしっかりと把持し，前頸部の伸張を促す。

背臥位で後屈する際は，背部を少し持ち上げるようにすると行いやすい。

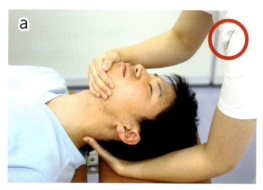 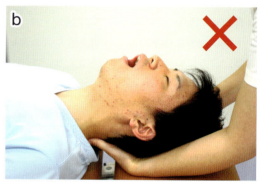

図5．頸部伸展可動域運動
後頭骨を把持し頸部を伸展させる（a）。この際，下顎を把持していないと開口し，前頸部を伸張することができないので注意する（b）。

② 回旋（図6）

後頭骨を支えるようにしてゆっくりと回旋させる。

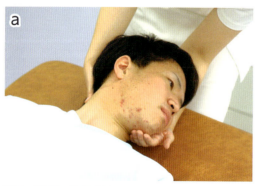 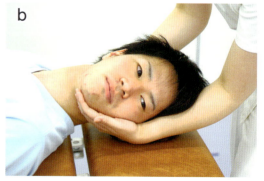

図6．頸部回旋可動域運動
後頭骨と下顎〜側頭部を支持し，ゆっくりと回旋する（a）。回旋する前に，患者に側方を見ておくようにしてもらうと回転による違和感が軽減する（b）。

2 関節可動域運動

3 側屈（図7）

後頭部を支持し，左右に傾ける。

3. 肩関節

片麻痺者では，肩関節の安定に関与するローテーターカフ（回旋筋腱板），特に棘上筋が弛緩していることがよくみられる。そのため，亜脱臼が生じていたり，運動時に腱板や関節包が関節窩と骨頭の間に挟まれてしまい，疼痛や可動域制限が生じやすい。そのため，亜脱臼がある場合には関節窩に骨頭を押しつけるようにしながら可動域運動を行う（図8）。この際，肘関節は屈曲していても構わない。

内転・内旋位をとりやすいので，反対方向の運動を十分に行う。

1 肩甲骨の滑動性改善（図9）

肩関節は本来，肩甲上腕関節と肩甲骨の動きが連動して運動する。しかし片麻痺者では，肩甲骨が内転位に固定されていることが多い。そこで肩関節を動かす際，肩甲上腕関節のみの運動とならないように，最初に肩甲骨の動きを促す。

特に肩関節屈曲の際には肩甲骨の外転と上方回旋，肩関節外転の際には上方回旋が重要となる。

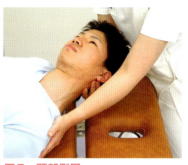

図7．頚部側屈
側屈する反対側の肩甲帯を固定し，側頸部が十分伸張されるようにする。

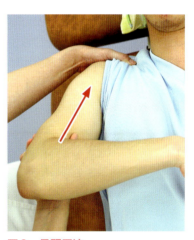

図8．骨頭圧迫
肩関節亜脱臼がある場合，骨頭と関節窩をくっつけるようにしながら可動域運動を行う。

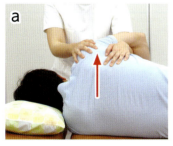
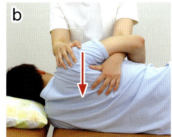
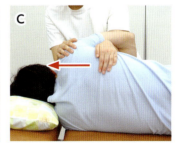
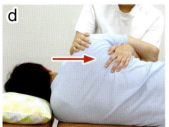
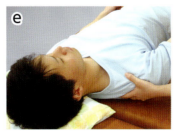

図9．肩甲骨の滑動（側臥位・背臥位）（a：外転，b：内転，c：挙上，d：下制，e：背臥位）

肩甲骨があらゆる方向に動けるよう，十分大きく動かす。肩甲骨の上方・下方回旋も行う（a〜d）。背臥位で行う場合，しっかりと肩甲骨を把持できるよう手を差し込んで動かす（e）。

2 屈曲(図10)

まず肩甲骨を外転位に引き出してから患者の肘と手首を持ち屈曲させる。

肩甲骨の上方回旋が伴わないときは，一側の手で介助する。

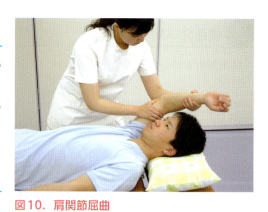

図10．肩関節屈曲

3 外転(図11)

肩甲骨は中間位か少し内転位の方がよい。そのまま，患者の肘と手首を持ち屈曲させる。

これも，肩甲骨の上方回旋が伴わないときは，一側の手で介助する。

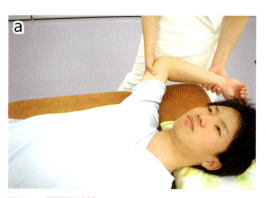 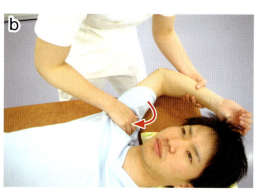

図11．肩関節外転
骨頭がうまく回転しない場合は(a)，大結節を押し込むようにして骨頭を回転させる(b)。

4 内旋・外旋(図12)

肩関節90°外転位で内旋あるいは外旋運動を行う。90°外転が難しいようなら，外転角度を少なくしてもよい。理学療法士側の力が強くなりやすいので，ゆっくりと少しずつ力を入れていく。

特に大胸筋は緊張が高くなりやすいことから外旋制限が生じやすいため，念入りに行う。

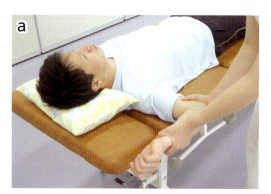 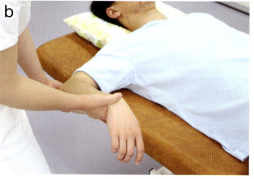

図12．肩関節内外旋 (a：外旋，b：内旋，c：外転制限がある場合，d：内旋時の注意点)

2 関節可動域運動

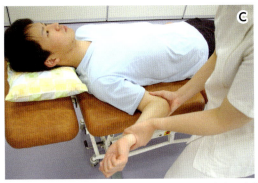
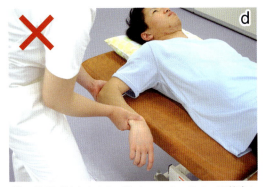

外転制限がある場合，内転位で行ってもよい（c）。内旋の際，骨頭が前方突出してしまいやすいので，関節窩と正しい位置関係にあるように注意する（d）。

4. 肘関節

1 屈曲・伸展（図13）

ほぼ純粋な蝶番関節なので，屈伸運動は比較的容易である。ただし，円回内筋が短縮しやすいので，伸展可動域運動は前腕回外位で行う。

特に，伸展制限が生じやすいので，伸展方向の運動を重点的に行う。

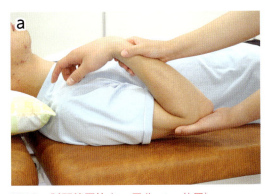
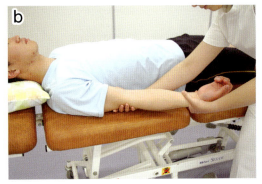

図13．肘関節屈伸（a：屈曲，b：伸展）
伸展の際は，回外位にて行う。

5. 前腕

1 回内・回外（図14）

尺骨の周囲を橈骨が回転することにより生じている運動である。母指側の橈骨が尺骨の周囲を回転するように意識して動かす。特に円回内筋に緊張により回外が制限されやすいので，念入りに行う。

第Ⅴ章　治療介入

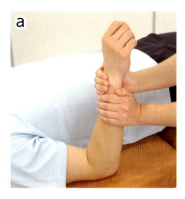
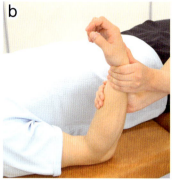

図14.
前腕回内外（a：回内，b：回外）
尺骨の周囲を橈骨が回転していることを意識して行う。

6. 手関節

背屈・橈屈制限が出現しやすいので，背屈・橈屈方向の運動を十分に行う。

1 掌屈・背屈（図15）

前腕の遠位部を固定し，掌を掴むようにして掌背屈を行う。

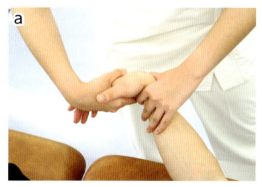
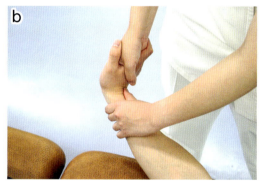

図15．**手関節掌背屈**（a：掌屈，b：背屈）

2 橈屈・尺屈（図16）

掌背屈同様に前腕の遠位部を固定し，掌を掴むようにして橈尺屈を行う。

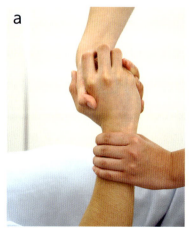
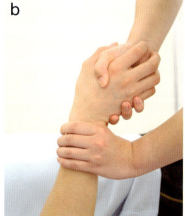

図16.
手関節橈尺屈
（a：橈屈，b：尺屈）

2 関節可動域運動

7. 手指

伸展および外転制限が出現しやすい。手指の関節部が茶色っぽく変色しだしたら，循環障害の予兆と捉える。拘縮の原因は循環障害を基盤としているため，念入りに可動域運動を繰り返したい。一般的に手指や肩関節など日常よく動く関節ほど不動による拘縮を生じやすい。

1 第2〜5指の屈伸（図17）

屈曲は手指全体を覆うように持ち手を握り込むようにする。伸展も掌側から手指全体を伸ばすようにする。

手指の外在筋を十分に伸張したい場合は，手関節と肘関節も同時に操作する。

手指伸筋の伸張では，手指屈曲→手関節掌屈→肘伸展と続けて行っていく。同様に手指屈筋の伸張は，手指伸展→手関節背屈→肘伸展と続けて行っていく。最後はどちらも肘伸展で終わる。

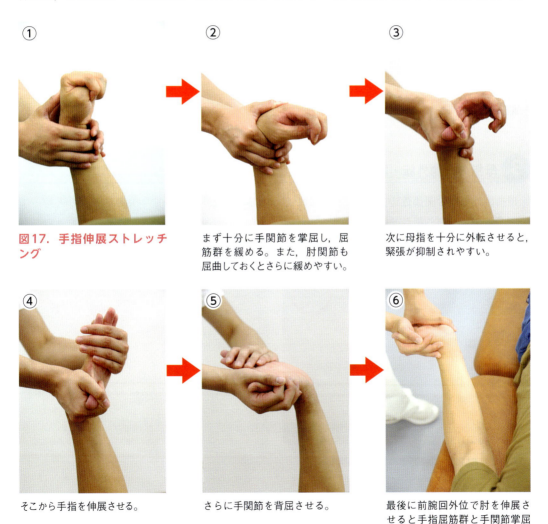

図17．手指伸展ストレッチング

② まず十分に手関節を掌屈し，屈筋群を緩める。また，肘関節も屈曲しておくとさらに緩めやすい。

③ 次に母指を十分に外転させると，緊張が抑制されやすい。

④ そこから手指を伸展させる。

⑤ さらに手関節を背屈させる。

⑥ 最後に前腕回外位で肘を伸展させると手指屈筋群と手関節掌屈筋群が十分伸張される。

第Ⅴ章 治療介入

痙性が強い場合，屈曲しているときは，単純に引き伸ばすのは困難なことが多い。その際には，**テノデーシスアクション**[注]の応用として，まず手関節を掌屈してから手指を伸展すると行いやすい。

2 第2〜5指の外転（図18）

指の股の部分（指間腔）は汚れやすく，十分な可動域が必要である。隣り合う基節骨を持ち内外転を繰り返す。

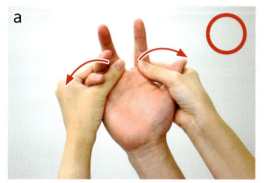 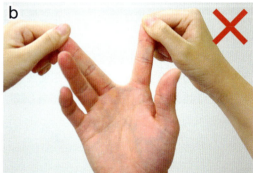

図18．第2〜5指の外転
MP関節での動きなので，基節骨を支持し外転させる（a）。bのごとく指尖を支持するとIP関節に負担をかけるため避ける。

3 母指の橈側外転・掌側外転（図19）

母指の外転は手関節近辺にあるCM関節で行われることを考慮し，中手骨をしっかりと持って橈側あるいは掌側外転させる。

母指の機能を考えた場合，IP関節やMP関節の可動性よりもCM関節の可動性が重要である。

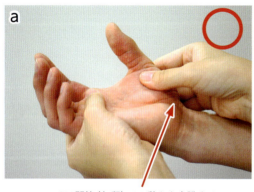 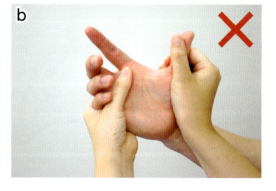

CM関節（矢印）での動きを意識する。

図19．母指の外転
母指の外転はMP関節ではなく，手首に近いCM関節の動きである。中手指をしっかりと持ち，橈側あるいは掌側外転する（a）。

2　関節可動域運動

4　母指の分回し（図20）

橈側外転と尺側外転の複合運動として分回し運動がある。目立った拘縮がないのなら掌側外転や橈側外転を省き，分回しのみを行ってもよい。

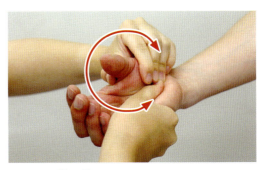

図20．母指の分回し

8．股関節

1　屈曲・伸展（図21〜23）

膝伸展位と屈曲位の両方で行っておく。対側下肢を固定しておけば，同時に対側股関節の伸展運動も行える。

股関節伸展単独で行いたい場合は，腹臥位または側臥位にて骨盤を十分に固定したうえで行う。膝屈曲位で大腿直筋を伸張する方法もある。

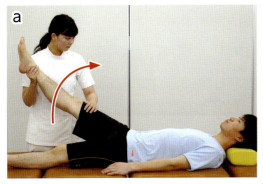
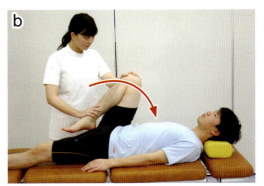
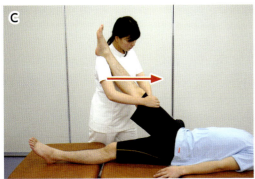

図21．股関節屈曲（a：膝伸展位，b：膝屈曲位，c：SLRの別法）
膝伸展位（SLR，a）と屈曲位（b）の両方で行う。膝屈曲位で行う際，同時に膝屈曲可動域運動を行ってもよい。SLRの際，下肢が重いようなら理学療法士の肩に乗せ，身体を前に出すようにして行う方法もある（c）。

第Ⅴ章　治療介入

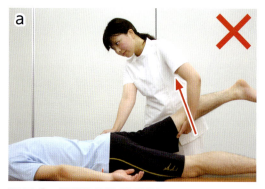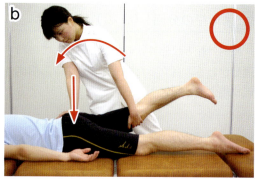

図22①．股関節伸展（腹臥位）
可能ならば腹臥位で行う．その際，aのように理学療法士の上肢で引き上げるのではなく，bのように固定している殿部を支点に回転するように身体を使うとよい．

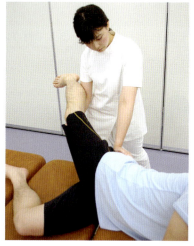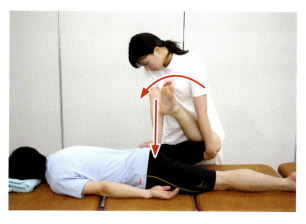

図22③．股関節伸展（膝屈曲位）
膝屈曲位で行うと，大腿直筋中心に伸張される．これも固定している殿部を支点に理学療法士が回転するように行う．

図22②．股関節伸展（側臥位）
側臥位で股関節伸展を行う方法もあるが，不安定になりやすい．また，不安定な姿勢は患者の過緊張を生じるので，注意しながら行う．

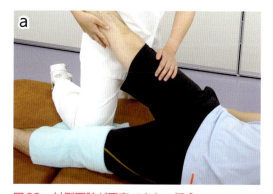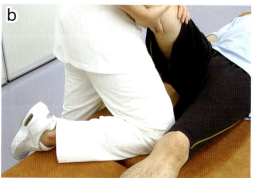

図23．対側下肢が固定できない場合
aのようにタオルを患者の下肢に巻き，理学療法士の膝で固定したり，bのようにズボンを押さえる方法もある．

2 内転・外転(図24)

内転筋は緊張が高くなりやすく，拘縮を生じやすいため十分に外転運動を行う。

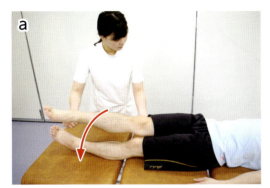

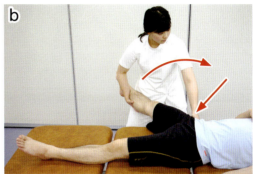

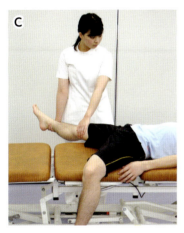

図24．股関節内外転
対側下肢の上を交差するように行う(a)。片手で骨盤を十分に固定し，下肢を持った方の手を理学療法士の身体に固定したまま，身体全体で外転させるようにする(b)。骨盤が固定しづらいなら，対側下肢をベッドから下ろして行うとよい(c)。

3 内旋・外旋(図25, 26)

股関節屈曲位または中間位で行う。それぞれ伸張される組織が異なるので，両方の肢位で行う方がよい。

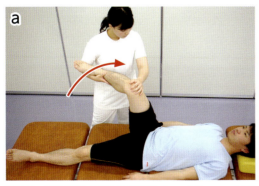

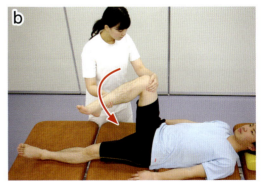

図25．股関節内外旋（屈曲位）(a：内旋，b：外旋)
股関節屈曲位では，内旋制限が出現しやすいので注意する。

第Ⅴ章　治療介入

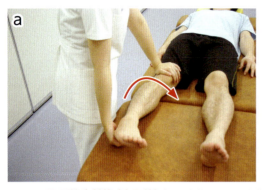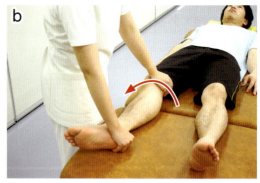

図26．股関節内外旋（中間位）（a：内旋，b：外旋）
股関節中間位での内外旋は歩行時に重要であるので，十分に行う。回旋は大腿骨顆部を動かすようにする。

9. 膝関節

1 屈曲・伸展（図27）

股関節・膝関節ともに可動域制限がない場合は，股関節屈伸運動と同時に行ってもよい。屈曲は踵と殿部が接触するまで十分に押さえ込む。

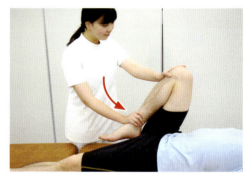

図27．膝関節屈曲

10. 足関節

1 底屈・背屈（図28, 29）

距腿関節での動きであることを意識して行う。特に背屈制限（内反尖足）が生じやすいので，背屈運動を念入りに行う。この際，踵を少しベッド側に押し込むようにしてから背屈すると，距骨が脛骨の関節面をくぐりやすくなる。

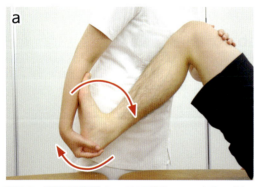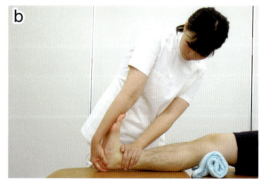

図28．足関節背屈（a：膝屈曲位，b：膝伸展位）
膝関節屈曲位（ヒラメ筋の伸張）と膝伸展位（腓腹筋の伸張）の両方を行う。膝伸展位では，反張膝が生じないように，わずかに膝屈曲位で行う。

2 関節可動域運動

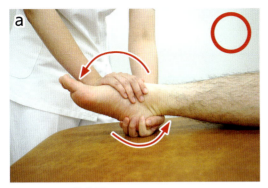
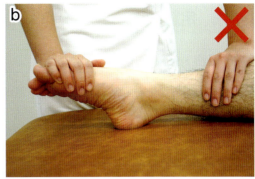

図29. 足関節底屈
踵骨を回転させるようにして底屈させる（a）。踵をベッドにつけたまま前足部を押さえると，足根中足骨間での屈曲が生じ，距腿関節での底屈とならない（b）。

11. 足部

1 外がえし・内がえし（図30）

距骨下関節と足根骨間・足根中足骨間の動きを意識する。

2 その他の動き（図31）

足部は荷重時に開排したり足根中足骨間で屈伸したりと複雑な動きを呈する。もし，ここでの動きがなく

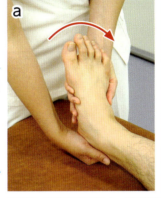
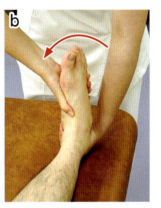

図30. 足部の外がえし・内がえし（a：外がえし，b：内がえし）
踵を固定して前足部を捻るようにする。

なると路面の変化に適応できなくなるので十分に動かす必要がある。特に足内筋の短縮による凹足になることが多いので，十分に広げることが大切である。

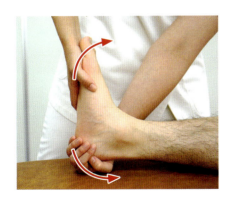

図31. 足部のその他の動き
足内筋を引き伸ばすように伸張する。また，足根骨間の動きが悪くなると，歩行時に足部痛が生じることもある。長期臥床後では，舟状骨を中心によく動かしておくと予防できる。

12. 足趾

1 屈曲・伸展（図32）

　屈曲拘縮が生じやすいので，伸展方向に重点を置き行う。特にMP関節の伸展制限が生じると歩行に影響するので可動域確保に努める。

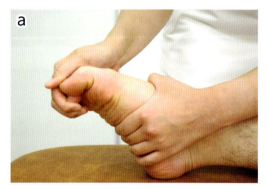
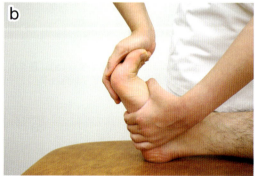

図32．足趾屈曲・伸展（a：屈曲，b：伸展）

2 外転（図33）

　外転制限が生じると足趾間が不潔になりやすく，白癬（水虫）が生じやすくなる。

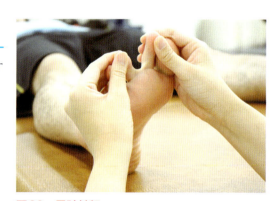

図33．足趾外転

C 運動の手順② ▶ 自己他動運動

　少しでも痙性のある患者では，非常に拘縮を作りやすい。また，一度生じた拘縮を改善するのは困難である。そこで，理学療法士が行う可動域運動以外に，非麻痺側を用い患者自身が行う方法も指導しておかなければならない。退院後には頻回にわたる理学療法士による治療は期待できないため，重要なものといえる。

　なお，ここでは非麻痺側と麻痺側（右）の字面が似ているため区別がつきにくいので，非麻痺側を健側と表現することとする。

2 関節可動域運動

1. 肩関節

1 屈曲・外転（図34）

　健側手にて麻痺側手首を支持し，バンザイするように挙上する。

　健側手にて麻痺側前腕を支持し，肩関節を外旋させながら外転させる。前腕支持にて外転が難しいときは，肘関節部を外に押してもよい。それも難しいようなら外旋位をとるように指導する。たとえ動かせる範囲がわずかであっても，内転内旋位で長時間保持するよりは，はるかに良好な状態となる。

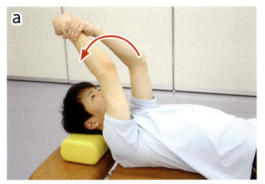 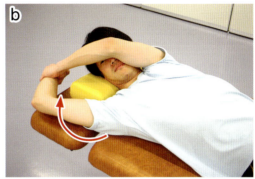

図34. 肩関節屈曲・外転（a：屈曲，b：外転）

2. 肘関節

1 屈曲・伸展（図35）

　健側で麻痺側手首を支持し，屈伸させる。伸展が不十分な場合は，上腕の下に小さなクッションを置くと完全伸展させやすくなる。

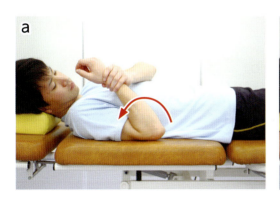 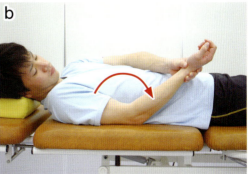

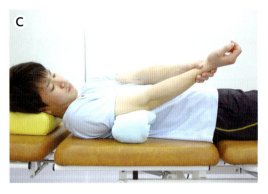

図35. 肘関節屈伸［a：屈曲，b：伸展，c：伸展（クッション使用）］
そのままで肘関節が完全伸展できない場合は，上腕の下にクッションを置くとよい。

3. 手関節

1 掌屈・背屈（図36）

手を握り合うようにし，主として背屈方向に動かす。

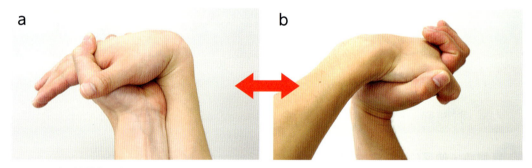

図36. 手関節掌背屈（a：掌屈，b：背屈）

2 橈屈・尺屈（図37）

掌背屈と同様に握り，橈尺屈する。

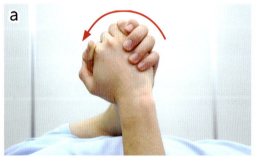

図37. 手関節橈尺屈（a：橈屈，b：尺屈）

2 関節可動域運動

4. 手指

1 屈曲・伸展（図38）

麻痺側の手指を健側の手掌または手指で引き伸ばす。手指伸展は手関節が十分背屈する程度まで行う方がよい。

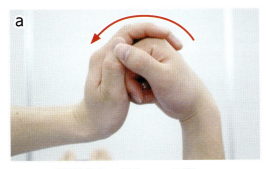
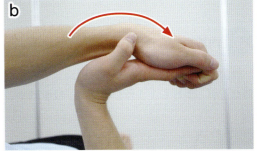

図38．手指屈伸（a：屈曲，b：伸展）

2 外転（図39）

麻痺側手指の間に健側手指を入れるようにして外転させる。

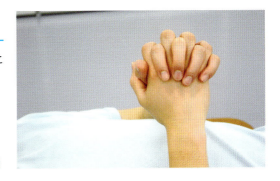

図39．手指外転

5. 母指

1 伸展・外転（図40）

麻痺側母指末節骨から中手骨を健側でつまみ，広げるようにして伸展・外転する。

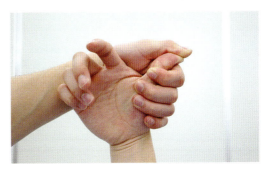

図40．母指伸展・外転

6. 股関節

1 屈曲（図41）

長座位となり，健側下肢を屈曲し，麻痺側下肢をできるだけ伸展した状態で体幹を前傾させる。

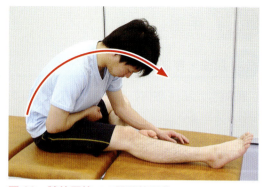

図41. 膝伸展位での股関節屈曲

2 内旋（図42）

股関節は外旋しやすいため，内旋を中心に行う。健側足部を麻痺側膝下より差し入れ，麻痺側顆部を引っかけるようにして健側下肢を倒すように外旋し，麻痺側股関節を内旋させる。

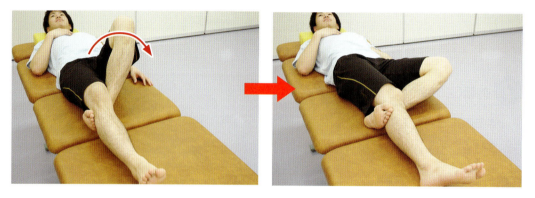

図42. 股関節内旋
麻痺側膝下より健側足部を差し入れ，健側下肢を外に倒すようにすると麻痺側股関節が内旋する。

（河村廣幸）

注） テノデーシスアクション（tenodesis action：腱の固定作用）：浅指屈筋・伸指屈筋は上腕骨遠位・尺骨近位から手指にわたる多関節筋であるため，手関節背屈により手指が屈曲する作用。

3 ADLと直結する運動療法

はじめに

脳卒中患者は，意識障害や活動制限などにより非麻痺側の運動も制限されることがあるため，他の疾病よりも非麻痺側に廃用を生じやすい。そのため，急性期からできるだけ二次障害を予防することが重要となる。

本項では，一般的な教科書ではあまり述べられていない理学療法を行ううえでの工夫について述べる。

A 全身調整運動・体力回復

1. 急性期

当然のことであるが，医師による血圧の上限あるいは下限の指示や離床許可などに従って介入を進める。廃用性の起立性低血圧を防ぐためには1日最低のべ4時間の抗重力位が必要といわれている。活動の指示がベッド上である場合，許可範囲のギャッジアップで身体を起こしている時間を確保するように努める。ベッド上でギャッジアップした際，図1のようにベッドの曲がる部分に殿部が位置し，膝を軽度屈曲位にすると姿勢良く座位を保つことができる。点滴の自己抜去予防で身体拘束されている患者では，不動によるストレスから血圧が高くなっていることもある。そういった場合はギャッジアップ座位で血圧が落ち着くこともある。

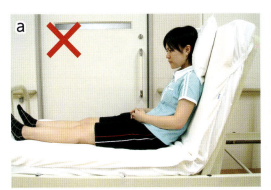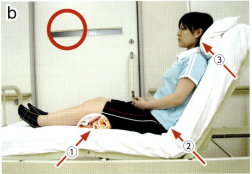

図1. ギャッジアップ座位時の工夫（a：悪い例，b：良い例）
aでは腰の位置が下がり，膝も伸びきっている。bのように膝部を持ち上げることで，ずれ防止にもなる（①）。股関節で屈曲できるように位置を合わせる（②）。頭頸部の弯曲に合わせた枕（③）。

ギャッジアップは受動的な座位（筋活動がない他動的な姿勢保持）であるため，血圧低下を招きやすい。そのため，ギャッジアップ座位時には，足底をボード接地させ反射性に筋活動を促したり，非麻痺側上下肢を運動させたりするなど，下肢の筋活動を促しながら様子を観察する（図2）。初期は1回につき10〜20分を1日数回できるよう，チームで協力して進める。特に日中の離床時間の確保は，夜間せん妄や昼夜逆転の予防にもつながる。

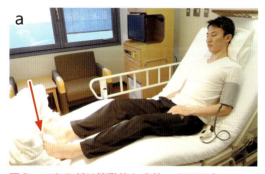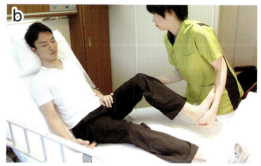

図2．できるだけ能動的な座位にする工夫
布団，ボール，ボードなどを利用して，足底接地刺激を入力する（a）。健側の伸筋活動を促す（b）。

　離床許可が出れば，端座位，車椅子座位が可能になり，ベッド以外での離床時間を拡大する。
　端座位では心臓と足の高さが大きく違うため，離床につながる評価を行うのに適している。起立性低血圧に注意し，血圧測定値と神経症状を確認しながら行う。ギャッジアップ座位から足を垂らして端座位になるのでなく，起き上がり動作を誘導して端座位になる方が筋活動を促し自立への運動学習となり，また運動により下肢筋の緊張が適切となるため起立性低血圧の予防にもなる（図3）。

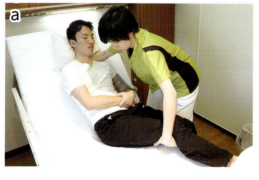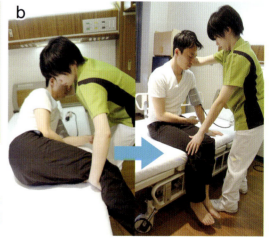

図3．離床早期の端座位への誘導方法（a：ギャッジアップ座位から端座位に移行，b：側臥位から端座位へ移行）

　経口摂取での食事が許可されたとしても実際に食事をするためには，ベッド上でも車椅子座位でも30分〜1時間の座位耐性が必要である。また，誤嚥性肺炎の予防のためにも，食後すぐに臥床させることは避ける。

3 ADLと直結する運動療法

急性期は処置などで背臥位をとる頻度が高いため、日中・夜間の体位変換は、側臥位や半腹臥位を増やすことが望ましい。図4のように、下腹部・大腿部で支持できるようにすると、背中側の支持物は不要で呼吸を妨げることがなくなる。

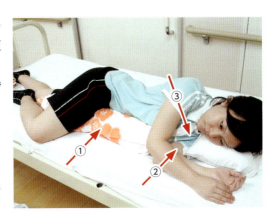

図4. 肢位設定の工夫（側臥位）
上になる大腿を下腹部で支持する（①）。荷重側の肩を外転位とする（②）。首の付け根から枕に乗せることで肩への負担を軽減させる（③）。

2. 回復期以降

日中の離床時間を拡大し、睡眠-覚醒リズム、生活リズムの改善を図る。車椅子座位で過ごせる患者でも、目的や刺激がなければ眠ってしまうことが多く、理学療法士のトレーニング以外の時間帯の過ごし方に工夫が必要である。看護師と協力して、談話室での他の患者との交流、ラジオやテレビによる音や社会情報の入力など、積極的に生活刺激を入力する。また、日中の車椅子座位では下肢運動が不足し、下肢の浮腫や深部静脈血栓が生じやすくなるため定期的に下肢運動を促す課題づくりも必要である。

車椅子自走が可能な患者は、生活場面での移動だけでなく、体力づくりのための自主練習として、例えば「病棟の端から端までを1日何往復」などと課題を決めて取り組んでもらってもよい。車椅子の片手片足駆動は非麻痺側の廃用予防にもなる。

歩行が見守りまたは自立している患者では、1日4,000歩以上の歩行量を目指す[1]。1日の歩数は体力の指標として患者にもわかりやすい。1日3,000歩未満は虚弱高齢者と同等の体力である。患者の年齢や体力に応じて、目標値を上げていき1日5,000歩以上を目指す。

B 関節可動域運動

1. 急性期

体幹や肩甲帯、股関節など中枢部で筋緊張が低下していることが多いため、正常な運動範囲を超えないように実施する。一般的には非麻痺側の可動域が運動範囲の基準となる。麻痺肢に感覚障害がある場合、患側から運動を開始しても患者は何をされているかわからない。そのため、非麻痺側から開始することが望ましい。

背臥位では、筋緊張の高さや、体幹の重さにより肩関節は荷重負担を強いられるため、肩手症候群など疼痛を生じやすい。また、背臥位で行う関節可動域運動は肩甲骨の運動が阻害されるため、挙上は90°程度までにとどめておく方が安全である。

意識障害の重度な患者では、体位変換後の肢位は、良肢位や安楽肢位をとらせるようにする。

特に肩甲帯は背臥位では後退していることもあり，タオルなどで肩甲帯を良肢位に保持する。また，臥位での可動域運動は脊柱，肩甲骨が固定されているため，90°までにとどめる（図5）。

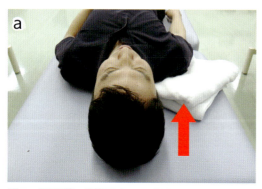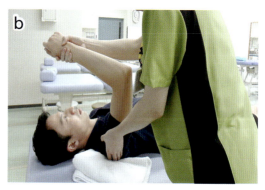

図5．肩甲帯の肢位設定と可動域運動
臥位では肩甲帯が重力により後退しているため，中間位に戻すように肢位設定する（a）。健側の高さに合わせるように，肩甲骨の後方への後退を修正する（矢印）。臥位での可動域運動は脊柱，肩甲骨が固定されているため，90°までにとどめる（b）。

麻痺手の握り込みに対してタオルを握らせること，尖足予防としての背屈位保持は，把握反射や陽性支持反射等が強く生じる患者では，持続的に反射が誘発され筋緊張亢進を助長するため長時間実施することは推奨されない（図6）。手指では手浴後や発汗時の清拭後，足部では運動療法時の荷重刺激として短時間行う場合は問題ない。手指の握り込みや尖足など拘縮が進行している患者では，中枢側の筋緊張も亢進していることがある。強制肢位をとらせるのではなく，図4で紹介した肢位などリラックスできる肢位で全体的に緊張を緩めていく方がよいと思われる。

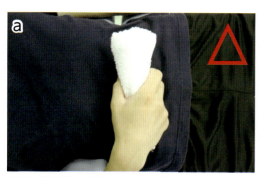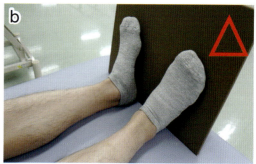

図6．長時間の実施は避けたい拘縮予防対策（a：麻痺手にタオルを握らせる，b：尖足予防としての背屈位保持）
拘縮予防対策として行われていたこともあるが，反射を助長するだけで拘縮予防にならないため，長時間の実施は推奨されない。

2. 回復期以降

可動域運動は，他動運動だけではなく，自動運動での可動域運動も取り入れ，将来的に自己管理していくことを目標とする。

貴重な治療時間の大半を背臥位の他動運動で過ごすことは，患者にとって能動的な体験になら

ず有益ではない。自力で動きにくく，運動による感覚入力も少なく，不動というストレスを抱える患者の身体にとって必要なのは能動的な運動である。

上肢の麻痺が強い患者では，体幹に付着する肩関節・肩甲帯周囲筋の筋活動の低下や筋のこわばりから，体幹可動性の低下をきたす患者も多い。そのため，患者自身で行う可動域運動には体幹の側屈や回旋ストレッチングも取り入れて指導する。同時に上肢は挙上位で行うと，固くなりやすい広背筋が伸張されやすくなる（図7）。

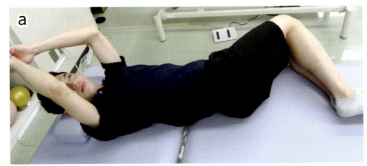
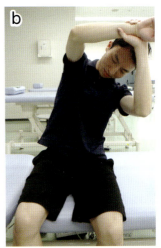

図7．自身でできる肩（a）・体幹（b）の可動域運動

治療のプロトコルとして，関節可動域運動を脳卒中の運動療法プログラムの最初に入れている理学療法士が多いと思われる。可動域制限が問題となる場合は，可動域運動から開始してもよいが，動作練習や筋力増強運動が十分行える患者では，クールダウンや遅発性筋痛予防として最後にストレッチングを取り入れるなど患者に応じて計画するとよい。

C 筋力増強運動

筋力は不動により1日に1～3％ずつ低下し，上肢よりも下肢でより低下が大きいことが報告されている。動かすことのできる非麻痺側の筋力低下を防止することは重要で，その筋力維持はADL自立の鍵にもなる。また，麻痺肢の筋力増強をやみくもに嫌う理学療法士も多いが，痙性や共同運動の増悪を生じることはないので積極的に行ってほしい。

1. 急性期

活動制限や意識障害による不動の結果生じた廃用性筋力低下の進行を予防することが目標となる。血圧変動の大きい時期であるため，血圧が上昇しやすい等尺性収縮を避けて行い，息を止めないよう一緒に回数を数えたり，負荷量を調整したりしていきみ動作にならないよう注意する。

非麻痺側の筋活動は連合反応や脊髄反射などにより麻痺肢の筋活動を促進する効果もある。

第Ⅴ章 治療介入

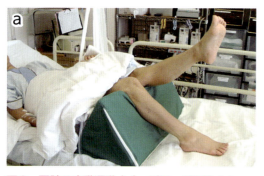 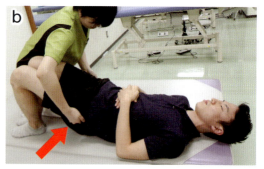

図8. 下肢の自動運動（a）・ブリッジ運動（b）
ブリッジを行う際は，大転子から操作すると患者に運動が伝わりやすい。

ベッド上では，下肢のパンピング（足関節の底背屈運動），SLR，ブリッジ運動など行いやすい運動から介入する（図8）。

離床許可後は，起立・着座運動が可能になり，下肢筋の求心性収縮↔遠心性収縮の両運動により筋力強化を図ることができる。患側下肢の麻痺が強い場合，非麻痺側主体での起立・着座になるため，非麻痺側には十分な負荷をかけやすい（起立・着座介入のポイントは後述の「基本動作練習」を参照）。

麻痺肢は発揮できる筋力に応じて負荷量を調整する。急性期は麻痺肢の筋力が徐々に回復する時期でもあるので，筋力がMMT3未満であれば，自動介助運動で代償運動を出現させないよう注意を払いながら進める。

この時期には体幹の筋緊張は低下していることが多い。特に肩・股関節の運動は体幹にも影響し，体幹の安定性を高める効果があるので，積極的に行ってほしい。

2. 回復期

臨床では，いったん活動度が高まった患者が，肺炎などで臥床を強いられたのちに痙性や失調症状の影響が強くなることをよく経験する。また，片麻痺者に対する筋力増強運動については，漸増抵抗運動などの研究から痙性を増強することはなく，むしろ痙性は弱まるという結果も報告されている[2, 3]。これらは筋力の代償能力の大きさや重要性を感じる事実である。

基本的動作練習が増え，動作の反復自体が筋力増強運動になることも多い。自主練習が可能な患者では，活動量を補うためにも治療時間以外にできる起立運動や上下肢運動を指導する。

ADLでの移動手段が車椅子の場合は，特に下肢筋力の維持・強化のために，起立運動や重錘ベルトを利用した運動を積極的に行う。起立運動を自主練習として行う場合は，手すりを引き込んで立ち上がらないよう注意が必要である（図9）。

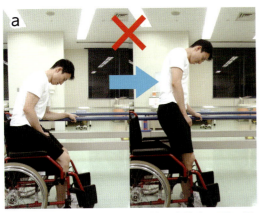 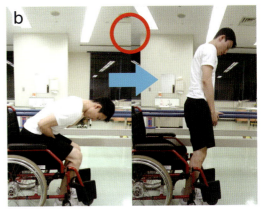

図9. 起立練習時の手すりの使用方法（a：悪い例，b：良い例）
手すりを引き込んで立つと，重心が後方に残る立位にしかなれない（a）。手すりに向かってお辞儀するように指導する（b）。

D 基本動作練習

1. 急性期〜回復期

　よくあることではあるが，患者は日中多くの時間を臥位または座位姿勢で過ごしている。これは「動けないということを学習する」環境にあるといえる。不活動を活動に変えていくためには，たとえベッド上であっても可能な限り基本的動作練習やADL介入を行うことが大切である。

　介入は，非麻痺側の上下肢から始め，麻痺肢の使用へと進める。また，基本的動作練習においては，より生理的（正常）な運動要素を取り入れ，患者が動作の仕方を思い出しやすい，理解しやすい方法で行うことが望ましい。非麻痺側の適切な使用は，連合反応などを通じて，麻痺肢の回復にも貢献する。

　急性期より，生理的動作の要素を取り入れて介入し，麻痺の回復状況をみながら代償手段も指導していくようにする。

1 寝返り動作

　寝返りは，人体で最も重く大きな体幹を，手足を使用して回転させる動作である。これには，生来2つの基本パターンがあり，1つは，下肢で蹴る・押す力を利用して体幹を回転させる方法で，その際，頭部・脊柱も伸展する。もう1つは，手足の重さを利用して体幹を回転させる方法で，頭部・脊柱は屈曲する。前者の方法は，伸筋の活動を高めるため離床に向けた抗重力筋の活動を高め，後者の方法は，起き上がり動作につなげていくために必要である。そのため，この2つの方法のどちらも早期から行うことが望ましい（図10）。

第Ⅴ章 治療介入

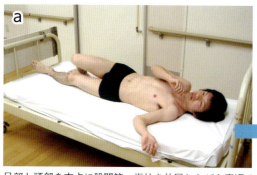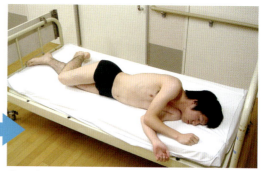

足部と頭部を支点に股関節, 脊柱を伸展しながら寝返る。蹴る・押す力を利用して, 体幹を回転させる(a)。

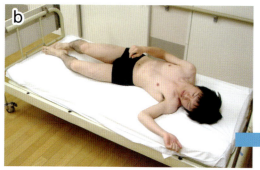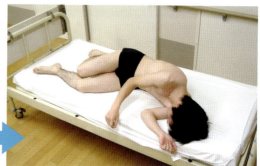

頭部, 下肢を屈曲させ, 脊柱を屈曲しながら寝返る。手足の重さを利用して体幹を回転させる(b)。

図10. 寝返り動作のパターン(a：パターン①, b：パターン②)

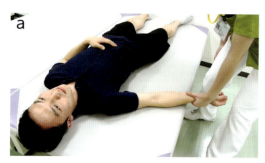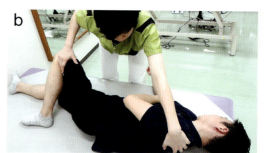

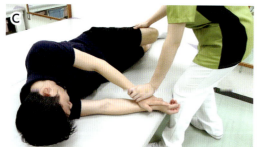

図11. 麻痺側への寝返り(右片麻痺)
麻痺側の肩を外転させる(a)。非麻痺側を寝返り運動へと誘導する(b)。麻痺肢を把持し, 寝返り運動へと誘導する(c)。

　まずは非麻痺側の上下肢を使用した麻痺側への寝返り動作練習から開始する。この際, 麻痺側の肩関節は理学療法士が外転させておき, 寝返った際に麻痺側の肩が下敷きにならないようにしておく。そして, 非麻痺側の肩甲帯, 大腿部に理学療法士の手を接触させ(用手接触), 寝返り動作を誘導する(図11)。随意的に非麻痺側の上下肢が動かせる患者であっても, 片麻痺のある身体は重く, どう動かしてよいかわからないため, 非麻痺側への介入が必要になる。また, これにより非麻痺側が力み過ぎていないか, 効率良く使用できているかの評価も可能である。

麻痺側への寝返り動作練習は，麻痺側への荷重刺激が入るばかりか，麻痺側上肢を非麻痺側上肢でつかみにいく練習になり，非麻痺側に寝返る際の代償動作の獲得につながる。麻痺側の肩に亜脱臼や疼痛がある場合にも，疼痛が生じない範囲で行い，中枢部の緊張改善に努める。

次に非麻痺側への寝返り動作へと進め，麻痺肢の肩甲帯，大腿部に用手接触し上下肢の運動を誘導する。この方法は，神経筋再教育としての寝返り動作となり，麻痺肢の筋活動の促進になる（図12）。

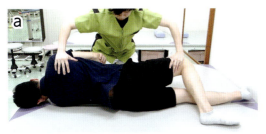 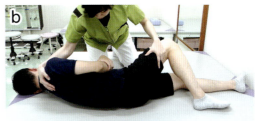

図12．非麻痺側への寝返り（a：麻痺肢を介助し，股関節，脊柱の伸展を伴う寝返り，b：麻痺肢を介助し，股関節，脊柱の屈曲を伴う寝返り）

ADL指導としての非麻痺側への寝返り動作は，一部の教科書で股関節の生理的な運動要素に反した代償方法が紹介されている場合があるので注意されたい（図13）。

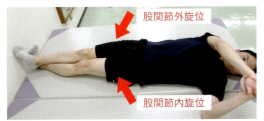

図13．生理的要素が生かされない代償動作
本来寝返る際には，寝返る側の股関節外旋，対側の股関節内旋が必要であるが，単に非麻痺側下肢を麻痺側下肢に差し入れる方法では反対の動きになってしまう。

効率的に寝返るための動作を獲得するには，非麻痺側の股関節の外旋，麻痺側下肢の内旋を作る必要がある。麻痺側の下肢で非麻痺側の足関節を背屈させることで，非麻痺側下肢の外旋，麻痺側下肢の内旋を作り，寝返り動作を円滑に行うことができる（図14）。

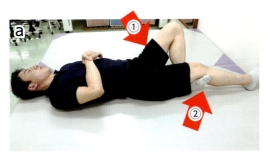 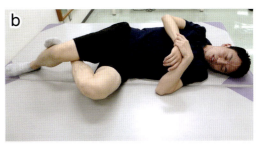

図14．生理的要素を生かした寝返り動作（右片麻痺）（a：非麻痺側のつま先を麻痺側の膝下で背屈させ麻痺側下肢を内旋位にする，b：背屈位を保ったまま非麻痺側の股関節を屈曲・外転させ体幹を回転させる）
膝を立てることで外旋方向へ動きやすくなる（①）。非麻痺側のつま先を立てることで股内旋方向に誘導する（②）。

第Ⅴ章 治療介入

寝返り動作介入時の操作部位

寝返り動作介入時の接触の部位を肩甲帯，大腿部とするのは，ヒト・動物が上下肢を使用して胴体を移動させているという特徴からです。実際に，体幹部に接触して寝返りを誘導すると患者さんは「転がされている」という受動的な感覚を体感し，上下肢から誘導すると「自分で動いている」という能動的な感覚を体感します（下図）。どちらが将来の患者さんの随意的な動作につながるかはいうまでもありません。

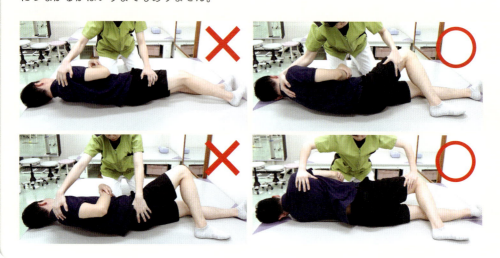

2 臥位での横移動

横移動動作には，大きく2つのパターンがある。頭部（後頭隆起），上部体幹（上部胸椎），骨盤部（仙骨），下肢（踵）を支点にそれぞれの部位を移動させる方法と，ブリッジ運動と腹筋運動の組み合わせで移動する方法である（図15）。この2つの運動パターンをそのまま利用し介入する。

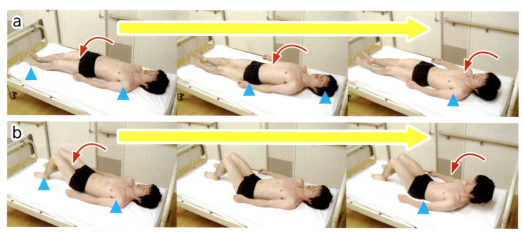

図15. 臥位での横移動の種類（a：方法①，b：方法②）
頭部、胸椎部、骨盤部、足部を支点に移動する方法（a）。ブリッジ運動と腹筋運動を組み合わせた方法（b）。

エアマットなどを使用している場合は，支点が得られないため患者が自力で移動することが難しくなる．しかし，横移動はケア場面や治療時に必要なことも多く，その際に単なる全介助でなく，生理的な動きを取り入れて行うことが患者にとっては運動学習となる．

3 起き上がり動作，端座位姿勢

起き上がり動作は，人体で最も重い体幹（脊柱）を頭部，上肢帯とともに起こして，最終的に坐骨に乗せる動作である．起き上がり動作には，大きく3パターンがある（図16）．

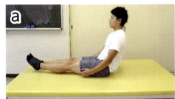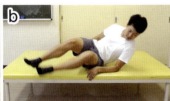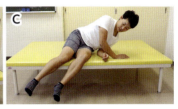

図16．生理的な起き上がり動作の3パターン（a：まっすぐ前方に起き上がる，b：斜め前方に起き上がる，c：半腹臥位から起き上がる）

麻痺の軽度な症例は，まっすぐ前方に身体を起こす方法（図16a）も可能だが，それ以外の患者では側方に向いて起き上がる方法（図16b，c）が選択される．麻痺側上肢が後方に残らない側臥位で，股関節を屈曲させ，下腿をベッドから下ろすと同時に体幹を起こし，支点は大転子から坐骨に変化していく．理学療法士は，起き上がる方向に頭頸部を屈曲させ，胸椎を押して動作を誘導する．この時，非麻痺側の上肢でベッドのマット面を支持し，身体を起こすのを補助させる（図17）．

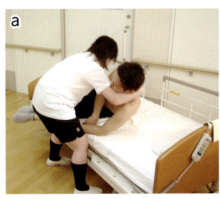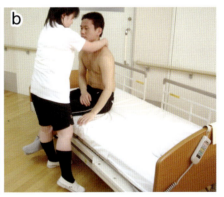

図17．起き上がりを誘導する方法（a：起き上がる方向に頭頸部を屈曲，b：非麻痺側上肢でのマット面の支持）

ベッド柵を使用して起き上がる場合もあるが，ベッド柵を引き込む動作は，自身で身体を前方に起こすことを妨げるため，ここでも柵の使用方法には注意が必要である（図18）．

背もたれ座位に比べ，端座位では体幹筋の抗重力活動を促進しやすい．端座位では胸椎に用手接触し，坐骨方向に向かって荷重刺激を入力するとより伸筋活動を高め，座位姿勢の安定を得やすい（図19）．また，端座位での前方，側方リーチ練習は更衣動作などにつながるバランス機能練習となる．

第 V 章　治療介入

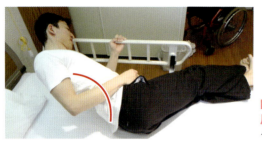

図18. ベッド柵を引き込んで起き上がる場合（右片麻痺）
ベッド柵を引き込み，体幹屈曲が不十分となる（矢印）。

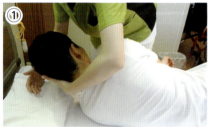

①頭部を屈曲させ，起き上がる方向に視線を誘導する。

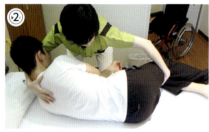

②下腿を下ろすと同時に，胸椎支持で体幹を起こす。

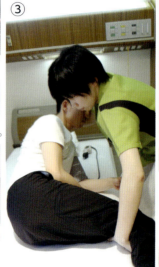

③健側の肘や手をつくように誘導する。

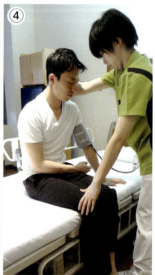

④座位では胸椎から坐骨方向へ少し圧迫すると脊柱起立筋の伸展活動が促通できる。

図19. 起き上がりの介助方法（右片麻痺）

4　起立・着座動作

　起立・着座動作は，抗重力筋の求心性↔遠心性収縮が促通できる運動である。まずは非麻痺側で十分に起立ができることが早期ADLへの介入につながる。立位・起立動作は，車椅子移乗，トイレ動作，更衣などさまざまな場面で必要になる。移乗では中腰のまま身体を回転させる能力も必要となる。

　起立動作では，狭い基底面上で，転倒せずに膝の屈伸や体幹の前屈が自由にできる立位バランスが必要になる。足部はその構造から，矢状面では足関節軸よりも前方，前額面では内側に荷重がかかっていると安定することがわかる。

　起立時は，殿部離座までは各関節は屈曲方向に，離座後にすべての関節が伸展方向に運動する。ただし，体幹は股屈曲で前傾しているのであって，体幹自体が屈曲しているのではない。体幹前傾は足（基底面）に重心を移すために行うが，体幹を屈曲させると重心が低くなり立ち上がりに余計な努力を要するようになる。

3 ADLと直結する運動療法

　起立では，人体で最も重い体幹の重心を前方に移動させることが最初の課題となる。次に大切なのは，立位姿勢になったときに，股関節上に体幹をまっすぐに乗せることである。これにより体幹筋，股関節周囲筋の筋活動が促進できる。意識障害により非麻痺側や体幹に力が入りにくい場合でも，介助下で起立運動を行うことにより，覚醒度が改善し，非麻痺側の活動が高まることを臨床では経験する。また，起立運動後の端座位では，姿勢が良くなり座位保持能力が高まることが確認できる。

　リハビリテーション室へ出てこられるようになると，起立運動の際に平行棒や手すりを使用することが多くなる。その際には手すりの使用法の指導も重要である。手すりは引き込まないようにし，伸展相で補助的に使用する程度にする（図20）。引き込みながら起立運動を行うと，体幹の前屈ができず，重心が後方に残ったままになり，手すりがないと立位を保持できない状態になる。

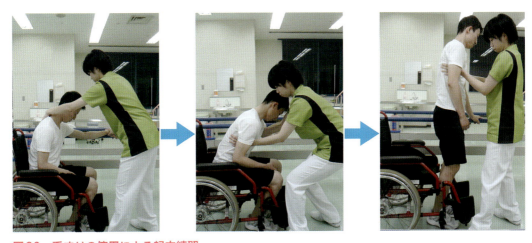

図20．手すりの使用による起立練習
手すり使用での起立練習の初期は，手すりを把持する位置は膝よりも前方に誘導し，体幹前屈を誘導して起立を行う。

　手すりを使用し非麻痺側での立位が可能となれば，歩行練習，トイレ移乗や下衣の更衣動作能力の向上につながる。トイレや玄関などでは縦手すりを使用することが多いが，その際は縦手すりとの距離のとり方で，立位のとりやすさが変わることに注意したい（図21）。看護部によるトイレ介助に移行できても，車椅子を縦手すりに接近させ過ぎ，患者が体幹を十分屈曲できず能力が発揮できないことがある。そのため，「リハビリテーションのスタッフからは軽介助で立てると聞いていたが，病棟では介助量が多い」といった誤解を招くことがある。病棟スタッフへの伝達の際は，縦手すりへの接近距離も含め，患者が能力を発揮できるよう情報提供したい。

　介助下でも起立運動が困難な重症患者の場合，ティルトテーブルでの起立を行うことがある。その際も，単に立位をとらせるだけではなく，より能動的な運動にするため，下肢の屈伸を介助下で行ったり，非麻痺側上肢を使用して風船を叩いたりするなど，多くの刺激を入力しながら行うことが望ましい。

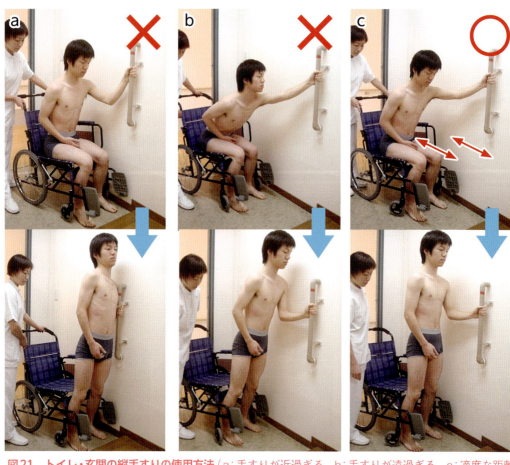

図21. トイレ・玄関の縦手すりの使用方法（a：手すりが近過ぎる，b：手すりが遠過ぎる，c：適度な距離）

5 歩行練習

　直立二足歩行はヒトのみが行う移動様式で，体重の半分以上を占める頭部・上肢帯・体幹の重さを股関節上に乗せて移動している。股関節屈曲位でしか体幹の重さを股関節上に乗せられない片麻痺者は，効率の良い歩行の獲得が難しくなる。下肢機能を効率良く生かした歩行の獲得には，立位で股関節伸展位・屈曲位のどちらにも骨盤を傾斜できるよう非麻痺側での立位バランスを向上させることが大切である。

　歩行練習開始までの流れを図22に示す。麻痺肢の筋力に応じて，長下肢装具や短下肢装具で麻痺肢を補助する。歩行練習の際は，体幹を起こし，股関節荷重を意識して交互型（前型）で介助歩行を行う（図23）。このとき，非麻痺側の機能を最大限生かすこと，リズム良く行うことが，反射機構により麻痺肢の筋活動を促進することにつながる。後型や揃い型の歩行は，非麻痺側の機能を十分発揮できず，適切な運動学習とはならない。

　急性期では，体幹，中枢部の筋緊張が低下していることが多く，麻痺が重度であるほど，麻痺肢の股・膝・足関節を理学療法士一人でコントロールするのは技術的に難しい。正しいアライメントで歩行介助するためにも，下肢装具や体重サポート式の歩行練習機器などの積極的な使用を

3　ADLと直結する運動療法

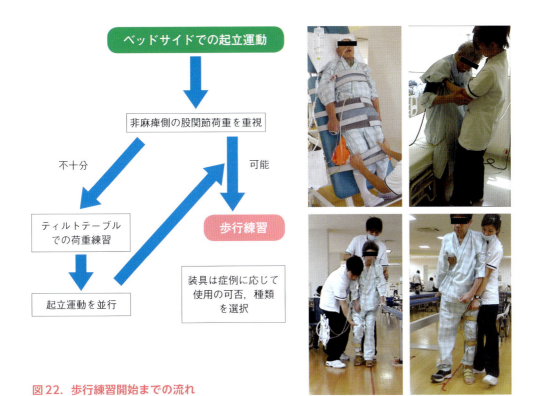

図22. 歩行練習開始までの流れ

勧める。その他の歩行補助具は，平行棒，ウォーカーケイン，杖など，バランス機能，麻痺肢筋力に応じて変更していく。

　移動方向は，前進だけでなく，横歩き，後退，方向転換があり，介助歩行練習中から実施する。

　立位・歩行動作は基底面が狭く，重心が高い位置にある姿勢・動作であるため，筋力だけでなく，バランス能力が求められる。片脚立位保持，閉脚立位保持，閉眼立位保持，ファンクショナルリーチテスト（Functional Reach Test：FRT），ファンクショナルバランススケール（Functional Balance Scale：FBS）などのバランス機能検査のデータも参考にしながら，歩行補助具の選択，自立度の判定を行う。よく，歩行の際に一歩一歩踏みとどまるように行わせているのを見かけるが，本来，歩行はある程度の速度に乗った慣性運動である。できるだけ早いうちに，リズミカルで流れるような動作を学習させるように努めてほしい。

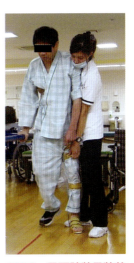

図23. 長下肢装具装着下での歩行練習
胸郭または胸骨で体幹を起こし，交互型（前型）になるよう介助する。

E ADLトレーニング

1. ベッド上でのADL

　意識障害が重度な時期に全介助で行っていた動作を，覚醒した患者が自発的に行い始めて驚かされた経験がある．たとえ意識がなくとも，ギャッジアップ座位程度しか行えない急性期のうちから，髪をとく，髭剃り，顔を拭く，手を拭く，歯を磨くなど，介入しやすい動作からでよいので，手足を理学療法士が操作して実施させてほしい（図24）．その感触，音，運動感覚が患者に刺激として入力され，運動機能の賦活になっていると思われる．

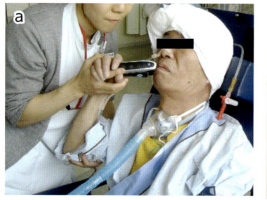 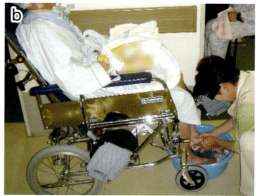
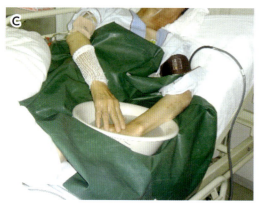 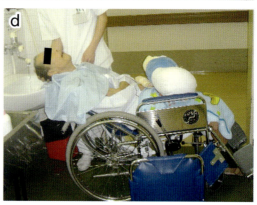

図24. 重症患者に対するADL介入例（a：介助下での髭剃り，b：家族のケア参加，c：ベッド上での手浴，d：リクライニング車椅子で洗髪へ）

　重度障害で自発性が低い場合でも，看護師や介護士によるケアにリクライニング車椅子を利用することで，普段はベッド上で行う洗髪を，洗髪台で行うことができ離床の機会につながる．また，家族にも保清に参加してもらうことで，刺激入力の促進，家族の患者理解につながる．
　起き上がりが可能になれば，掛け布団の脱着練習も行っていく．非麻痺側上下肢で側方に布団を畳む方法が最も簡便と思われる（図25）．
　起き上がり，長座位保持が可能な患者では，非麻痺側の筋力が十分あれば，布団を肩にかけて

3 ADLと直結する運動療法

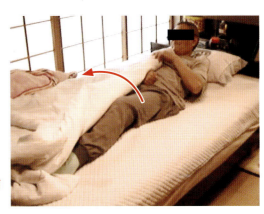

図25. 布団の脱着例：非麻痺側上下肢で側方に布団を畳む（右片麻痺）

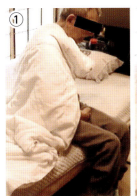
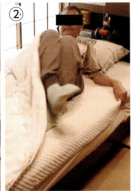
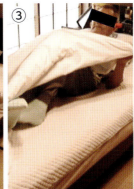
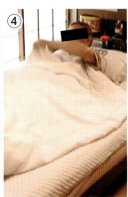

図26. 布団の脱着例：肩にかけてから行う（右片麻痺）

から行う方法も可能である（図26）。

2. 座位でのADL

　食事，整容，更衣，排泄などにおいて，座位保持能力の向上は大切である。
　特に，更衣，便座上での座位は背もたれがない状態で座位保持を行う必要がある。靴の脱着では下方リーチ動作が必要であり，上衣・下衣の更衣では側方や後方へのリーチ動作や重心移動が必要となる（図27）。

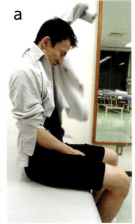
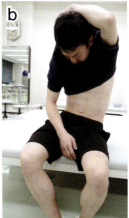
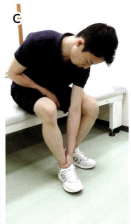

図27. 端座位での重心移動とリーチ動作（a：後方，b：側方，c：前方）

第V章 治療介入

3. 立位でのADL

移乗動作，下衣の更衣，立位でのADLトレーニングの際には，非麻痺側下肢に安定した荷重ができているか，足部の反応を確認しながら進める。またこの際の介入は，後方に重心が残るからといって，後方から支えてはならない。後方から押されると転倒恐怖から押し返そうとするため，患者はいつまでたっても前方に重心を移動することができなくなる。

例えば，図28のように，下衣の更衣に移行しやすい練習課題として，衣類に洗濯バサミをつけ，それを外していくリーチ動作とバランス動作の練習がある。重心を前方に移動し安定した立位で行うためには，前胸部から支えるようにして動作を誘導した方が効果的である。

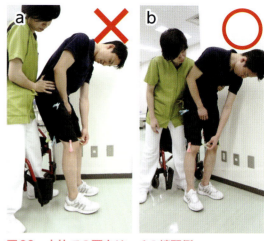

図28. 立位での下方リーチの練習例
重心が後方に残るからと後方から支えて練習していては，後方重心を助長するだけでいつまでたってもリーチ動作を獲得できない（a）。前方に重心移動を促しながら行うには，胸郭前方に刺激が入力されるように介助して練習を行う（b）。

ちょっとヒント　後傾しがちな患者さんの立位練習

脳卒中に限らず，長期臥床者，特に高齢者では垂直に対する感覚に異常が生じ，後方に倒れようとする傾向にあります。介助して垂直にもっていこうとすると，患者さんは前方に倒されるように感じ，ますます後方に傾斜していきます。

この場合，無理に垂直に立たせようとせずに，壁の前にもたれるように立ってもらいます。さすがに壁は倒れないと思うのか，前傾気味に患者さん自身でもたれることができます。次に，患者さんに立てそうなら少し手を離すように指示すると，ありゃ不思議，すぐにまっすぐに立てるようになる患者さんが続出です。図の事例でも，数分で立てるようになりました。一度お試しあれ。

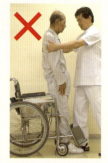

まっすぐに立ってもらおうとしても，患者さんは後方に倒れようとしています。

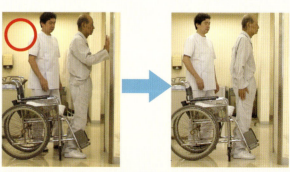

壁の前に立ってもたれかかってもらいます。そのまま少しずつ手を離してもらえば，自力でまっすぐに立つことができます。

3 ADLと直結する運動療法

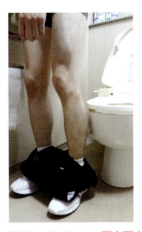

図29. トイレでの下衣更衣
下衣が下がり過ぎると床について不潔になるだけでなく，不安定な座面での下方リーチとなり危険である。

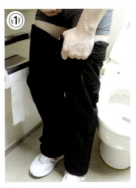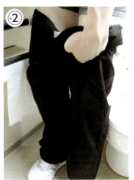

膝上まで下ろしたら，下衣を手繰り寄せる。

手繰り寄せた部分を，下衣のゴム部に折り込む。

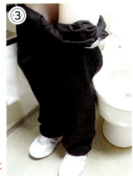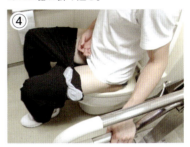

手を離しても下衣がずり落ちない。

図30. 下衣が足首までずり落ちないための工夫

トイレでの更衣においては，次の点に注意する。病院では比較的ゆったりしたサイズの下衣を着用している方が多いため，トイレで下衣を下ろす際にそのまま足部まで下がってしまうことがある（図29）。このため，不潔になるばかりか，履くときに不安定な座面での下方リーチ動作が必要となる。トイレでの下衣更衣練習では，下衣を下ろす際に下衣の上部を大腿部で折り返して留める習慣を身につけたい（図30）。

起立・移乗動作は，車椅子のアームサポートやソファの肘掛け，テーブルなどを支持して起立・立位保持を行う練習をしておくと，手すりがない環境でも，ソファや食卓椅子の利用が可能になる（図31）。

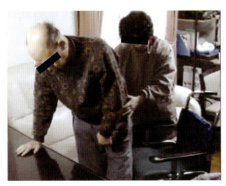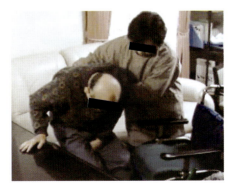

図31. ソファへの移乗介助
車椅子のアームサポートやソファの肘掛け，テーブルを支持して起立・立位保持ができれば，家族介助による車椅子以外の椅子が利用できる。

第 V 章 治療介入

　立位・歩行動作では，もたれ立位での作業やリーチ動作，伝い歩きなども練習に取り入れ，ADL場面で患者が行うことをできるだけ多く経験する機会を作る(図32)。

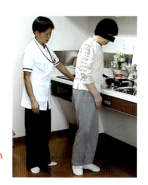

図32．台所での伝い歩き・炊事練習

4. 車椅子移動について

1 自走練習

　片麻痺者が車椅子で自走する場合，片手片足で駆動する場合が多いが，意外とその方法は指導されていない。車椅子駆動は非麻痺側上下肢で行うが，その運動は直接的に立位・歩行に影響する。

　筆者らの行っている車椅子自走の指導は，異常歩行を生み出さないように歩行時と同じように踵接地から始まり，蹴り出しを行わせている(図33)。自走している足部が，足部外側のみを接地

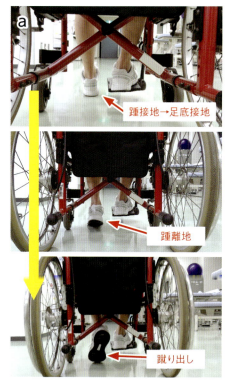
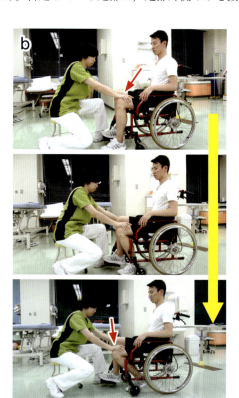

図33．足駆動の方法と指導方法（a：適切な駆動方法，b：足駆動の指導）
良い駆動方法は，歩行時の足の使用方法と同じ動作である。足駆動のチェックは後方からみるとわかりやすい(a)。
膝から荷重感覚を入力しながら，蹴り出しまでの足の使用方法を練習する(b)。

3 ADLと直結する運動療法

させて駆動していたり，踵のみで駆動している場合は，その後の起立動作や立位動作で，重心が後方に残ったり，非麻痺側の足部基底面の外側に重心が偏位するなど，安定した動作にはならないことが多い（図34）。車椅子の駆動方法はその後の立位・歩行に影響することを知っておきたい。

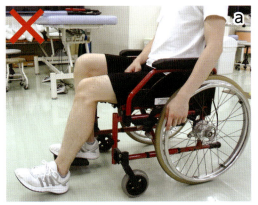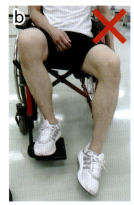

図34．不適切な足駆動（a：踵のみでの駆動，b：足部外側のみ接地した状態での駆動）
踵接地のみ，あるいは姿勢が崩れた状態で足部の外側のみが接地している駆動方法は良くない。その後の起立時に，背屈したり外側荷重となり，安定した立位になりにくい。

2 車椅子の空気圧調整

片手片足駆動で直進が難しく患側に曲がってしまう場合，麻痺側の空気圧をわずかに高くすると，直進しやすくなる（図35）。また，片麻痺者では殿筋の筋緊張低下により骨盤が麻痺側に落ち込んでいるため，麻痺側の空気圧を高めることは，骨盤の位置を水平にして姿勢を保つ効果も期待できる（図36）。

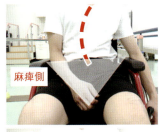
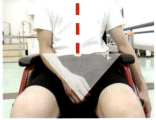

図36．麻痺側の空気圧を高め，座面も上げることで骨盤の落ち込みが改善する

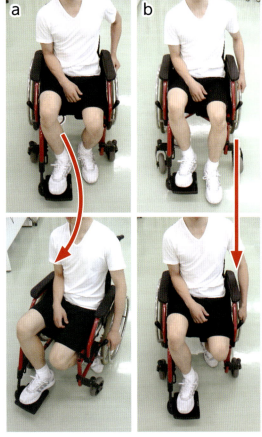

図35．直進が苦手な患者への工夫（タイヤの空気圧調整）
（a：空気圧が両側同じ，b：麻痺側の空気圧を高くする）

235

3 基本的動作，ADLの確認シートの利用

　ADLの評価には，FIM（第Ⅲ章「11 活動評価」p134参照）やBarthel Index（BI）が一般的に使用されており，最低限の共通項目の評価に適している。基本的動作能力についてはFIMに詳細なチェック項目はないため，個々の理学療法士の評価に依存している。また，自宅環境や職業に応じた詳細な動作の評価は，患者に応じて行われている。退院前のサービス調整や訪問リハビリテーションの準備カンファレンスなどで，他職種や同僚に動作状況を伝えやすくするためにも，確認し忘れを防ぐためにも，これらのシートを利用することを勧める。

　基本的動作能力のチェック表（表1），退院前自宅訪問カンファレンスシート（表2），退院前訪問指導での確認表（表3）を例として紹介する。

（細江さよ子）

文　献

1) 医療体育研究会 編：脳血管障害の体育 片麻痺者の体力評価とトレーニング．大修館書店，1994．
2) Morris SL, Dodd KJ, Morris ME：Outcomes of progressive resistance strength training following stroke：a systematic review. Clin Rehabil 18：27-39, 2004.
3) Sakamoto K, Nakamura T, Uenishi H, et al：Immediate effects of unaffected arm exercise in poststroke patients with spastic upper limb hemiparesis. Cerebrovasc Dis 37：123-127, 2014.

3 ADLと直結する運動療法

表1 基本的動作能力チェック表

評定日　　年　　月　　日　　検者：

基本的動作項目			不可	人的介助が必要	物的介助下で可能	自力で可能（監視）	安全管理をふくめ可能（自立）	備考
起居動作	寝返り	右						
		左						
	臥位横移動	右						
		左						
	臥位上下移動							
	起き上がり	右						
		左						
座位能力	長座位保持							
	端座位保持							
	足を組んで座る							
	健側の足を浮かす							
	端座位でのおじぎ							
	座りなおし							
	横いざり	右						
		左						
	下前方リーチ		可 → 床・足首・膝下・膝上					
移乗動作	立ち上がり	右						
		左						
	座面の最低高		最低高：　　　cm					
	床へ座り込む							
	床から立ち上がる							
立位能力	立位保持							
	下方リーチ		可 → 床・足首・膝下・膝上					
	片脚立位	右						
		左						
平地歩行能力	前進							
	後退							
	方向転換	右						
		左						
	横歩き	右						
		左						
段差昇降	昇段		方法 → 2足1段・1足1段					練習最高段：　　　cm 実用段：　　　cmまで
	降段		方法 → 2足1段・1足1段					
	またぎ動作		可能な場合 → 最高　　　cm					
応用歩行	手提げ荷物歩行							
	アスファルト							
	芝生							
	傾斜面							
	砂利							

連続歩行可能距離 ＿＿＿＿m（ 50m未満 ・ 50m以上 ・ 100m以上 ・ 1km前後 ・ 3km ）

10m歩行速度 ＿＿＿＿秒

持久性評価（連続 ＿＿＿＿mで評価）
　　　開始時　10m歩行 ＿＿＿＿秒　or　＿＿＿＿歩
　　　終了前　10m歩行 ＿＿＿＿秒　or　＿＿＿＿歩

第Ⅴ章 治療介入

表2　退院前自宅訪問カンファレンスシート

資料作成者：

利用者氏名：	様	予定退院日：	年　月　日	訪問日：	年　月　日
ケアマネ（　　　　所属　　　　）業者（　　　　　　　　）Nrs.（　）PT（　）OT（　）ST（　）					
介護保険：介護度（　　　）・申請中・未申請，身体障害者手帳（　　級）・申請中・未申請					

現在の院内動作能力（本人様だけの能力で安全性・安定性のある能力とする）		
館内移動：　車椅子（介助・自走）・歩行 補装具　：　無・有（　　　　　　　　　） ※屋外での移動能力はここでは省く		最適座面高	通常の43〜45cm その他（　　　cm） 備考：
平地移動	独歩　　：不可・可能（　　　m） 伝い歩き：不可・可能（　　　m） その他： 備考：	食事摂取	自己摂取：不可・可能 姿勢：椅子座位・ベッド上・その他 備考：
またぎ動作 （高×跨幅cm）	手摺あり　10×13：不可・可能 　　　　　　最大高（　　　cm） 手摺なし　10×13：不可・可能 　　　　　　最大高（　　　cm）	トイレでの更衣	不可・可能 備考：
階段昇降	手摺あり　不可・可能 　　　　　　最大段高（　　　cm） 手摺なし　不可・可能 　　　　　　最大段高（　　　cm）	入浴時の洗体	不可・可能 備考：
ベッド上 起床動作	手摺あり　不可・可能 手摺なし　不可・可能	浴槽への出入り	不可・可能 備考：
移乗・立ち座り	手摺あり　不可・可能 　　　　　　最低座面高（　　　cm） 手摺なし　不可・可能 　　　　　　最低座面高（　　　cm）		

言語障害の有無：　無・有（　　　　　　　　　　　　　　　　　　　　　　　　　　　　）
嚥下障害の有無：　無・有（　　　　　　　　　　　　　　　　　　　　　　　　　　　　）

現在の住環境状態および問題点	アプローチ
〈エントランス・玄関アプローチ〉 門扉の段差： アプローチの段差： 玄関ポーチの広さ： その他：	動作指導・模様替え・福祉用具活用・改修
〈玄関〉 ドアおよび段差： 玄関内の広さ： 上がり框： その他：	動作指導・模様替え・福祉用具活用・改修

〈トイレ〉　洋式　・　和式 ドアおよび入口段差： 手すり：　無　・　有 その他：	動作指導・模様替え・福祉用具活用・改修
〈寝室〉　1階　・　2階　　，ベッド　・　布団 ドアおよび入口段差： その他：	動作指導・模様替え・福祉用具活用・改修
〈浴室および脱衣所〉 ドアおよび入口段差： 脱衣所の広さ： 洗い場の広さ： 浴槽：据置・半埋 　　　（幅　　×深　　×長　　，洗い場からの高さ　　　） 手すり：　無　・　有 その他：	動作指導・模様替え・福祉用具活用・改修
〈階段〉 段差および段数： 幅員： 手すり：(無・有) その他：	動作指導・模様替え・福祉用具活用・改修
〈その他　洗面所，廊下，居間，趣味や家事空間など〉	動作指導・模様替え・福祉用具活用・改修

第 Ⅴ 章　治療介入

表3　退院前訪問指導確認表

資料作成者：

利用者氏名：　　　　　　　様	退院日：　　年　月　日	確認日：　　年　月　日
確認スタッフ（　　）　ケアマネ（　　）　Nrs.（　　）　PT（　　）　OT（　　）　ST（　　）			
障害時期：　急性期　・　回復期　・　維持期　・　要医学的管理（　　　　　　　　　）　　介護度：	

自宅でのADL状況（段階付け　7：完全自立　6：修正自立　5：見守り　4：軽介助　3：中介助　1：重または全介助）

移動：　車椅子　・　歩行　・　その他（　　　） 　　　　補装具などの有無：　無　・　有（T字杖　　）		床上動作	実行状況：相違　無　・　有（　　） 相違点：
平地移動	実行状況：相違　無　・　有（　　） 相違点：	食事	実行状況：相違　無　・　有（　　） 相違点：
段差またぎ	実行状況：相違　無　・　有（　　） 相違点：	排泄	実行状況：相違　無　・　有（　　） 相違点：
階段昇降	実行状況：相違　無　・　有（　　） 相違点：	更衣	実行状況：相違　無　・　有（　　） 相違点：
ベッド上 起床動作	実行状況：相違　無　・　有（　　） 相違点：	入浴	実行状況：相違　無　・　有（　　） 相違点：
移乗・ 立ち座り	実行状況：相違　無　・　有（　　） 相違点：	整容	実行状況：相違　無　・　有（　　） 相違点：

言語障害の有無：　無　・　有（　　　　　　　　　　　　　　　　　　　　　　　）
嚥下障害の有無：　無　・　有（　　　　　　　　　　　　　　　　　　　　　　　）

現在の住環境状態および問題点	アプローチ
〈エントランス・玄関アプローチ〉 門周辺の段差： アプローチの段差： 玄関ポーチの広さ： エントランス通路の素材： エントランス通路の幅員や距離： その他：	実行状況：　指導通り　・　相違有 相違点： 再指導の必要性：　有　・　済　・　無 備考：
〈玄関〉 ドアおよび段差： 玄関内の広さ： 上がり框： その他：	実行状況：　指導通り　・　相違有 相違点： 再指導の必要性：　有　・　済　・　無 備考：
〈トイレ〉　洋式　・　和式 ドアおよび入口段差： 手すり：　無　・　有 その他：	実行状況：　指導通り　・　相違有 相違点： 再指導の必要性：　有　・　済　・　無 備考：

〈寝室〉 1階 ・ 2階　　，ベッド ・ 布団 ドアおよび入口段差： その他：	実行状況： 指導通り ・ 相違有 相違点： 再指導の必要性： 有 ・ 済 ・ 無 備考：
〈浴室および脱衣所〉 ドアおよび入口段差： 脱衣所広さ： 洗い場の広さ： 浴槽：据置・半埋 　　（幅　×深　×長　，洗い場からの高さ　　） 手すり： 無 ・ 有 その他：	実行状況： 指導通り ・ 相違有 相違点： 再指導の必要性： 有 ・ 済 ・ 無 備考：
〈階段〉 段差および段数： 幅員： 手すり：(無・有) その他：	実行状況： 指導通り ・ 相違有 相違点： 再指導の必要性： 有 ・ 済 ・ 無 備考：
〈その他　洗面所，廊下，居間，趣味や家事空間など〉	実行状況： 指導通り ・ 相違有 相違点： 再指導の必要性： 有 ・ 済 ・ 無 備考：

索 引

和 文

あ
アキレス腱反射 96
足クローヌス 97
足継手 151, 152
足踏み反応 102
圧迫 187
アデノシン三リン酸 11
アライメント 185
アンカーサポート 178
安定性 187

い
意識 60
意識障害 41
意識レベル 139
異常感覚 5
一次運動野 15, 23
易転倒性 101
移動補助具 101
衣服着脱 70
意欲 143
医療面接 83

う
ウィリス環 21
運動感覚 184
運動性 187
運動前野 15, 23
運動療法 184, 196

え
栄養状態 89
円回内筋 201
嚥下運動制限 44
円背 88, 185

お
凹足 209
オーバーテーブル 75
起き上がり動作 225
オッペンハイム反射 100
おむつかぶれ 87

か
回外筋 94
外頚動脈 19

開口制限 105
介助法 101, 193
介助歩行 156
介助用車椅子 174
介助ループ 156
回旋筋腱板 199
咳嗽 42, 49
外側皮質脊髄路 15, 22
外側路 15
階段降段 96
階段昇降 194
改訂長谷川式
　簡易知能評価スケール 141
回内筋 94
海綿静脈洞 19
海綿静脈洞症候群 23
過可動性 106
顎関節 197
喀出 40, 49
下行性運動路 15
下肢伸展挙上 112
下肢伸展抵抗運動 189
下肢内転筋反射 95
下肢バレー徴候 103
過剰努力 192
肩関節 199, 211
肩関節亜脱臼 105
片手片足駆動 178, 235
可動域制限 105
かなひろいテスト 142
下部胸郭サポート 178
下方リーチ動作 231
感覚障害 184
喚語困難 52
観察 59
関節運動 184
関節可動域運動 196
関節可動域検査 105
感染症対策 2
間代 97
間脳 19
顔面神経 17
顔面神経核 17

き
既往歴 79
記憶障害 139
機械的刺激 42
疑核 18

偽クローヌス 97
機能的自立度評価 134
ギャッジアップ座位 215
共感的態度 83
強制把握反射 99
共同運動パターン 186, 192
恐怖心 6
棘上筋 199
起立性低血圧 35, 215
起立・着座動作 226
筋萎縮 89
筋緊張 89
筋緊張抑制 190, 192
緊張性頚反射 112
筋力 7
筋力検査 109
筋力増強 92
筋力増強運動 191

く
クイック・ストレッチング 190, 191
屈曲共同運動 186
屈曲拘縮 93
靴底 6
くも膜下出血 26
車椅子介助 180
車椅子自走 217
車椅子の選定 175
車椅子の適合 176
車椅子の不適合 177
クローヌス 97

け
経管栄養 33
痙縮 22, 105
痙性 95, 204
経鼻栄養チューブ 37
頚部 198
頚部過伸展位 88
牽引 187
肩甲骨 199
検査データ 80
原始反射 190
腱反射 91
現病歴 79

こ
構音障害 50
後下小脳動脈 22

索　引

口腔ケア		46
口腔内環境		45
高次運動野		15, 23
高次脳機能		58, 139
高次脳機能障害		60, 139
拘縮		11, 203, 207
後循環		18, 21
後脊髄動脈		22
後大脳動脈		20
硬直		11
誤嚥性肺炎		33, 40, 216
ゴードン反射		100
股関節		205, 214
骨折		193
骨盤後傾		185
骨密度		7
コミュニケーション		51
根動脈		22

さ

再学習	186
サイドケイン	169
座位変換型車椅子	175
作業療法	53
鎖骨下動脈	20
鎖骨下動脈盗血症候群	23
サブスタンスP	42, 49
三叉神経運動核	18

し

視蓋脊髄路	15
弛緩性麻痺	22, 105
事故	2
自己他動運動	210
指示	3
自助具	73
姿勢	89, 101
自走用車椅子	174
自走練習	234
膝蓋腱反射	95
失語症	50
尺骨	201
シャルコーの脳出血動脈	19
周径	89
愁訴	83
手関節	202, 212
手指	203, 213
手指屈曲反射	98
手指巧緻性	57
手指のタッピング	56
手台	74
出血性梗塞	30
循環障害	203

上肢バレー徴候	103
情報収集	78
静脈カテーテル	33
上腕骨近位部骨折	193
上腕三頭筋反射	93
上腕二頭筋反射	93
食事動作	67
褥瘡	87, 193
書字	58
触覚消去現象	55
深筋膜	10
身体失認	56, 61, 65
身長	89
伸張反射	91, 190
伸展共同運動	186
真皮	10
深部感覚	184
深部静脈血栓症	28
深部大脳静脈	22
深部反射	91, 97, 98

す

錐体外路障害	91
錐体交叉	17
錐体路障害	91, 97
スタティック・ストレッチング	190
ステッピング	102
ストリュンペル脛骨現象	101
ストレッチング	92
すべり座り	177

せ

性格の変容	139
生活歴	83
正常反応	101
赤核脊髄路	17
脊髄反射	219
脊柱変形	89
舌下神経核	18
舌根沈下	42, 49
摂食・嚥下障害	42
浅筋膜	10
仙骨・骨盤サポート	178
前循環	18
前脊髄動脈	22
尖足予防	218
前大脳動脈	19
前庭脊髄路	16
前頭橋路	16
前頭葉簡易機能検査	142
前頭葉機能	141
前腕	201
前腕伸筋群	94

そ

早期リハビリテーション	31
装具適合の確認	164
装具の修理	163
総頚動脈	35
相反抑制	191
足関節	208
足関節背屈運動	101
足関節背屈制限	106
足趾	210
足趾伸展制限	107
促通手技	93, 187
足底	6
足底反射	100
足内筋	187, 209
足部	209

た

退院前訪問指導	236
体幹可動域測定	107
体軸内回旋	108
帯状皮質運動野	23
大腿骨頚部骨折	7, 193
大腿四頭筋	92
大腿四頭筋反射	95
大腿直筋	206
大脳基底核	19
大脳動脈輪	21
ダイレクト・ストレッチング	12
唾液誤嚥	88
打腱器	93
打腱法	93
タッピング	93, 189
多点杖	168
他動運動	197
短下肢装具	157
短下肢装具の装着方法	161
単関節筋	11
単脚杖	166
端座位	62
端座位姿勢	225
段差昇降	180
弾性ストッキング	37

ち

チャドック反射	100
中核症状	52
中間の関節	4
中枢性顔面麻痺	87
中大脳動脈	19
中殿筋	190
長下肢装具	150

243

長下肢装具での介助歩行 155
長下肢装具の装着方法 154
直接的嚥下練習を
　開始する目安 48
治療 184
治療ベッド 196
治療目標 186

つ
杖 194

て
低栄養 90
テノデーシスアクション 204, 214
転倒 192
転倒要因 192
転倒歴 84

と
トイレ動作 68
橈骨 201
橈骨筋反射 94
橈骨動脈 35
疼痛 5
徒手筋力検査 103, 109
突背 88
跳び直り反応 102
努力性呼吸 44
トレムナー反射 98

な
内頸動脈 19
内側ハムストリング反射 96
内側路 15
内反尖足 96, 208
内包 16

に
二関節筋 11
二次障害 177
認知機能 140
認知障害 139
認知症 139
認知症検査 140

ね
寝返り動作 221

の
脳血管の自動調節能 33
脳血栓症 24
脳塞栓症 24
脳卒中機能評価セット 114

脳底動脈 20

は
把握反射 99
廃用 89, 196
白癬 210
パチニ小体 14
発話明瞭度 52
バビンスキー反射 99
ハムストリング 92, 190
パラシュート反応 101
パルスオキシメータ 36
反射検査 184
反射・反応検査 91
半側空間無視 54, 63
反張膝 208
ハンドヘルドダイナモメーター 111
ハンドリング 190
パンピング 220

ひ
被殻出血 19
皮下組織 10
膝折れ 95
膝関節 208
膝クローヌス 97
膝継手 151, 152
肘関節 201, 211
皮質核路 17
皮質脊髄路 16
非対称性緊張性頚反射 92
左半側空間無視 88
腓腹筋 208
評価 184
表在大脳静脈 22
標準意欲評価法 144
病的反射 91, 97, 99
表皮 10
病歴 83
ヒラメ筋 208

ふ
ファシリテーションテクニック 107
副神経脊髄核 18
腹側皮質脊髄路 15
フットサポート 179
ブリッジ運動 220
不良姿勢 176
不良ポジション 43
吻合 23
分離運動 186, 192

へ
平衡反応 101
胼胝 6

ほ
ポインティングテスト 55
棒足歩行 95
歩行器 194
歩行能力評価 137
歩行補助具 194
保護伸展反応 102
母指 213
ポジショニング 46
補足運動野 23
ホッピング 102
ホフマン反射 98
歩容 7

ま
マイスナー小体 14
末梢性顔面麻痺 87
マリー・フォア反射 100

み
身だしなみ 2
ミンガッチーニ徴候 104

め
迷路 92
迷路反射 112
メディカル・ストレッチング 12
メルケル盤 14

も
網様体脊髄路 15
問診 83

や
やる気スコア 145

ゆ
有酸素能力 7

よ
陽性支持反応 187
抑制手技 187, 190
予後予測 78

ら
ラクナ梗塞 19, 25

索　引

り
理学所見	89
リスク因子	192
リスク管理	79

る
ルフィニ終末	14

れ
連合反応	189, 192, 219

ろ
ローテーターカフ	199
ロフストランドクラッチ	168

わ
ワルテンベルグ徴候	98
ワルテンベルグ反射	98
ワレンベルグ症候群	23

欧文・数字

A
$α-γ$ 連関	13
achilles tendon reflex	96
adductor reflex	95
adenosine triphosphate (ATP)	11
ankle foot orthosis (AFO)	157
apathy	143, 145
Apathy Evaluation Scale	146
Apathy Rating Scale	145

B
Babinski reflex	99
Barré's sign	103
biceps brachii tendon reflex	93
Body Mass Index (BMI)	89
brachioradialis tendon reflex	94
Brunnstrom Recovery Stage (BRS)	63, 124

C
CAS	144
Chaddock reflex	100
clonus	97

E
equilibrium reaction	101

F
Fugl-Meyer Assessment (FMA)	114, 117
Frontal Assessment Battery (FAB)	142
FMA 運動項目	121, 128
Functional Independence Measure (FIM)	134

G
Glasgow Coma Scale (GCS)	139
Gordon reflex	100
grasp reflex	99

H
hand held dynamometer (HHD)	111
Hasegawa Dementia Rating Scale (HDS-R)	141
Hoffmann reflex	98

I
internal hamstring tendon reflex	96

J
Japan Coma Scale (JCS)	34, 139

K
knee ankle foot orthosis (KAFO)	150

M
Manual Muscle Test (MMT)	103, 109
Marie-Foix reflex	100
Mingazzini sign	104
Mini-Mental State Examination (MMSE)	141
Modified Ashworth Scale (MAS)	131
modified Rankin Scale (mRS)	137
Modified Tardieu Scale (MTS)	132
Motricity Index	129

N
National Institute of Health Stroke Scale (NIHSS)	110, 114, 117

O
Oppenheim reflex	100

P
parachute reaction	101
patellar tendon reflex	95
protective reaction	102
pseudoclonus	97
Pusher 現象	66, 88

Q
quadriceps reflex	95

S
straight leg raising (SLR)	112, 205, 220
Stroke Impairment Assessment Set (SIAS)	114
Strümpell's sign	101

T
tenodesis action	214
triceps brachii tendon reflex	93
Tromner reflex	98
T-Support	156

V
Vitality Index (VI)	144

W
Wartenberg reflex	98
Wartenberg's sign	98

X
X 線写真	7

数字
Ⅰb 抑制	191

ここがポイント！
脳卒中の理学療法

定価（本体 5,000 円＋税）

2018 年 7 月 1 日　第 1 版第 1 刷発行

編　集　河村　廣幸（かわむら　ひろゆき）

発行者　福村　直樹

発行所　金原出版株式会社
〒113-0034　東京都文京区湯島 2-31-14
電話　編集　(03) 3811-7162
　　　営業　(03) 3811-7184
FAX　　　　(03) 3813-0288　© 河村廣幸, 2018
振替口座　00120-4-151494　　検印省略
http://www.kanehara-shuppan.co.jp/　Printed in Japan

ISBN 978-4-307-75053-0　　印刷・製本／シナノ印刷

JCOPY〈出版者著作権管理機構 委託出版物〉
本書の無断複製は著作権法上での例外を除き禁じられています。複製される場合は，そのつど事前に，出版者著作権管理機構（電話 03-3513-6969, FAX 03-3513-6979, e-mail : info@jcopy.or.jp）の許諾を得てください。

小社は捺印または貼付紙をもって定価を変更致しません。
乱丁，落丁のものはお買い上げ書店または小社にてお取り替え致します。